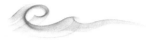

针灸临床特色新技术

黄　泳　张婉瑜　主编

上海大学出版社

·上海·

图书在版编目(CIP)数据

针灸临床特色新技术／黄泳，张婉瑜主编.—上海：
上海大学出版社，2024.3
ISBN 978-7-5671-4940-3

Ⅰ.①针… Ⅱ.①黄… ②张… Ⅲ.①针灸疗法
Ⅳ.①R245

中国国家版本馆 CIP 数据核字(2024)第 048700 号

责任编辑　陈　露
封面设计　缪炎栩
技术编辑　金　鑫　钱宇坤

针灸临床特色新技术

黄　泳　张婉瑜　主编
上海大学出版社出版发行
(上海市上大路 99 号　邮政编码 200444)
(https://www.shupress.cn　发行热线 021-66135112)
出版人　戴骏豪
＊
南京展望文化发展有限公司排版
上海普顺印刷包装有限公司印刷　各地新华书店经销
开本 710mm×1000mm　1/16　印张 17.25　字数 280 千
2024 年 3 月第 1 版　2024 年 3 月第 1 次印刷
ISBN 978-7-5671-4940-3/R·49　定价　80.00 元

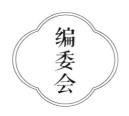

编委会

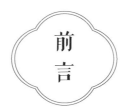

前言

　　必欲治病,莫如用针,观夫针道,捷法最奇。针灸治病,历史悠久,源远流长;针灸学术,理论精深,技术丰富。针灸是中国传统医学的瑰宝,是中医学十分重要的组成部分,其疗效已经逐渐被国际公认。随着针灸的发展和文化的交流,针灸已经传遍世界,成为许多国家医学界和社会公认的诊疗、保健、康复技术。

　　传统的毫针刺法,较为常用。除此之外,还有多种临床实用的特色新技术,操作方便、作用奇特、疗效肯定。这些新技术是常规针灸治疗技术的有益补充,是传统针灸发展与创新的体现,凸显了针灸疗法的特效性。这些新技术包括微针疗法、特种针法等,因其作用独特、便捷易学,日益受到国内外针灸界的重视,并且广泛应用于临床。

　　本书选载新型针法共15种,每种针法为1章,包括薄氏腹针疗法、杵针疗法、浮针疗法、毫火针疗法、颊针疗法、靳三针疗法、岭南火针疗法、平衡针疗法、腕踝针疗法、醒脑开窍针法、督灸疗法、精灸疗法、雷火灸疗法、热敏灸疗法、神阙穴隔药盐灸疗法。本书对各种针灸新技术的定义、理论渊源、作用原理、穴位分布、操作技术、临床应用、适应证和禁忌证等进行了介绍,力求图文并茂,突出简洁实用,方便看懂学会,细致指导实操,灵活结合临床。

　　本书的编委,来自深圳平乐骨伤科医院(深圳市坪山区中医院)和南方医科大学中医药学院。这是一支由临床、教学、科研相结合的编写团队,他们积极学习、应用、研究各种针灸临床新技术。书中所甄选的15种新型技术,突出实用,结合循证,特色鲜明,值得学习。本书在编写过程中,引用并参考了同行著作及文献,在此深表感谢。书中如有错漏或值得商榷之处,敬请广大读者批评指正。

　　本书的编写,由深圳市"医疗卫生三名工程"项目(SZZYSM202108013)资助,在此表示诚挚的感谢!

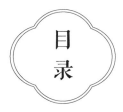

目　录

第一章 薄氏腹针疗法

第一节 概 述

一、概念

薄氏腹针疗法是以神阙(肚脐)调控系统理论为核心,脏腑、经络学说和中医基础理论为底蕴,通过刺激腹部穴位,调节脏腑失衡,治疗全身疾病的一种微针疗法。该疗法是由薄智云在传统针法的基础上,经过多年的临床实践总结归纳出来的。

二、理论渊源

薄氏腹针疗法以中医理论为基础,神阙调控系统为核心。薄氏指出,人之先天从无形的精气到胚胎的形成,完全依赖于神阙调控系统,因此,神阙调控系统是形成于胚胎期的人体调控系统,是人体最早的调控系统和经络系统的母系统,具有向全身输布气血与对机体宏观调控的作用。由于腹壁解剖结构上的特点,在神阙系统形成的过程中逐渐分化为两个截然不同的调节系统,一个位于腹壁的浅层,对全身的功能起着调控作用,通常把它称为外周系统;另一个位于腹壁的深层,对内脏的功能起着调节作用,也称为内脏系统。这两个系统互相影响,对全身起着调控作用。

三、作用原理

1. 中医角度

首先,腹部不仅包括了内脏中许多重要的器官,而且还分布着大量的经脉,为气血向全身输布、内联外达提供了较广的途径。脏腑的募穴是脏腑之气在腹部结聚的部位,也是审察症候、诊断、治疗疾病的重要部位,日本汉方医学还把腹诊发展为一种特有的诊病手段,矢数道明甚至提出"外感证从脉证为主,内伤病以腹诊为主"的主张;曲直濑道三还认为"腹者有生之本,百病皆根于此"。因此,腹针治疗内脏疾病或慢性全身性疾病具有脏腑最集中、经脉最多、途径最短等优点。

其次,脐带是胎儿从母体摄入氧气、营养物质等的通道。母体的气血则由脐带向胎儿提供,并随着胎儿在母体内的逐渐发育,以脐为中心向全身输布气血的功能不断得到完善,最后形成了一个完善的给养系统。因此神阙向四周及全身输布气血的功能先天即已形成。胎儿出生后,随着营养摄入方式的改变,脐部输布气血的功能降到了一个次等的地位,一些血管与周围的血管建立了新的关系,但是,这一固有的输布气血的系统依然存在。因此,薄氏认为以神阙为轴心的腹部不仅有一个已知的与全身气血运行相关的循环系统,而且还拥有一个被人们所忽略的全身高级调控系统。这个系统不仅是腹针的物质基础,同时也是敷脐疗法的物质基础。

再次,维持机体的稳态。这是医学的共识,中医认为人体是有机整体,在结构上不可分割、在生理上互相协调、在病理上相互影响,外病及里,里病外显。此外,还强调人与自然界之间的密切关系和社会心理对人体的影响。人体作为一个外界的承受体与内脏的反映物则是通过经络调节使机体达到相对稳定的状态。而内脏系统的失衡和在体表的反应相关,是中医的基本概念,即"有诸内必形诸外"。体针、耳针、头针等大多是对脏腑的疾病通过体表的针刺反馈进行逆向调节这一原理。腹针虽然也是针刺体表,但由于腹针在解剖学上的优势,使之对脏腑失衡的调节更为有利。故可提高内脏在应激状态下相对稳定的能力。

2. 西医角度

腹部特殊的解剖结构为腹针疗法的治疗创造了很好的条件。研究表明,针灸可引起周围神经、脊髓、丘脑、边缘系统及大脑皮层等各水平的生物电参数改变。同理,腹针刺入人体腹部,可以刺激腹部的各种神经,使穴位组织中产生非伤害性传入冲动活动,通过神经通路传入到中枢神经系统,在不同水平上与来自机体不同部位的病理性(伤害性)传入的阈上和阈下的刺激活动相互作用,同时激活抗伤害系统的不同成分,影响内源性阿片、神经递质和其他物质的生成和分泌过程;使神经刺激的传导正常化,调节中枢神经系统的操纵和指令功能,并通过它的调节影响机体的能量代谢、免疫功能和其他活动过程。

同时,腹部的解剖形态为多层次的空间结构,施术时采用不同的深度去刺激与影响不同的外周系统,可以起到调节局部或整体的作用。当腹穴浅刺时,主要影响腹壁的深、浅动静脉,深、浅淋巴管,以及脊神经的腹区段及皮支和腹部腹壁层的一些其他组织,主要影响的是外周系统。当腹穴深刺时,则会刺激腹腔内的内脏神经及其周围的组织而引起相应内脏系统的应激反应,产生的刺激信息通过传入神经,到达脊髓,并上传大脑皮层,再反馈到相应内脏,从而起到治疗作用。

四、特色

薄氏腹针是通过刺激腹部穴位调节脏腑失衡来治疗全身疾病,以神阙布气学说为核心形成的一个微针系统。其具有"处方标准化、操作规范化、辨证条理化"的处方特点,临床具有"安全、无痛、高效、快捷"等优点,临床起效快,可重复性强。

1. 取穴特点

薄氏腹针是一个微针系统,此疗法的穴位选取全部在腹部。薄氏腹针的腹部穴位,又是一个小的空间系统,其中根据"神龟图"取穴浅刺;根据经脉分布取穴中刺;根据腹部"八廓"辨证取穴深刺。

2. 针刺特点

薄氏腹针针刺选用直径为 0.25 mm 的毫针,施术要轻、缓,留针时多施加灸。

3. 适应证特点

薄氏腹针疗法主要适应内因性疾病,即以内伤性疾病或久病及里的疑难病、慢性病为主。

第二节　穴　　位

一、概述

薄氏腹针的穴位分布在腹部,具体范围是上至中脘、下至关元,左右以大横为界。常用的薄氏腹针穴位包括中脘、下脘、气海、关元、阴都、商曲、气旁、气穴、滑肉门、外陵、天枢、大横、上风湿点、上风湿外点、下风湿点、下风湿下点等,不超过 20 个。

薄氏腹针理论指出,薄氏腹针穴位具备一定空间层次。一个穴位,因针刺的深浅不同,所发挥的作用也大不相同。

二、取穴方法

1. 取穴定线、定寸

腹部取穴时,以任脉为纵轴坐标,首先对任脉的经穴定位,从解剖来看,任脉应当在腹白线的下边,是否能够准确地对任脉的位置进行判断是影响正确取穴的主要因素。分辨任脉的定位有两种方法:① 观察毛孔的走向;② 分辨任脉的色素沉着。然后再确定两侧足阳明胃经的平行线,并以此为基础对其他的腹穴进行度量,这样才能使腹部的取穴较为精确。

以胸骨柄、肚脐、耻骨联合上缘为标志点进行取穴,腹部分寸的标定按照比例寸取穴法来进行。

(1)上腹部分寸的标定:中庭穴至神阙穴确定为 8 寸,或从神阙穴到胸骨柄属尾(鸠尾)分为 7 寸。

(2)下腹部分寸的标定:神阙穴至曲骨穴确定为 5 寸。

(3)侧腹部分寸的标定:从神阙穴,经天枢穴至侧腹部确定为 6 寸。

由于腹部肥瘦差异较大,而且腹部又不是一个平面,为腹部取穴带来一定的困难,故特采取以下方法进行度量。让患者平卧后,在腹部上述标记点作垂线向上延伸,然后在两条垂线上找水平,在水平线上等分,排除因凹凸造成的视线错觉,以达到取穴准确的目的。例如,从神阙做一横坐标经天枢、大横到腹侧缘,可从腹侧用一直尺贴腹壁外缘与床成 90°垂直向上方伸出,用另一刻度与前尺的平面呈 90°相交向神阙穴处度量,所得的直线距离为 6 寸,其 2 寸处即为天枢穴的定位点。腹上段与腹下段的定位方法与上述相同。

2. 穴位的立体层次

强调穴位的不同层次是薄氏腹针疗法的特色之一。薄氏腹针理论认为,同一个穴位,根据针刺的深浅,分为天、地、人三部,浅刺("神龟图"取穴)调筋骨、中刺(经脉分布取穴)调经脉、深刺("八廓"辨证取穴)调脏腑(图 1-1)。

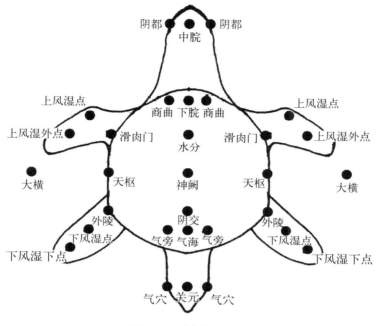

图 1-1 腹部"神龟"图

（1）"神龟图"取穴

根据薄氏腹针理论,在腹针中调节外周的筋骨系统是形象酷似神龟的全息影像,中心部位是神阙穴,神龟的头在中脘穴,颈在商曲穴,肩在滑肉门穴,上肢沿着上风湿点、上风湿外点由肘至掌地展开,髋在外陵,下肢沿着下风湿点、下风湿下点展开,"神龟"的尾部从气海穴延伸至关元穴,临床取穴时,就根据"神龟"的对应部位来组合取穴。"神龟"的头部,对应人的头部;"神龟"的颈部对应人体的颈部;"神龟"的上、下肢则对应人体的上、下肢;"神龟"的尾部对应人体的腰骶部。因此,如果患者罹患头痛,就重点取"神龟"头所在的中脘穴,患者罹患肩周炎,就重点取"神龟"肩所在的滑肉门穴,如此类推(图 1-1)。

（2）循经取穴

循经取穴就是按照传统的十四经脉分布取穴。薄氏腹针的取穴区域包括任脉、足少阴肾经、足阳明胃经、足太阴脾经(图 1-2)。任脉是阴脉之海,总任手足三阴;肾为先天之本、脾为后天之本,脾与胃互为表里。通过调理这些经脉,能够起到平衡阴阳、调理脏腑的作用。根据薄氏腹针理论,要穴位发挥调节经脉的作用,则针刺深度应该是中等深度。

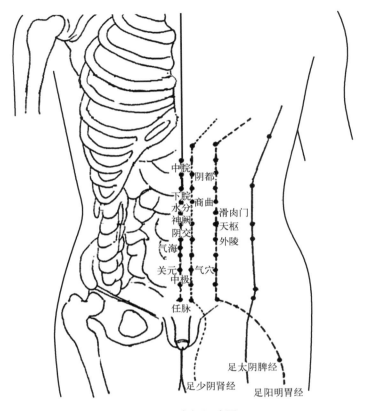

中脘 阴都
下脘 商曲
水分 滑肉门
神阙 天枢
阴交 外陵
气海
关元 气穴
中极
任脉
足太阴脾经
足少阴肾经
足阳明胃经

图 1-2　腹部经脉图

（3）"八廓"辨证取穴

"八廓"也是薄氏腹针取穴、用穴的一个特色,其理论源于腹部八卦的分布。长期的临床实践发现,腹部的脏腑分布与调节是有规律可循的,这一规律与后天八卦相吻合,其天阳下降于地,地阴上升于天,天地交泰而生万物。基于此,薄氏腹针的"八廓",是这样分布的:神阙为中心,离火在上,对应中脘穴,主心与小肠;坎水在下,对应关元穴,主肾与膀胱;坤地在左上,对应左上风湿点,主脾和胃;兑泽在左,对应左大横穴,主下焦;乾天在左下,对应左下风湿点,主肺与大肠;巽风在右上,对应右上风湿点,主肝与中焦;震雷在右,对应右大横穴,主肝与胆;艮山在右下,对应右下风湿点,主上焦(图1-3)。"八廓"中的每一廓穴位都对所主的脏腑有特别的指向性治疗作用。

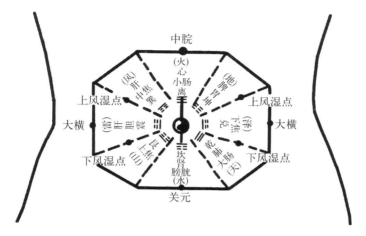

图 1 - 3　腹部"八廓"图

三、常用穴位

1. 中脘

【定位】脐中上 4 寸。

【主治】对应于人体口部,治疗口、鼻、牙、头面部的疾病(浅刺);胃痛、呕吐、吞酸、腹胀、消化不良、泄泻、黄疸、便秘、痢疾、吐血、咳喘痰多等疾病(中刺);心、小肠的疾病(深刺)。

2. 阴都

【定位】中脘旁 0.5 寸,左右各一。

【主治】治疗头面部疾病(浅刺);心悸、便秘、腹胀、腹痛、不孕等(中刺)。

3. 下脘

【定位】脐中上 2 寸。

【主治】对应人体的颈椎,治疗颈椎的疾病,如颈椎病、落枕、颈肩痛等(浅刺);消化不良、胃痛、胃下垂、呕吐、泄泻、腹膜炎、虚肿、消瘦等(中刺)。

4. 商曲

【定位】下脘旁开 0.5 寸,左右各一。

【主治】对应人体的颈肩结合部,治疗颈肩部的疾病(浅刺);厌食、腹痛、腹胀、泄泻、便秘等(中刺)。

7

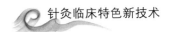

5. 滑肉门

【定位】水分旁开 2 寸,左右各一。

【主治】对应人体的肩部,治疗肩关节周围疾病(浅刺);癫痫、吐舌、呕吐、吐血、胃痛等(中刺)。

6. 上风湿点

【定位】滑肉门上 0.5 寸旁开 0.5 寸,左右各一。

【主治】对应人体的肘部,治疗肘关节疼痛、肘臂麻木、屈伸不利、网球肘等症(浅刺);左上风湿点主治脾和胃,右上风湿点主治肝与中焦(深刺)。

7. 上风湿外点

【定位】滑肉门旁开 1 寸,左右各一。

【主治】对应人体的腕部,治疗腕关节炎,手关节活动不利、麻木等腕关节周围疾病(浅刺)。

8. 水分

【定位】脐中上 1 寸。

【主治】对应体的后背部,治疗后背部的疾病(浅刺);腹痛、泄泻、呕吐、水肿、腹胀、小便不利等(中刺)。

9. 天枢

【定位】脐中旁开 2 寸,左右各一。

【主治】对应人体的侧腰部,治疗各种腰肌的疾病(浅刺);腹胀肠鸣,绕脐腹痛、便秘、泄泻、痢疾、消化不良、水肿腹胀、赤白带下、月经不调、痛经、不孕等(中刺)。

10. 大横

【定位】脐中旁开 4 寸,左右各一。

【主治】痢疾、腹泻、便秘、腹痛、四肢无力、惊悸、心悸乏力、焦虑不安等(中刺);左大横主治下焦病证,右大横主治肝与胆的病证(深刺)。

11. 气海

【定位】脐中下 1.5 寸,在脐与关元中点处。

【主治】对应人体的后腰部偏上的部位,治疗相应部位的疾病(浅刺);虚脱、形体羸瘦、气虚乏力、消化不良、呕吐、腹胀、腹痛、痢疾、便秘、失眠、心悸不安、四肢厥冷、遗尿、尿频、尿潴留、遗精、阳痿、疝气、赤白带下、月经不调、痛经、不孕、产后恶露不止等(中刺)。

12. 气旁

【定位】气海旁开 0.5 寸,左右各一。

【主治】对应人体的两侧后腰部偏上的部位,治疗相应部位的疾病(浅刺);下肢的疼痛、下肢无力等症(中刺)。

13. 关元

【定位】脐中下 3 寸。

【主治】对应人体后腰部偏下的部位,可以治疗相应部位的疾病(浅刺);中风脱证、消瘦无力、腹痛、疝气、腹泻、痢疾、脱肛、便血、早泄、月经不调、经闭、带下、痛经、盆腔炎、血崩、子宫脱垂、闭经、带下、不孕、产后恶露不止等(中刺);肾、膀胱的疾病(深刺)。

14. 气穴

【定位】关元穴旁开 0.5 寸,左右各一。

【主治】对应人体的两侧后腰部偏下的部位,治疗相应部位的疾病(浅刺);小便不利、泻痢、月经不调、带下、不孕症、腹胀、腹泻等(中刺)。

15. 外陵

【定位】阴交旁开 2 寸,左右各一。

【主治】对应人体的髋关节,治疗髋关节及股骨头周围的疾病(浅刺);腹痛、腹胀、脐周痛、疝气、痛经等(中刺)。

16. 下风湿点

【定位】气海旁开 2.5 寸,左右各一。

【主治】对应人体的膝关节,治疗膝关节及其周围的疾病(浅刺);左下风湿点主治肺、大肠的疾病,右下风湿点主治上焦的疾病(深刺)。

17. 下风湿下点

【定位】石门(在前正中线,脐下 2 寸处)旁开 3 寸,左右各一。

【主治】对应人体的踝关节,治疗踝关节及其周围的各种疾病,还可治疗小腿外侧疼痛、活动不利、麻木等症(浅刺)。

四、常用的穴位组合

1. 天地针

天地针是一组薄氏腹针的常用方,由中脘、关元组成。薄氏腹针以神阙为中,中脘为天,关元为地。中脘是胃之募穴,胃与脾相表里,有水谷之海之称;

关元是小肠的募穴,别名丹田,有培肾固本、补气回阳之功,故两穴合用具有补脾肾之功能。

2. 引气归元

引气归元由中脘、下脘、气海、关元 4 穴组成。方中中脘、下脘均属胃脘,两穴含有理中焦、调升降的作用;且手太阴肺经起于中焦,故兼有主肺气肃降的功能。气海为气之海,关元培肾固本;肾又主先天之元气,因此,四穴含有"以后天养先天"之意,故名"引气归元"。

3. 腹四关

腹四关由滑肉门、外陵左右共 4 个穴位组成。滑肉门位于神阙之上,治疗躯干上段及上肢的疾患;外陵位于神阙之下,治疗下腹及下肢的疾患。该 4 穴具有通调气血、疏理经气使之上输下达肢体末端的作用,是引脏腑之气向全身布散的妙穴,故称"腹四关"。临床用于治疗全身性疾病,与引气归元或天地针合用时,兼有通腑之妙。

4. 调脾气

调脾气由左右两个大横穴组成。大横是足太阴脾经的经穴,具有调整脾脏功能、祛湿、健脾、滑利关节的作用,故常与腹四关合用治疗腰部疾患和坐骨神经痛,与风湿点合用治疗全身关节炎或肩周炎等。

5. 风湿点

风湿点由上风湿点和下风湿点组成。风湿点有消肿、止痛的作用,与大横合用可祛风滑利关节、消肿痛开瘀血。治疗肩、肘疾病时可仅用上风湿点,治疗下肢疾病时,也可仅配下风湿点。

第三节　操　作　方　法

腹针施术时,应根据患者的胖瘦、脂肪的厚薄、病程的长短、病气的深浅、疾病的虚实等几个方面来选择针具的长短、进针的深度。

一、针具的选择

为避免针刺意外的发生,便于控制进针的深度,腹针时通常采用每一位患者使用统一长度的针具来进行治疗。一般而言,体型较高大或胖短体型的人,腹壁脂肪较厚,太短的针有时达不到施治的深度,一般选用 60 mm 长度的针具;中度肥胖及普通体型的人,腹壁的脂肪层适中,一般采用 50 mm 长度的针具;消瘦体型的人,腹壁脂肪很薄,较易刺穿腹壁层,一般采用更短一些的如 40 mm 长度的针具。这样,不仅施术时针具得心应手,且在进针时减少患者的痛苦并能使进针的深度得到很好的控制。由于腹壁较肢体柔软,临床上通常选用 32 号 25 mm 及 40 mm 毫针进行治疗。

二、针刺前的准备

在进行腹针操作前首先应检查肝、脾的大小及是否触及,然后对准施治的部位从上而下进行触压,对每一个部位的肌紧张、压痛、痞块、积结都应进行仔细甄别,了解上述症状的出现与治疗疾病的相关,然后进行治疗。

三、针刺的深度

腹壁层较厚,针刺时不仅疼痛程度较轻而且便于施术。由于腹壁的分层局部解剖结构各不相同,因此,影响的外周系统亦有明显的不同,往往同样一组穴位可以依据进针的深浅不同而来治疗多种疾病。故腹针时进针深度分为天、人、地三部。一般病程较短或其邪在表的疾病,针刺天部(即浅刺);病程虽长,未及脏腑或其邪在腠理的病,针刺人部(即中部);病程较长,累及脏腑或其邪在里的疾病,针刺地部(即深刺)。但是,在运用时也有例外,如腰部疼痛,虽病程短而往往采用针刺地部较易收到立竿见影的效果。因此,在临床应用时亦应灵活多变。

四、针刺的手法

腹部进针时首先应避开毛孔、血管,然后施术要轻、缓。如针尖抵达预计的深度时,一般采用只捻转不提插或轻捻转、慢提插的手法,使腹腔内的大网膜有足够的时间游离,避开针体,以避免刺伤内脏。施术时一般采用三部法,即候气、行气、催气手法。进针后,停留 3～5 分钟,谓之候气;3～5 分钟后再捻转使局部产生针感,谓之行气;再隔 5 分钟行针 1 次加强针感使之向四周或远处扩散,谓之催气;留针 30 分钟起针。

腹针的补泻手法依次刺激的强弱而定,弱刺激为补,强刺激为泻。因腹针的适应证以慢性病为多，而慢性病久病则虚，故腹针时补多泻少。施补法时除采用手法外，多施以灸法，灸时可由上而下地对每个针刺穴位温灸，也可以将艾灸架置于神阙穴，以壮元阳、温经络，使腹针的疗效得以提高。

五、常用的针刺法

腹针针刺后疾病的症状能够较快缓解。当症状的缓解与某一主穴有确凿的相关性时，可在该穴的基础上拓展施用三角针、三星法、梅花刺等不同的针刺法，以加强主穴的治疗作用。这样，不仅可使腹部的穴位大大增加，而且便于记忆，以取得更佳的临床效果。

1. 三角针

三角针是以主穴为顶点向上或向下各距 0.3～0.5 寸，分别再刺两针使三针形成等腰或等边三角形的针刺方法。这种针法适宜于症状比较局限的疾病，如膝关节痛、局部关节疼痛等。针与针之间的距离则由患病部位的大小以定远近。

2. 三星法

三星法是以主穴为基础向上下、左右或与神阙呈放射性排列，各距主穴 0.3～0.5 寸，分别各刺 1 针，形成并行排列的针刺方向。这种针法适宜于症状呈带状或条状的疾病，如坐骨神经痛等。针与针之间的距离由患病部位的长短而定。

3. 梅花刺

梅花刺是以主穴为中心，上下左右各距 0.3～0.5 寸各刺一针，共 5 针使针体形成梅花的图案的针刺方法。这种针法适宜于病情较重且病程较长的患者，也可在三星法疗效不佳时采用，使治疗的强度得到增加。

综上所述，针刺法的使用前提是以能改善临床症状的主穴为核心进行运用，因此，处方中相对特效穴的筛选正确与否直接影响疗效，而选用哪一种针刺法则依据病位的大小、疾病的程度与病程的长短。同时，针刺的方法亦可变通，如加一针后取得良好的临床效果便无须再刺，如三角针后尚不满意亦可再刺一针以观后效。总之，既不可已建功而凑其数，又不可功未成而草收兵，应以临床的治疗需要而适当掌握。

第四节　临床应用

一、适应证

一般而言,腹针的适应证为内因性疾病,即内伤性疾病或久病及里的疑难病、慢性病为主要的适应证。临床上大致可以分为以下几种。

1. 关节筋骨疾病

落枕、颈椎病、肩周炎、肩部扭伤肿痛、肱骨外上髁炎、腕部的狭窄性腱鞘炎、腰椎间盘突出症、腰背痛、骨性关节炎、强直性脊柱炎、风湿性关节炎、类风湿关节炎、腰腿痛膝关节炎、踝部扭挫伤等。

2. 心脑血管系统疾病

冠状动脉硬化性心脏病、心律失常、心肌梗死、心绞痛、老年性痴呆、脑动脉硬化、脑血管疾病及其后遗症、高血压、癔症等。

3. 神经系统疾病

面瘫、三叉神经痛、神经症、自主神经功能紊乱、神经性头痛、癫痫等。

4. 消化系统疾病

胃炎、胃溃疡、消化不良、腹泻、便秘、胆囊炎、肝炎等。

5. 呼吸系统疾病

支气管哮喘、过敏性鼻炎、肺气肿等。

6. 内分泌及泌尿系统疾病

内分泌功能紊乱、糖尿病、更年期综合征、月经不调、前列腺炎、前列腺增生、泌尿系感染、肾炎、尿频、遗尿等。

7. 五官及外科疾病

结膜炎、睑腺炎、咽炎、牙痛、神经性耳聋、带状疱疹、荨麻疹、痔疮、乳腺炎等。

8. 美容、保健、减肥等

面色暗沉、色斑、身体调理、疾病预防、病后康复、单纯性肥胖等。

二、禁忌证

(1) 腹针的刺激部位是腹部,一切原因不明的急腹症均为禁忌证,以免因针刺而引起误诊。

（2）急性腹膜炎、肝脾肿大引起的脐静脉曲张、腹腔内部的肿瘤并广泛转移。

（3）妇女的大月份孕期为禁忌证。

（4）对长期慢性病而致体质衰弱的患者，施术时需谨慎。

三、注意事项

1. 取穴准确度

薄氏腹针取穴时，任脉和水平线的定位一定要准确，比例寸的计算要精确到 0.01 mm，只有这样才能确保临床疗效。

2. 针刺深度

针刺时因疾病不同故所选用的针刺深度也不同，一般病程较短或其邪在表的疾病，应浅刺；病程虽长，未及脏腑或其邪在腠理的病，应中刺；病程较长，累及脏腑或其邪在里的疾病，应深刺。

3. 避免刺伤腹腔脏器

腹腔内容消化器官和泌尿器官，针刺时，一般不可刺过腹膜，以免损伤内脏。尤其在肝、脾脏肿大，胃、肠鼓气或膀胱充盈等情况下，更需谨慎从事。

四、常见病的疗法治疗

1. 颈椎病

腹针处方：中脘、关元（合称"天地针"）、商曲（双侧）、滑肉门（双侧）。神经根型颈椎病可加用石关（双侧）、上肢麻木、疼痛加患侧滑肉门三角；椎动脉型颈椎病可加用下脘，头晕严重者加中脘上（中脘上 0.5 寸）。

操作方法：采用腹针常规针刺操作。颈型颈椎病可配合运动疗法；神经根型和椎动脉型颈椎病配合牵引治疗。

2. 腰椎间盘突出

腹针处方：气海、关元、水分。合并坐骨神经痛者，加气旁、外陵、下风湿点、下风湿下点；腰痛者，加外陵、气穴、四满。

操作方法：采用腹针常规针刺操作。

3. 骨性关节炎

腹针处方：中脘、下脘、气海、关元（合称"引气归元"）、大横（双侧大横合称"调脾气"）、滑肉门（患侧）、外陵（患侧）、气旁（患侧）、下风湿点（患侧）。膝关节内侧疼痛者,加下风湿内点;病久者,加气穴(双侧);关节肿胀者,加水分。

操作方法:采用腹针常规针刺操作。

4. 消化系统疾病

腹针处方:如急性胃肠炎可选用"引气归元""天地针""调脾气"穴位、天枢(双侧)、水道(双侧)。便秘可选用"引气归元""调脾气"穴位、气穴(双侧)、天枢(双侧)。腹泻可选用"引气归元""调脾气"穴位、滑肉门(双侧)和外陵(合称"腹四关")穴位。消化不良可选用"引气归元"穴位、天枢(双侧)。

操作方法:采用腹针常规针刺操作。可辨证加用艾灸、TDP 治疗仪进行照射治疗等。

5. 妇科病

腹针处方:如痛经可选用"引气归元""腹四关"穴位和下风湿点(双侧)、中极。不孕可选用"引气归元"穴位、气穴、水道、归来。

操作方法:采用腹针常规针刺操作。

6. 脑血管病

腹针处方:如中风后偏瘫可选用"引气归元"穴位、商曲(健侧)、气旁(健侧)、滑肉门(双侧)、外陵(患侧)、上风湿点(患侧)、上风湿外点(患侧)、下风湿点(患侧)、下风湿下点(患侧)。中风后认知障碍可选用"引气归元"穴位、天枢(双侧)、大横(双侧)、滑肉门(患侧)、外陵(患侧)、上风湿点(患侧)、上风湿上点(患侧)、上风湿外点(患侧)、下风湿点(患侧)、下风湿下点(患侧)。

操作方法:采用腹针常规针刺操作。中风后偏瘫可配合运动疗法。

7. 外科术后诸症

腹针处方:如乳腺癌术后上肢淋巴水肿可选用"引气归元"和"腹四关"穴位。混合痔术后便秘可选用"引气归元"穴位和大横、天枢(双侧)。腹部术后胃肠功能紊乱可选用"引气归元""腹四关"穴位和足三里(双侧)。

操作方法:采用腹针常规针刺操作。

--- **薄智云简介** ---

薄智云(1950～),山西太原人,我国著名中医针灸学家,腹针疗法创始人,首批"中华中医药传承特别贡献奖"获得者,中国针灸学会腹针专业委员会主任委员、北京薄氏腹针医学研究院院长、广东省中医院腹针研究所所长、北京中医药大学中医临床特聘专家、广西中医学院客座教授、全欧洲

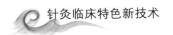

中医药专家联合会学术顾问、美国腹针医学会高级顾问、世界中医药学会联合会自然疗法专业委员会顾问。

1972年创新提出了"腹针疗法";1992年确立了腹针治疗体系,丰富了针灸学的内容;1994年成立腹针研究室;1995年成立腹针脑病康复中心,后成立腹针培训治疗中心、北京薄氏腹针研究院、北京智云堂,开展腹针的推广与深入研究。发表论文50余篇,主编出版专著《腹针疗法》《腹针挂图》《腹针无痛治百病》等。

参 考 文 献

薄智云.腹针疗法[M].北京:中国科学技术出版社,1999.

薄智云.谈谈腹针疗法[J].中国针灸,2001(8):27-29.

黄泳,宋远斌,廖晓明,等.薄氏腹针"立体"用穴初探[J].四川中医,2007(12):119-120.

金灵青,郎伯旭,李星辰.腹针联合运动疗法治疗中风后痉挛性偏瘫的临床疗效观察[J].中国现代医生,2018,56(13):94-96,100.

李邦伟,胡汉通,狄忠,等.腹针结合颈椎弧度牵引治疗椎动脉型颈椎病的临床疗效评价[J].上海针灸杂志,2019,38(2):219-223.

梁瑞丽,王丽娜,王丽平,等.腹针疗法治疗原发性痛经临床观察[J].针灸临床杂志,2018,34(2):16-19.

刘鸿燕,朱欢.腹针结合热敏灸治疗寒凝血瘀型原发性痛经30例总结[J].湖南中医杂志,2017,33(8):96-97.

刘娜,蔡承穆,丁艳亭,等.腹针对虚寒性膝骨性关节炎的疼痛及膝关节功能的临床疗效观察[J].世界中西医结合杂志,2018,13(10):1410-1413.

刘雪芳,汪芳,张武昌,等.腹针配合牵引治疗神经根型颈椎病30例[J].河南中医,2017,37(2):350-352.

乔磊,白玉,付爱玲.腹针配合针刺肾俞、大肠俞治疗腰椎间盘突出症临床研究[J].新中医,2022,54(9):184-188.

宋晓,令狐庆.腹针疗法联合穴位埋线对混合痔术后便秘患者肛肠动力学及肛门功能的影响[J].针灸临床杂志,2018,34(9):49-51.

苏诚欢.腹针治疗习惯性便秘的临床观察[J].光明中医,2017,32(13):1930 - 1932.

覃宇,易玮,林树雄,等.腹针疗法治疗腹泻型肠易激综合征临床疗效观察[J].中国针灸,2017,37(12):1265 - 1268.

王国玲.腹针治疗肝郁脾虚型功能性消化不良临床观察[J].光明中医,2019,34(8):1229 - 1231.

王丽平,薄智云.薄氏腹针疗法临床体会[J].中国针灸,2004(3):55 - 57.

王晓红,张才.腹针疗法临床举隅[J].双足与保健,2017,26(15):171 - 174.

温木生.论腹针的治疗机理[J].中医外治杂志,2010,19(2):3 - 4.

吴世嫦.腹针疗法联合认知康复训练治疗脑卒中后轻度认知功能障碍临床观察[D].南宁:广西中医药大学,2019.

俞燕丽,程梦蝶,马敏,等.薄氏腹针疗法对卒中后认知功能障碍患者脑静息态fMRI影响[J].上海针灸杂志,2021,40(11):1293 - 1298.

詹静,娄朝胜.腹针联合上肢功能锻炼治疗乳腺癌术后上肢淋巴水肿的临床观察[J].中国妇幼健康研究,2017,28(5):570 - 572.

张丽雯,张小燕,伍琦.腹针结合运动疗法治疗颈型颈椎病临床观察[J].中国医药导报,2016,13(1):98 - 101,109.

郑晨思,罗丹,潘丽萍,等.腹针联合中药周期疗法治疗肾虚排卵障碍性不孕疗效观察[J].中国针灸,2019,39(5):482 - 486.

（蔡晓雯　曲姗姗）

第二章 杵针疗法

第一节 概　　述

一、概念

杵针疗法，是指运用一套特制的杵针工具，通过一定的手法刺激人体经络腧穴，以调理脏腑、平衡阴阳，治病强身、康复保健的一种外治方法。

二、源流

杵针疗法是由成都中医药大学李仲愚教授的先祖代代相传，经李教授60多年精深研究、推广、发展起来的一种独特的治病方法。

杵针疗法的学术思想源于羲黄古易，其辨证、立法、取穴、布阵，多寓有《周易》《阴符》、理、气、象、数之意，与中医学理论水乳相融。该疗法始为道家养生导引之辅助，中医方书、道家典籍均未有详细记述。1990年，李仲愚教授主编出版了《杵针治疗学》，为首部介绍该疗法的专著。2006年，成都中医药大学钟枢才教授主编了《杵针学》，对杵针疗法的相关理论和临床实践做出了更为全面的阐述和总结。

三、特色

杵针疗法集针刺及按摩之所长，同时又具备自身优势。相比于传统针刺，杵针治疗不需要刺入皮肤肌肉之内，无创无痛、感染风险小；相比于推拿按摩，杵针疗法避免了医者可能存在的体力和指力不足等问题。杵针疗法具有病治病、无病强身的作用，临床应用广泛。

第二节 穴　　位

杵针疗法常用穴位同传统针灸疗法，如十四经腧穴、奇穴、阿是穴等。除此之外,杵针疗法还有其特殊穴位,分别是沿督脉分布的八阵穴、沿任脉分布的河车路、五官周围的八廓穴。

一、八阵穴

八阵穴,是以一个腧穴为中宫,以中宫向外的一定距离为半径,画一个圆,将圆分为八个等分,即天、地、风、云、龙、虎、鸟、蛇,对应八卦的乾、坤、坎、离、震、艮、巽、兑,形成八个穴位,即为外八阵。再把中宫到外八阵的距离分为三等分,画成两个圆圈,即为中八阵和内八阵。内、中、外八阵上的穴位,就形成了八阵穴(图2-1)。

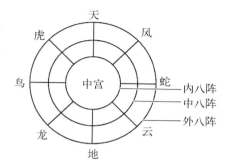

图 2-1　八阵穴

八阵穴以中宫所在的腧穴命名。在八阵穴上可用杵针施行点叩、升降、开阖、运转、分理等手法,最适用于太极运转。需要注意这个圆的半径是没有具体长度的,圆上的八个等分点也是虚的,中宫四周的经穴、奇穴、阿是穴,都纳入治疗范围。正如《李卫公问对》所言"混混沌沌,形圆而势不散,此所谓散而成八,复而为一者也"。

1. 泥丸八阵(百会八阵)

【定位】以泥丸(百会)穴为中宫,百会穴到印堂穴为半径所构成的八阵穴,为泥丸八阵。

注:百会穴在头部中线与两耳尖连线的交点处;印堂穴在两眉毛内侧端中间的凹陷中。

【主治】中风偏瘫,失语,偏正头痛,眩晕,耳鸣耳聋,脑鸣,失眠,健忘,肢体痿废、癫、狂、痫等神经、精神系统的病症。

【手法】杵针点叩、升降、开阖、运转、分理。

2. 风府八阵

【定位】以风府穴为中宫,从风府穴到后发际线边缘的长度为半径,所构成的八阵穴,为风府八阵。

注:风府穴在项后正中,枕骨粗隆下两筋之间凹陷处,入发际线1寸处。

【主治】中风,失语,头痛,颈项强痛,眩晕,鼻塞,鼻衄,咽喉肿痛,口腔疼痛,耳鸣耳聋,失眠,健忘,癫痫,癔症,小儿惊风,半身不遂,四肢痿软,痉挛等病症。

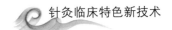

【手法】杵针点叩、升降、开阖、运转、分理。

3. 大椎八阵

【定位】以大椎穴为中宫,从大椎穴到左右旁开3寸处为半径,所形成的八阵穴,为大椎八阵。

注:大椎穴在第7颈椎棘突下凹陷中。

【主治】颈项强痛,外感发热,咳喘,疟疾,骨蒸盗汗,癫痫,风疹等病症。

【手法】杵针点叩、升降、开阖、运转、分理。

4. 身柱八阵

【定位】以身柱穴为中宫,从身柱穴到左右魄户穴的距离为半径,所形成的八阵穴,为身柱八阵。

注:身柱穴在第3胸椎棘突下凹陷中;魄户穴在第3胸椎棘突下,后正中线旁开3寸。

【主治】外感发热,咳喘,疟疾,癔症,癫狂,痫证,脊背痹痛,小儿惊风,乳痈,胸痹,呕吐,以及上肢痿软,麻痹,瘫痪等病症。

【手法】杵针点叩、升降、开阖、运转、分理。

5. 神道八阵

【定位】以神道穴为中宫,从神道穴到左右神堂穴的距离为半径,所构成的八阵穴,为神道八阵。

注:神道穴在第5胸椎棘突下凹陷中;神堂穴在第5胸椎棘突下,后正中线旁开3寸。

【主治】心悸,怔忡,胸痹,心痛,心胸烦闷,失眠,健忘,咳嗽,喘息,小儿惊风,乳痈,乳房肿块,食道梗阻,呕恶,嗳气等病症。

【手法】杵针点叩、升降、开阖、运转、分理。

6. 至阳八阵

【定位】以至阳穴为中宫,从至阳穴到左右膈关穴的距离为半径,所形成的八阵穴,为至阳八阵。

注:至阳穴在第7胸椎棘突下凹陷中;膈关穴在第7胸椎棘突下,后正中线旁开3寸。

【主治】肝、胆、脾、胃、胰等脏腑病。如胸肋胀满疼痛,呕吐,胃痛,黄疸,咳嗽,哮喘,疟疾,呃逆,嗳腐吞酸,泄泻等病症。

【手法】杵针点叩、升降、开阖、运转、分理。

7. 筋缩八阵

【定位】以筋缩穴为中宫，从筋缩穴到左右魄门穴的距离为半径，所形成的八阵穴，为筋缩八阵。

注：筋缩穴在第 9 胸椎棘突下凹陷中。

【主治】癫痫，脊强，胃痛，腹胀，肋痛，呕吐，嗳气，呃逆，黄疸，泄泻等肝、胆、脾、胃脏腑的病症。

【手法】杵针点叩、升降、开阖、运转、分理。

8. 脊中八阵

【定位】以脊中穴为中宫，从脊中穴到左右意舍穴的距离为半径，所形成的八阵穴，为脊中八阵。

注：脊中穴在第 11 胸椎棘突下凹陷中，意舍穴在第 11 胸椎棘突下，后正中线旁开 3 寸。

【主治】胸腹胀痛，泄泻，黄疸，痢疾，癫痫，小儿疳疾，脱肛等脾胃疾病。

【手法】杵针点叩、升降、开阖、运转、分理。

9. 命门八阵

【定位】以命门穴为中宫，从命门穴到志室穴的距离为半径，所形成的八阵穴，为命门八阵。

注：命门穴在第 2 腰椎棘突下凹陷中，直立时与神阙穴相对；志室穴在第 2 腰椎棘突下，后正中线旁开 3 寸。

【主治】腹痛，腹泻，腰痛，遗精，阳痿，带下，月经不调，痛经，经闭，耳鸣耳聋，水肿，遗尿，下肢麻痹，痿软，瘫痪，小便频数，小便短少，癃闭等病症。

【手法】杵针点叩、升降、开阖、运转、分理。

10. 腰阳关八阵

【定位】以腰阳关穴为中宫，从腰阳关穴到左右大肠俞穴的距离为半径，所形成的八阵穴，为腰阳关八阵。

注：腰阳关穴在第 4 腰椎棘突下凹陷中，与髂前上棘齐平；大肠俞穴在第 5 腰椎棘突下，后正中线旁开 1.5 寸。

【主治】腹痛，腹胀，腹泻，痢疾，脱肛便秘，遗精，阳痿，早泄，月经不调，痛经，经闭，带下，腰骶强痛，下肢痿弱、强直、痉挛或麻木、疼痛等病症。

【手法】杵针点叩、升降、开阖、运转、分理。

11. 腰俞八阵

【定位】以腰俞穴为中宫,从腰俞穴到左右秩边穴的距离为半径,所形成的八阵穴,为腰俞穴八阵。

注:腰俞穴在骶管裂孔;秩边穴在横平第4骶后孔,后正中线旁开3寸(骶管裂孔旁开3寸)。

【主治】腹痛,腹泻,腹胀,便秘,脱肛,月经不调,痛经,经闭,崩漏,痔瘘,腰脊强痛,下肢痿痹、疼痛,遗精,阳痿,早泄,带下等病症。

【手法】杵针点叩、升降、开阖、运转、分理。

二、河车路

人体河车路可分为头部河车路、腰背部河车路、胸腹部河车路,通过河车路人体真气上可升至百会,下可降至涌泉。各河车路根据所属脏腑和主治不同,又可分为若干段。

1. 头部河车路

(1)河车印脑段

【定位】头部河车路印脑段共有7条线,中间1条从印堂穴到脑户穴,在督脉上;目内眦至相对应的脑户穴旁为第2条线;瞳仁正中至相对应的脑户穴旁为第3条线;目外眦至相对应的脑户穴旁为第4条线。其中印堂穴至脑户穴的督脉段为单线,其余3条左右对称成双线(图2-2)。

注:印堂穴在两眉毛内侧端中间的凹陷中;脑户穴在枕外隆凸的上缘凹陷处。

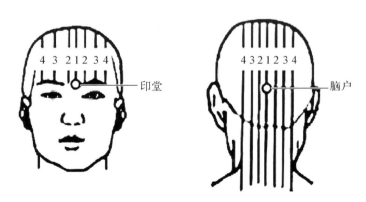

图2-2 河车印脑段

【主治】中风偏瘫,肢体痿弱,痉挛,抽风,头风,失眠,健忘,眩晕,癫痫,狂证,以及目疾、耳病、鼻病等五官病症。

【手法】杵针点叩、升降、开阖、运转、分理。

(2)河车脑椎段

【定位】从脑户穴到大椎穴、脑户穴到大椎穴旁两条与两眼内眦、瞳仁及外眦之间距离相等的左右3条线,为河车脑椎段(图2-3)。在此河车上有7个穴位,即眼点、鼻点、耳点、口点、唇齿点、舌点、咽喉点。这7个穴位分别在脑户穴至大椎穴的河车路上的1/7处。

注:脑户穴在枕外隆凸的上缘凹陷处;大椎穴在第7颈椎棘突下凹陷中。

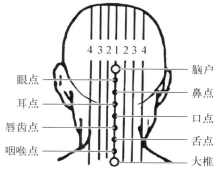

图2-3 河车脑椎段

【主治】眼、耳、口、鼻、舌、唇齿、咽喉诸证,以及眩晕,头痛,颈强,失眠,健忘等病症。

【手法】杵针点叩、升降、开阖、运转、分理。

2. 腰背部河车路

(1)河车椎至段

【定位】腰背部河车路椎至段共7条线,中间1条从大椎穴到至阳穴,在督脉上;第1条线左右旁开0.5寸为第2条线;第1条线左右旁开1.5寸为第3条线;第1条线左右旁开3寸为第4条线。在第1条线上有大椎点、陶道点、风门点、肺点、心包点、心点、督点、膈点,每个穴点与该段督脉和足太阳膀胱经的同名腧穴相对应(图2-4)。

注:大椎穴在第7颈椎棘突下凹陷中;至阳穴在第7胸椎棘突下凹陷中。

【主治】大椎点、陶道点、风门点段河车路主治咳嗽、喘息、感冒、温邪初起、疟疾等病证。肺点、心包点、心点、督点、膈点段河车路主治胸闷、胸痛、心悸、怔忡、失眠、健忘、心痛等心肺疾病,以及噎膈、呃逆、呕吐等脾胃疾病。

【手法】杵针点叩、升降、开阖、运转、分理。

(2)河车阳命段

【定位】至阳穴到命门穴为河车路阳命段的第1条线;第1条线左右旁开0.5寸为第2条线;第1条线左右旁开1.5寸为第3条线;第1条线左右旁开

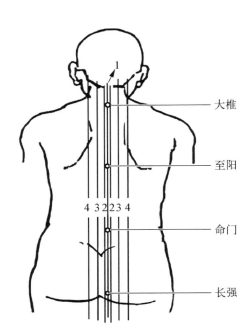

图 2 - 4 腰背部河车路

3 寸为第 4 条线。在第 1 条线上有膈点、胰点、肝点、胆点、脾点、胃点、三焦点、肾点，每穴点与该段督脉和足太阳膀胱经的同名腧穴相对应。

注：命门穴在第 2 腰椎棘突下凹陷中，直立时与神阙穴相对。

【主治】胃脘痛，肋痛，腹胀，腹泻，痢疾，呃逆，呕吐，嗳气，便秘，尿频，尿急，尿痛，血尿，遗尿，月经不调，痛经，经闭，崩漏，带下，遗精，阳痿，以及下肢痿弱、瘫痪等疾病。

【手法】杵针点叩、升降、开阖、运转、分理。

（3）河车命强段

【定位】命门穴到长强穴为河车路命强段的第 1 条线；第 1 条线左右旁开 0.5 寸为第 2 条线；第 1 条线左右旁开 1.5 寸为第 3 条线；第 1 条线左右旁开 3 寸为第 4 条线。

注：长强穴在尾骨尖端下方的凹陷中。

【主治】脊强腰痛，遗尿，尿频，泄泻，遗精，阳痿，腹痛，腹胀，月经不调，痛经，经闭，赤白带下，流产，头昏耳鸣，耳聋，癫痫，惊恐，手足逆冷，下肢痿痹，中风偏瘫，腰膝酸软无力，潮热盗汗，骨蒸劳热，痢疾，便秘等病症。

【手法】杵针点叩、升降、开阖、运转、分理。

3.胸腹部河车路

胸腹部河车路为河车路前线,该线从任脉的天突穴直下,经过胸、上腹、下腹到会阴穴,与督脉相交。任脉两旁的左右3条线为河车路左右线。河车前线可分为以下几段(图2-5)。

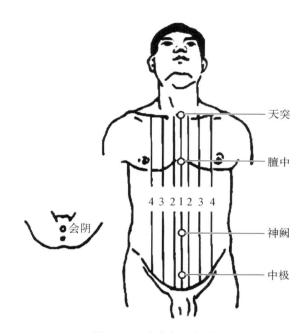

图 2-5　胸腹部河车路

（1）河车天膻段

【定位】任脉的天突穴到膻中穴为第1条线,成单线;任脉左右旁开0.5寸、1.5寸、3寸为第2、3、4条线,成双线,共7条线为河车前线的天膻段。

注:天突穴位于前正中线上,胸骨上窝中央,在左右胸锁乳突肌之间;膻中穴位于前正中线,平第4肋间,两乳头连线中点处。

【主治】食道、心、肺、胸膈等急、慢性病症。如胸痹,心悸,心痛,失眠,健忘,咳嗽,喘息,呃逆,呕吐,嗳气等病症。

【手法】杵针点叩、升降、开阖、运转、分理。

（2）河车膻阙段

【定位】任脉的膻中穴到神阙穴为第1条线,成单线;任脉左右旁开0.5寸、1.5寸、3寸的第2、3、4条线,成双线,共7条线为河车前线的膻阙段。

注：神阙穴在脐中部,脐中央处。

【主治】脾、胃、肝、胆、胰疾病。如胃脘胀满、疼痛,呃逆,嗳气,呕吐,胸痹,肋痛,腹泻,黄疸等病症。

【手法】杵针点叩、升降、开阖、运转、分理。

（3）河车阙极段

【定位】任脉的神阙穴到中极穴为第1条线,成单线;任脉旁开0.5寸、1.5寸、3寸的第2、3、4条线,成双线,共7条线为河车前线的阙极段。

注：中极穴在脐中下4寸。

【主治】大肠、小肠、尿道、膀胱、盆腔、子宫等脏腑的病变。如淋证,癃闭,尿血,腹泻,腹胀,便秘,痢疾,小腹痛,月经不调,闭经,痛经,崩漏,赤白带下,遗精,阳痿,不育,疝气等病症。

【手法】杵针点叩、升降、开阖、运转、分理。

三、八廓穴

1. 眼八廓

【定位】把眼眶的边缘,分作天、地、山、泽、风、雷、水、火8个点(图2-6)。

【主治】目赤,目肿,溢泪,云翳胬肉,瞳神缩小或放大,视物昏花,视物不正,弱视,复视,畏光羞明,眼见红星,飞蚊症,黑点等眼病。

【手法】杵针点叩、开阖。

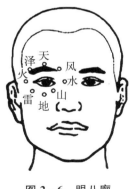

图2-6　眼八廓

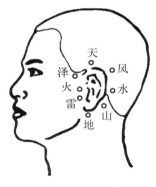

图2-7　耳八廓

2. 耳八廓

【定位】沿耳根,将耳朵周围分作天、地、山、泽、风、雷、水、火8个点(图2-7)。

【主治】耳病。如耳内溃脓流液,红肿疼痛,耳鸣耳聋,以及腮部红肿疼痛。

【手法】杵针点叩、开阖。

3. 鼻八廓

【定位】以鼻端素髎穴平行到迎香穴的距离为半径,画一个圆圈,把这个圆圈等分,定位天、地、山、泽、风、雷、水、火 8 个点(图 2-8)。

注:素髎穴位于鼻尖正中央。

【主治】鼻部疾病。如鼻塞,鼻鸣,鼻渊,鼻流浊涕,鼻流腐物,鼻不闻香臭等疾病。

【手法】杵针点叩、开阖。

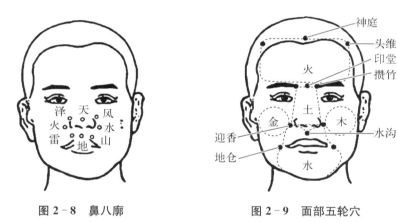

图 2-8　鼻八廓　　　　　　　　图 2-9　面部五轮穴

4. 面部五轮穴

【定位】① 前发际线上从神庭穴到左右头维穴,下从两眉之间的印堂穴至左右眉梢为火轮;② 上从印堂穴,下到鼻准,两旁从攒竹穴到内眼角,从内眼角环形到迎香穴为土轮;③ 从水沟穴到迎香穴,从迎香穴下行到地仓穴,至颏部为水轮;④ 左颧部为木轮;⑤ 右颧部为金轮。五轮当中,火轮属心,土轮属脾,水轮属肾,木轮属肝,金轮属肺(图 2-9)。

注:神庭穴在前发际正中直上 0.5 寸;头维穴在额角发际上 0.5 寸,头正中线旁,距神庭 4.5 寸;印堂穴在两眉毛内侧端中间的凹陷中;攒竹穴在眉头凹陷中,眶上切迹处;迎香穴在鼻唇沟中,鼻翼旁 0.5 寸处;水沟穴在人中沟的上 1/3 与中 1/3 交点处;地仓穴在口角旁开 0.4 寸,上直对瞳孔。

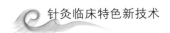

【主治】除主治各所属的五脏疾病；还能治疗面部的各种疾病，如面瘫、面风、面痛等。

【手法】杵针点叩、开阖、运转。

第三节　操作方法

一、杵针的构造、规格和选择

1. 杵针的构造、规格

杵针针具是由成都中医药大学附属医院与四川李氏杵针流派传承工作室联合研制，属于专利产品。杵针可用牛角、优质硬木、玉石、金属等材料制作而成，常用金属铜为基本材料。临床中常用的杵针针具，为成都中医药大学李氏杵针流派传承工作室监制的铜质太极杵针。

杵针的结构可分为 3 部分：针身、针柄、针头（图 2 - 10）。针头不同，名称不同。一套杵针工具共有 4 件（图 2 - 11），从左往右依次为七曜混元杵、五星三台杵、金刚杵、奎星笔，4 件工具的操作和治疗作用各不相同。

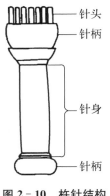

图 2 - 10　杵针结构

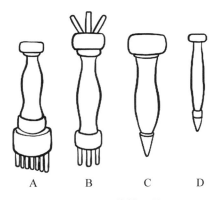

图 2 - 11　杵针工具

A. 七曜混元杵，B. 五星三台杵，C. 金刚杵，D. 奎星笔

（1）七曜混元杵

七曜混元杵长 10.5 cm，一头呈圆弧形，多作运转手法用；另一头为平行的 7 个钝爪，多作分理、运转手法用（图 2 - 11）。

（2）五星三台杵

五星三台杵长 11.5 cm，一头有三脚并排；另一头为梅花形五脚，多作分理手法用（图 2 - 11）。

（3）金刚杵

金刚杵长 10.5 cm，一头为圆弧形；另一头为钝椎形，多作点叩、升降、开阖手法用（图 2 - 11）。

（4）奎星笔

奎星笔长 8 cm，一头为椭圆形；另一头为钝椎形，多作点叩、升降、开阖手法用（图 2 - 11）。

2. 杵针针具的选择

杵针针具的选择，应以杵针无缺损，针尖无松动，针身、针柄和针尖圆整，各类杵针规格齐全者为佳。临床使用时，还应根据患者的性别、年龄、形体胖瘦、体质强弱、病情虚实，以及施治部位、操作手法的不同，选择相应的针具。例如，施治面积大的河车路穴位，可选用七曜混元杵或五星三台杵作运转、分理手法治疗；水沟、内关、至阴、少商等面积较小的部位，可选用金刚杵或奎星笔作点叩、升降、开阖手法治疗。

二、杵针治疗前的准备

1. 体位的选择

杵针治疗时的体位选取原则与常规针刺有相似之处。例如，施治河车天膻段、河车膻阙段等位于胸腹部的穴位，可选取仰卧位；肩髃、环跳、期门、风市、丰隆等位于身体侧面的穴位，可选取侧卧位；百会、风池、风府、河车椎至段、河车阳命段、神道八阵、命门八阵等位于头、颈、脊背的穴位，可选取俯卧位；眼八廓、鼻八廓等位于颜面部的穴位，可选取仰靠坐位；大椎八阵、身柱八阵等位于后头和项背的穴位，可选取俯卧坐位；耳八廓位于头部一侧，可选取侧伏坐位。

临床上应根据具体要求采用不同体位，尽可能只用一种体位取穴，如果出现治疗需要和某些特定腧穴定位的特点而必须采用两种不同体位的情况时，应根据患者体质、病情等具体情况灵活掌握。

2. 消毒

杵针治疗，只在腧穴的皮肤表面进行点叩、升降、开阖、运转、分理等手法，不

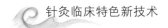

刺入皮肤、肌肉之内,故针具、腧穴部位和医者手指一般不必进行特殊消毒处理。

三、杵针操作方法

医者一般以右手持杵针,称为刺手,用来执持杵针,直接在患者腧穴上施杵;左手辅助治疗,称为押手,用来固定腧穴,辅助刺手进行施杵。

1. 持杵方法

(1) 执笔法

以医者右手食指、中指及拇指持杵身,下端针柄靠在无名指上或用拇指、食指持杵身,中指靠贴杵柄,如执笔一样。此法适用于头面、胸腹及四肢肌肉浅薄部位的穴位(图 2 - 12)。

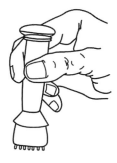

图 2 - 12 执笔法

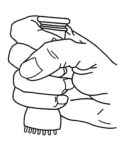

图 2 - 13 直握法

(2) 直握法

医者以右手拇指和其余四指相对握住杵身,如握拳。此法适用于腰、背、骶以及四肢肌肉丰厚部位的穴位(图 2 - 13)。

2. 行杵方法

(1) 寻按行杵法

医者以左手拇、食二指寻按腧穴部位,右手循左手按部位行杵。此法适用于七曜混元杵或五星三台杵作分理、运转手法的腧穴,如八阵穴、河车路等。

(2) 指压行杵法

医者以左手拇指前端寻压在腧穴旁边,右手持杵针紧靠左手拇指行杵。此法适用于奎星笔点叩的腧穴,如上星、水沟、百会等。

3. 行杵的高度选择、角度、轻重和徐疾

掌握正确的杵针施术深度、角度、轻重、徐疾对提高杵针治疗效果,防止挫伤皮肤、肢体有着重要意义。临床上同一腧穴,由于杵针施术时的深度、角度、轻重、徐疾的不同,杵针透达体内的针感亦有差异,并直接影响到杵针治疗的效果。

（1）深度

行杵深度即行杵时杵尖使治疗部位体表皮肤凹陷的深度。若杵针工具质地重,患者体质瘦弱,施术部位面积较小,则行杵深度稍浅一些;若杵针工具质地较轻,患者体质肥胖,施术部位面积较大,则行杵高度稍深一些。

（2）角度

1）直杵:杵身与治疗部位皮肤表面呈 90°,垂直行杵。适用于人体大部分腧穴,也是临床上最常用的一种行杵方法。

2）斜杵:杵身与治疗部位皮肤表面呈 30°～45°倾斜行杵。适用于指掌、趾跖、耳郭等部位的腧穴。

3）旋转杵:杵身与治疗部位皮肤表面呈 90°,旋转行杵,即顺时针或反时针旋转。此法常用于杵针作运转手法,对腧穴面积较大的部位进行操作治疗,如八阵穴、河车路等。

（3）轻重

行杵轻重要依据杵针工具的材料质地、施术部位和患者体质情况而定。凡杵针工具质地轻,患者体质肥胖,施术部位肌肉丰厚的行杵较重;凡杵针工具质地重,患者体质瘦弱,施术部位肌肉瘦薄的行杵较轻。行杵轻重的标准:轻,受术者有杵针治疗感觉,但不感到刺激偏重而不适;重,受术者能耐受行杵时的最大刺激,但无疼痛不适之感。

（4）徐疾

徐:一呼一吸行杵 4 次左右,即 1 分钟行杵 60～80 次。

疾:一呼一吸行杵 6 次左右,即 1 分钟行杵 90～120 次。

行杵时的深度、角度、轻重、徐疾应根据患者具体情况综合而定。凡年老、年幼、体弱、久病气虚者,宜轻、疾、浅杵;青壮年、体健、正盛邪实、新感气实者,宜重、徐、深杵。凡羸弱之体轻浅杵之;肥厚之躯可深重行杵。凡头、胸、腹部腧穴宜轻杵之;背、骶、臀部腧穴可重杵之。凡虚证以轻快行杵;实证以重缓行杵。

4. 行杵与得气

杵针治疗中,为使患者产生杵针刺激感应而使用的一定手法,称为行杵。行杵刺激部位产生的行气感应,称为得气,或叫杵针感应。患者出现杵针感应后,除具有与针刺治疗类似的酸、麻、胀、重等针感外,还会出现刺激部位皮肤潮红、局部的温热感觉,以及患者特有的全身轻松、舒适、怡悦的感觉。

得气与否以及气至是否迅速,直接关系到杵针治疗的效果,而且可以借此推测疾病的预后情况。临床上一般是得气迅速时,疗效较好;得气较慢时,效果就差,若不得气,就可能无治疗效果。《金针赋》说:"气速效速,气迟效迟。"

临床上有因体阳虚,或气血不足,或气滞血瘀,肌肤甲错者,或久病气虚,身体羸瘦者,导致经气不足或滞涩,致使行杵后"气不至"而不易得气的情况,可酌情调节行杵的轻重快慢,延长治疗时间,以促进其经气的来复。个别患者在行杵治疗三五日内针感不明显,但随着疗程的延长,针感会渐渐增加。《灵枢·官能》说:"针所不为,灸之所宜",必要时也可在行杵前后在腧穴上辅加艾灸以助益经气。

5. 杵针操作的基本手法

李氏杵针操作手法,集针砭、按摩之长,承导引之术,融九宫河洛之法,具有手法简便、易于操作的特点。常用杵针操作手法有五种:点叩、开阖以点为准,升降、分理以线为准,运转以面为准。因此,杵针的基本手法包含了点、线、面三种方式的行杵轨迹。

(1)点叩手法

行杵时,杵尖向施术部位反复点叩或叩击,如雀啄食,以叩至皮肤潮红为度。点叩叩击频率快,压力小,触及浅者,刺激就小;点叩叩击频率慢,压力大,触及深者,刺激就大。此法宜用金钢杵或奎星笔在面积较小的腧穴上施术,如水沟、少商、商阳等穴。

(2)升降手法

行杵时,杵针针尖接触施杵腧穴的皮肤上,然后一上一下地上推下退,上推为升,下退为降,推则气血向上,退则气血向下。此法一般宜用金钢杵或奎星笔在面积稍大的腧穴上施术,如环跳、风市、足三里等穴。

(3)开阖手法

行杵时,杵针针尖接触施术腧穴部位的皮肤,然后医者逐渐贯力达杵针尖,向下行杵则为开,进杵程度以患者能忍受为度,达到使气血向四周分散的目的;随之医者慢慢将杵针向上提,但杵针针尖不能离开施术腧穴部位的皮肤,此为阖,能达到气血还原的目的。此法一般宜用金钢杵或奎星笔在面积较小的腧穴上施术,如翳风、水沟、隐白等穴。

（4）运转手法

行杵时，七曜混元杵、五星三台杵的杵针尖，或金钢杵、奎星笔的杵柄，紧贴施术腧穴的皮肤，从内向外，再从外向内（太极运转），或顺时针、逆时针（左右运转）环形运转。临床上施术腧穴部位的不同，运转手法也不同。八阵穴多作太极运转，河车路多作上下或左右运转，一般腧穴多作左右运转。

（5）分理手法

行杵时，杵针柄或杵针尖紧贴施术腧穴的皮肤，左右分推为分，上下推退为理，以分、理致皮肤潮红为度。该法又称分筋理气法，一般多用于八阵穴和河车路穴位以及腧穴面积较大的部位治疗。

6. 杵针补泻手法

杵针疗法的补泻与针刺补泻有异曲同工之妙，杵针补泻手法如下。

（1）升降补泻法

补法：杵针尖点压腧穴后，向上推动，则为补法。

泻法：杵针尖点压腧穴后，向下推动，则为泻法。

（2）开阖补泻法

补法：杵针尖点压在腧穴上，由浅入深，渐进用力，向下进杵，渐退出杵，则为补法。

泻法：杵针尖点压在腧穴上，由深渐浅，迅速减力，向上提杵，则为泻法。

（3）迎随补泻法

补法：随经络气血循行或河车路气血的循行，太极运行方向行杵者，则为补法。

泻法：逆经络气血循行或河车路气血的循行，太极运行方向行杵者，则为泻法。

（4）轻重补泻法

补法：凡轻浅行杵，则为补法。

泻法：凡重深行杵，则为泻法。

（5）徐疾补泻法

补法：凡快而轻的手法，则为补法。

泻法：凡重而慢的手法，则为泻法。

（6）平补平泻法

行杵轻重快慢适中或迎随、升降、开阖均匀者，则为平补平泻法。

33

李氏杵针补泻手法,可以单独使用,也可以补泻手法结合运用,如若补之,宜轻而快行杵;若泻之,可重而慢行杵。

7. 杵针治疗时间与频次

杵针治疗时间一般为 30 分钟,对一些特殊病证,如急、慢性痛证,痿证,痹证等,可以适当延长 10～15 分钟。对于功能性疾病宜 1 周 5 次,4 周为一疗程,器质性疾病应遵医嘱视具体情况而定。

第四节　临 床 应 用

一、适应证

杵针技术在临床应用广泛,适用于内、外、妇、儿、五官等临床各科疾病。

（1）各种痛症,如颈椎病、腰痛、胃脘痛、头痛及手术后慢性疼痛等。

（2）心脑血管疾病,如颅内动脉粥样硬化、冠心病等。

（3）呼吸系统疾病,如哮喘、慢性支气管炎。

（4）泌尿生殖系统疾病,如神经性膀胱功能障碍、痛经等。

（5）精神疾病或神经发育障碍,如抑郁、焦虑、混合性抑郁焦虑障碍、轻度神经认知障碍等。

（6）皮肤疾病,如黄褐斑、痤疮、皮肤干燥、风疹等。

（7）五官科疾病,如牙痛、耳鸣、耳聋、鼻渊、近视等。

（8）治未病,亚健康状态人群的调理。

二、禁忌证

（1）妇女怀孕 3 个月以上者,腹、腰、骶部位禁杵。

（2）小儿囟门未合者,头顶部禁杵。

（3）皮肤有感染疮疖、溃疡、瘢痕,或有肿瘤的部位禁杵。

（4）急性外伤性骨折或有开放性伤口处禁杵。

（5）血小板减少性紫癜、白血病及血友病等出血性疾病者禁杵。

三、注意事项

（1）杵针治疗一般以八阵穴和河车路为主,适当配以相关腧穴即可,配穴不宜过多，一般选取 3～5 个穴位为宜。一个穴位或一个处方不宜杵刺时间过长，一般 3～6 天交换一次，对于慢性疾病，可选择相关穴位组成 2～3 个处方轮换交替治疗。

（2）在疾病需要时，杵针治疗可以配合针刺或灸法治疗，也可以配合药物、按摩、温熨、功法、熏洗等其他治疗方法来提高疗效。

（3）乳根、食窦、头面部诸穴，均不宜用杵针重杵。对头面五官及四肢末端面积小的腧穴，只宜用奎星笔（或金钢杵）行点叩、开阖手法，一般不做运转、分理手法。

（4）杵针手法过重，引起局部皮肤青紫者，一般不必处理，可以自行消退。

（5）其余注意事项可参考常规针刺。

四、杵针疗法的临床应用

杵针疗法的研究逐年增多。临床上，杵针疗法在肌肉骨骼系统和结缔组织疾病中应用较广泛，这可能与杵针的镇痛作用有关。同时，杵针在失眠、中风后遗症及抑郁障碍的治疗中展现出明显的优势。杵针作为一种无创的外治法，其保健康复功能也值得进一步挖掘。

1. 内科疾病

（1）中风

1）中经络

【处方】百会八阵、神道八阵、河车路大椎至长强段。

【手法】平补平泻法。

2）中脏腑

【处方】百会八阵、神道八阵、河车路大椎至命门段；闭证取水沟、十二井穴、太冲、丰隆、劳宫，脱证取关元、神阙、气海。

【手法】泻法，井穴刺血。

（2）心理障碍

1）梅核气

【处方】风府八阵、大椎八阵、河车路大椎至至阳段、太冲、膻中八阵、丰隆、鱼际、神门。

【手法】泻法或平补平泻法。

【加减】咽喉干痛加商阳；失眠加至阳八阵、内关。

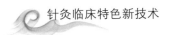

2）脏燥

【**处方**】神道八阵、至阳八阵、命门八阵、河车路大椎至命门段、内关、三阴交。

【**加减**】神志蒙眬加水沟、中冲；四肢震颤加太冲、阳陵泉；木僵加百会八阵、大陵；呃逆加中脘八阵、足三里；口噤加河谷、颊车；失语加通里、哑门八阵；耳鸣耳聋加翳风、听会、中渚。

【**手法**】补法，或平补平泻法。

（3）失眠症

【**处方**】神道八阵、百会八阵、河车路大椎至至阳段、太溪、三阴交、神门、太冲、内关。

【**手法**】补法，或平补平泻法。

（4）哮喘

1）发作期

【**处方**】身柱八阵、大椎八阵、河车路大椎至命门段、列缺、尺泽、定喘、丰隆。

【**手法**】泻法。

2）缓解期

【**处方**】身柱八阵、神道八阵、至阳八阵、河车路大椎至命门段、肾俞、命门、气海、足三里、丰隆、太渊。

【**手法**】补法，可加灸法。

（5）胃脘痛

【**处方**】至阳八阵、筋缩八阵、脊中八阵、河车路、大椎至命门段、足三里、内关。

【**手法**】肝气犯胃用平补平泻法；脾胃虚寒用补法；伤食宜用泻法。

（6）便秘

【**处方**】命门八阵，腰阳关八阵，河车路至阳至长强段，实证取天枢、支沟、上巨虚、承山，虚证取足三里、关元八阵、三阴交。

【**手法**】实秘宜用泻法；虚秘用补法，并可加灸法。

（7）腰痛

1）寒湿腰痛

【**处方**】命门八阵、河车路命门至长强段、委中、昆仑。

【**手法**】泻法，可加灸法。

2）瘀血腰痛

【处方】命门八阵、腰俞八阵、河车路至阳至长强段、委中、膈俞。

【手法】泻法或平补平泻法。

3）肾虚腰痛

【处方】命门八阵、河车路至阳至长强段、关元八阵、太溪。

【手法】补法，肾阳虚可加灸法。

（8）落枕

【处方】大椎八阵、河车路风府至身柱段、后溪、悬钟、外劳宫。

【手法】平补平泻法，可加灸法。

（9）面瘫

【处方】风府八阵、河车路脑户至大椎段、地仓、颊车、合谷、太冲。

【手法】泻法，或平补平泻法。风寒者可配合灸法。

（10）运动性失语

【处方】风府八阵、河车路脑户至大椎段、涌泉、太溪、哑门、风府。

【手法】依据患者体质和病情选择。

2. 外科疾病

（1）痔疮

【处方】命门八阵、河车路命门至长强段、长阳、会阳、承山、二白。

【手法】泻法，或平补平泻法。

（2）丹毒

【处方】大椎八阵、至阳八阵、河车路大椎至命门段、合谷、曲池、足三里、解溪、阴陵泉、血海、委中。

【手法】泻法。

（3）风疹

【处方】大椎八阵、脊中八阵、河车路大椎至命门段、膈俞、曲池、合谷、血海、委中、天井。

【手法】泻法，或平补平泻法。

3. 妇科疾病

（1）更年期综合征

1）肝阳上亢

【处方】百会八阵、风府八阵、河车路脑户至至阳段、太溪、太冲。

【加减】心烦加大陵;烘热加涌泉、照海;腰膝酸痛加命门八阵。

【手法】泻法或平补平泻。

2)心血亏损

【处方】神道八阵、命门八阵、河车路大椎至命门段、三阴交、足三里。

【加减】失眠加神门、百会八阵;心悸加通里;五心烦热加劳宫。

【手法】补法,可加灸法。

3)脾胃虚弱

【处方】至阳八阵、中枢八阵、命门八阵、河车路大椎至命门段、中脘、章门、足三里。

【加减】腹胀加下脘八阵、气海八阵;便溏加天枢、阴陵泉。

【手法】补法,可加灸法。

4)痰气郁结

【处方】至阳八阵、中枢八阵、河车路大椎至命门段、膻中八阵、中脘八阵、丰隆、三阴交。

【手法】泻法或平补平泻法,并可加灸法。

(2)月经不调

1)月经先期

【处方】命门八阵、腰阳关八阵、河车路命门至长强段、气虚者取关元八阵、隐白、血海、足三里,血热者取三阴交、血海、然谷、太冲。

【手法】虚证用补法,血热宜平补平泻。

2)月经后期

【处方】命门八阵、腰阳关八阵、河车路至阳至长强段、实证取三阴交、中极、归来,虚证取气海八阵、三阴交、足三里。

【手法】实证泻法,虚证补法,并可加灸法。

3)月经先后不定期

【处方】命门八阵、至阳八阵、河车路至阳至长强段、关元八阵、三阴交、足窍阴。

【手法】补法,可加灸法。

4.儿科疾病

(1)急惊风

【处方】百会八阵、大椎八阵、河车路脑户至至阳段、水沟、印堂、十宣、太冲、合谷、阳陵泉。

【手法】泻法,十宣用三棱针放血。

（2）遗尿

【处方】至阳八阵、命门八阵、河车路至阳至长强段、气海八阵、中极、百会八阵、三阴交。

【手法】补法,可加灸法。

5.五官科疾病

（1）牙痛

【处方】风府八阵、河车路风府至大椎段、颊车、下关、合谷、内庭。

【手法】泻法。

（2）近视

【处方】风府八阵、至阳八阵、命门八阵、河车路风府至大椎段、睛明、攒竹、承泣、光明、眼八廓。

【手法】补法,平补平泻法。

6.保健康复

泥丸八阵、河车印脑段可以防治脑动脉硬化症,长期坚持对于血管性老年痴呆有预防保健作用。

河车椎至段、河车脑椎段、身柱八阵可预防呼吸道感染,提高机体抗病能力。

河车椎至段、河车椎命段、神道八阵防治心血管病变,改善心脏舒缩功能和心肌血供氧供。

河车椎命段,河车大椎至长强段防治消化系统病变,增强肠道吸收功能,促进食欲。

杵针疗法对于运动疲劳也有独到的针治疗效,可选取河车路段四肢手足经腧穴及手足经循行经路。

李仲愚简介

李仲愚(1920～2003),四川彭州人,著名中医临床专家、针灸学家。曾任四川省政协委员,兼任中国针灸学会常务理事、中国医用功法学会副会长、四川省针灸学会会长等职。1990年获评四川省自然科学界精神文明标兵;1991年遴选为老中医药专家学术经验继承工作指导老师。

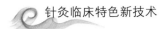

长期从事中医、针灸教学和临床工作,能取各家所长,因时因地因人因证而活法用之。精于方术,善用针灸,常以中医传统的汤液、针灸、角、砭、导引、按摩、浴熨等方法治疗内、妇、儿、外及五官各科疾病,尤擅长使用杵针、功法等法,内外合治、针药结合,治疗多种常见病及各种奇难杂证,疗效显著。

积极开展学术经验的整理研究,承担了"七五"国家重点科技攻关计划重点项目"李仲愚杵针疗法的研究"、四川省中医管理局重点科研项目"李仲愚蓝字气功抗衰老的研究"、国家中医药管理局重点科研项目"李仲愚穴位药贴疗法的临床及实验研究"等。主要著作有《气功灵源发微》(四川科学技术出版社,1982)、《杵针治疗学》(四川科学技术出版社,1990)等。

参 考 文 献

陈改平,杨郁文,倪斐琳,等.杵针疗法对中风运动性失语患者语言康复的研究[J].上海针灸杂志,2018,37(7):742-745.

陈雅冰,阎博华,丰芬.杵针疗法的研究概述[J].世界最新医学信息文摘,2020,20(8):70-71.

楚鑫,吴伦卉,程冬梅,等.杵针疗法配合中药浴足对糖尿病失眠症睡眠质量的影响[J].四川中医,2018,36(9):190-192.

胡娟.杵针疗法对女性更年期综合征的影响[J].实用中西医结合临床,2020,20(3):142-143.

蒋运兰,楚鑫,钟磊,等.杵针操作规范及质量评价标准[J].西部医学,2021,33(11):1565-1569.

李仲愚.杵针治疗学[M].成都:四川科学技术出版社,1990.

刘全让,钟枢才.李仲愚主任医师杵针疗法经验[J].成都中医药大学学报,1996,19(3):6-7.

钟枢才.杵针学[M].北京:中国中医药出版社,2006.

(皇雨萌　黄泳)

第三章　浮针疗法

第一节　概　述

一、概念

浮针疗法是运用浮针针具(以下简称"浮针"),在病痛周围(而不是在病痛局部)浅筋膜层(皮下疏松结缔组织)进行扫散等针刺活动的一种新型的物理治疗方法。相对于传统针刺方法而言,浮针疗法留针时间长,主要用于治疗局部的病症。

二、发展简史

浮针疗法,起源于符仲华1996年开始的临床实践。临床诊疗时,符仲华对传统针灸学进行了思考和反思,这是浮针疗法发明的萌芽。主要基于以下三个临床现象。

第一,对腕踝针疗法中针刺施治仅局限于腕踝关节附近的思考。因现代解剖和组织胚胎学并不认为腕踝关节部位的皮下组织和其他部位的皮下组织结构有很大区别,由此引发思考:针刺其他部位的皮下组织是否也可以同样取得针刺腕踝部位的疗效?

第二,对传统针灸中"得气"的思考。在传统针灸临床上发现,得气或不得气都有效,得气并非是取得疗效的必要条件。那么得气是针灸临床必不可少的取效环节呢,还是针灸治疗时的一个伴随现象?

第三,对《黄帝内经》刺法的反思。谈到针灸,总是离不开经络,在《黄帝内经》中有很多针刺方法都不提经络,但是临床上依然能解决局限性病痛,所以提出思考:针刺取得疗效一定要遵循经络理论吗?

浮针在发明之初,仅仅是一种治疗病痛的手段,随着浮针的不断发展,浮针理论和实践,都有了一定发展,用以往的浮针疗法的概念已经不能满足阐述和表达的需求,所以符仲华在 2016 年提出了"浮针医学"这个概念,理由有三:

第一,已经有大量的新观念新术语出现,支持其成为一门独特的医学理论。

第二,浮针理论不仅用于指导治疗,也常用于指导诊断和鉴别诊断。

第三,浮针操作时配合再灌注活动,已成为浮针疗法不可或缺的组成部分。

因此,浮针已经不是传统意义上的浮针疗法,用浮针疗法这个概念不足以囊括浮针的特征,所以提出了"浮针医学"这个概念。本章所述浮针疗法是浮针医学的重要组成部分。

三、理论渊源

1. 皮肤的中医认知

浮针疗法是在皮下针刺,与皮肤的关系很密切。"肺合皮毛",说明皮毛与肺脏有着紧密的联系。皮肤的功能与肺脏的功能密切相关。肺气通过宣发功能把卫气和津液输布到体表,以起到滋养温煦皮毛和管理汗孔的开合,调节体温、调节呼吸、防卫外邪的作用;又"肺朝百脉",全身的经脉系统与肺脏的功能关系密切。因此,从皮肤入手的治疗,往往能够促使经脉气血运行,从而保证脏腑功能的健全。

皮肤是人体内外的分水岭,从人体表面到无限的空间,人体依附皮肤对外界产生了应激力、适应力、利用力,从而调节了人体的内外平衡。从皮肤表面至生命的中心,同样产生了反应力、调节力、修复力,从而达到调节内脏平衡,使大环境、小环境协调统一。

"正气存内,邪不可干。""邪之所凑,其气必虚。"百病都是从皮肤侵入的,同理,体内的病邪也是可以从皮肤驱除的。

2. 皮部理论

十二皮部是十二经脉功能活动反映于体表的部位,也是经脉之气散布之所在。《素问·皮部论》:"凡十二经脉者,皮之部也。""皮者,脉之部也。邪客于皮,则腠理开,开则邪入客于络脉,络脉满则注于经脉,经脉满则舍于脏腑也。"既然"皮-络-经-腑-脏"为病变的传变层次,那么在刺激皮肤上的某点(浮针疗法的进针点)后,虽然患者无酸麻胀沉等得气感,医生也无指下沉紧感,但针在皮下 2～3 cm,加之留针时间长,这就足以振奋皮部之经气,从而推动体内气血运行,使阴阳协调,达到治疗目的。浮针疗法在皮下进针,不深入肌层,进针点在病痛周围,力专效宏,理固当然。

又如《素问·汤液醪醴论》:"夫病之始生也,极精极微,必先入结于皮肤。"所以皮肤是人体的门户,也是疾病发生发展的重要路径。浮针疗法作用于皮下,从这点上是符合中医传统理论的。

3. 近治原理

近治原理,是根据每一腧穴都能治疗所在部位的局部、邻近部位的病症这一普遍规律提出的,多用于治疗体表部位明显和较局限的症状。如鼻病取迎香,口㖞取颊车、地仓,胃痛取中脘、梁门等,皆属于近部取穴,符合近治原理,这在传统针灸临床运用广泛。历代医家积累了丰富的经验。如《灵枢·厥病》载:"头痛……有所击堕,恶血在于内;若肉伤,痛未已,可则刺,不可远取也。""耳鸣,取耳前动脉。"《百症赋》说:"悬颅、颔厌之中,偏头痛止",这都是近治原理的运用。浮针疗法也符合这个原理。

4. 以痛为输理论

《灵枢·经筋》所载十二经筋的各种痹证,如仲春痹、孟春痹、仲秋痹等,其治疗原则全部是"治在燔针劫刺,以知为数,以痛为输"。由此可知,对于软组织的感觉异常,尤其是痛证,《黄帝内经》选穴以"以痛为输"为基本治疗法则。虽然浮针进针点的选择并非像"以痛为输"、阿是穴那样选在病痛局部,而是在痛点周围,但还是有相似的地方,都以病痛的部位为根据选择进针点。

5.《黄帝内经》刺法

《素问·刺要论第五十》有言:"病有浮沉,故曰病有在毫皮腠理者,有在皮肤者,有在肌肉者,有在脉者,有在筋者,有在骨者,有在髓者。"因此,"刺有浅深,各有其理,无失其道,过久则内伤,不及则生外壅,壅则邪从之,浅深不得,反为大贼,内动五脏,后生大病,刺皮者无伤肉。刺皮者无伤肉者,病在皮中,针入皮下,无伤肉也。"《素问·刺齐要论第五十一》进一步指出:"刺无伤肉者,病在皮中,针入皮下,无伤肉也。"

浮针的最大特点是皮下进针、近部选进针点和留针时间长。这三者在《灵枢·官针》的刺法中占有很大的比重,有着较为详细的论述。其中毛刺、直针刺、浮刺、半刺等刺法是浮针疗法的皮下进针的来源和依据,分刺、恢刺、齐刺、扬刺、短刺、傍针刺、豹文刺、关刺、合谷刺等刺法都是近部进针,而报刺显然强

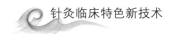

调了留针。因此,浮针疗法的操作特点与《黄帝内经》中的刺法关系密切。

四、现代机理

浮针的现代机理尚在不断完善和探讨中,主要与下列理论有关。

1. 疏松结缔组织液晶态理论

该理论认为皮下疏松结缔组织是浮针疗法的靶组织,是浮针获效的特殊结构和物质基础。呈液晶状态的皮下疏松结缔组织,具有压电效应和反压电效应,当用浮针行扫散、挤压、牵拉等运动时,液晶态的疏松结缔组织的空间构型发生改变,电流被变成所需的化学能或机械能,用以恢复分子、细胞的生理作用,缓解病痛。

2. 引徕效应

引徕效应是指在人体表面先后作用于两个刺激点,后一点的感传能向前一点传导。浮针疗法在非疼痛处进针,局限性疼痛处为刺激第一点,浮针进针点为刺激第二点,通过浮针扫散治疗,浮针进针点的感传就传向病灶点,而且两点距离越大,则浮针疗法的效应相对减弱,但作用范围则相对扩大;反之,距离越小,效应越好,但影响范围越小。所以小范围病痛进针点宜近,大范围、多痛点的宜远。

3. 肌筋膜学说

近20年来,欧美国家的医生逐渐将非器质性神经肌纤维的疼痛综合征,归类于肌筋膜触发点或肌筋膜疼痛综合征。肌筋膜触发点能引起受累骨骼肌局部的疼痛及其远处的牵涉痛、压痛和交感现象,包括临床上涉及的许多头颈、四肢和躯干的疼痛。潜在的触发点常处于休眠隐匿状态,引起受累的肌无力、骨骼肌的张力改变、关节运动受限,可持续存在多年,容易被外在因素激活。针刺,则是在不同的方向上反复穿刺,破坏或刺激触发点和张力带,从而灭活感觉神经元的疼痛感觉。在肌筋膜触发点施以毫针刺法,短时间内即可使显性的肌筋膜触发点变成隐匿性肌筋膜触发点,改善血液循环,消除疼痛、麻木、僵硬等症状。浮针在针刺过程中,同样也可消除显性或隐性的肌筋膜触发点,效果明显。

4. 浮针与再灌注

浮针再灌注活动是指在浮针治疗过程中,医生左手或者其他身体部位促使患者有节律地活动相关关节和肌肉,或者患者有意识地反复活动与病痛有关的相关关节和肌肉,这些活动有利于缺血组织的血流再灌注。因为绝大部分软组织的慢性疼痛都有激痛点的存在,激痛点是因为局部缺血缺氧而造成能量危机,这个结论已经被大量实验证实。浮针进针后疼痛即刻减轻,甚至消失,可能与局部组织产生镇痛物质和消炎物质有关。

五、特色

1. 理论特点

浮针疗法是在传统针灸基础上发展起来的一种治疗方法,其特色理论是对传统皮部理论、近治原理、以痛为腧、《内经》刺法的继承与发扬。通过特制的浮针针具,实现传统刺法的现代化,也验证了中医理论的经久不衰。

2. 取穴特点

浮针疗法取穴最大的特点是源于传统,而不拘泥于传统,它不依赖传统针灸理论如经络理论、腧穴理论、补泻理论的指导,而是根据病变部位所在位置和病变部位的大小来决定进针点的选取,与传统针灸理论有着很大的不同。

3. 针刺特点

(1)在病灶周围进针

浮针疗法并非在局部,而是作用在病灶周围,针尖并不达到病所,有时甚至可以相隔较远,如梨状肌综合征可选膝关节上方进针或踝关节上方进针。这是浮针疗法和"以痛为腧"理论及阿是穴疗法不同之所在,也是浮针疗法机制研究的难点和重点所在。

(2)皮下浅刺

传统针灸疗法大多要深达肌肉层,如图 3 - 1 所示,在肩中俞针刺后的断面解剖,可见针尖深达肌层。而浮针疗法所涉及的组织主要是皮下组织(主要是皮下疏松结缔组织),肩中俞部位浮针进针点针刺涉及的组织见图 3 - 2。其实,传统针刺方法在肌肉层穿刺能否达到治疗作用是有疑问的,有人通过实验主张针刺只需在浅层即可,且皮内针、皮肤针仅仅作用在皮肤(表皮和真皮),没有深入到浅筋膜。如此,浮针的针刺方法得到了一定的支持。

(3)不要求得气

传统针灸学认为,得气是临床取效的一个标志,所以在临床上大多数针灸医生追求"得气",而浮针疗法要求避免患者有酸、胀、重、麻、沉等得气感,医生持针的手有松软无阻力的感觉,两者有一定区别。

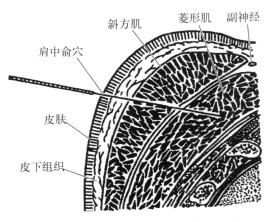

图 3‐1 传统针刺法肩中俞穴断面解剖

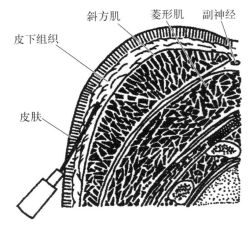

图 3‐2 浮针疗法在肩中俞穴附近操作的断面解剖

（4）留针时间长

传统针刺方法只是留置 15～20 分钟,很少超过 60 分钟。而浮针疗法要求较长时间留针。正常操作浮针针具,进针时和留针过程中患者没有特殊不适感觉,甚至不会注意到针的存在,适合长时间留针。

（5）针尖必须直对病灶

临床上,我们发现进针部位不能距离病灶太远,进针部位和病灶一般应在同样两个关节之间,尽量不要越过关节,否则,效果较差。

进针时,针尖必须对准病灶,不能偏歪。因此,在操作时,必须聚精会神、心无旁骛。这与传统针灸学强调"治神"有相似之处。

4. 适应证特点

浮针疗法适应证的探索过程大致上分为 4 个阶段。

第一阶段：主要治疗四肢部的软组织伤痛。其病种有网球肘、高尔夫球肘、桡骨茎突狭窄性腱鞘炎、屈指肌腱腱鞘炎（弹响指）、桡侧腕伸肌腱周围炎、肩峰下滑囊炎、髌下滑囊炎、慢性膝关节炎、跟腱炎、干性坐骨神经痛等。

第二阶段：治疗躯干部非内脏病变引起的疼痛。主要的病种有急性腰扭伤、慢性腰椎退行性病变、颈椎病（主要是神经根型颈椎病）、肌纤维组织炎、副肿瘤综合征、强直性脊柱炎、带状疱疹后遗症等。

第三阶段：治疗内脏痛。治疗内脏疾病引起的牵扯痛。

第四阶段：治疗头面部疼痛和非疼痛性疾病。头面部的颞颌关节炎、鼻窦炎、三叉神经痛等引起的疼痛，浮针疗法有迅捷的疗效。非丛集性头痛，没有明确的疼痛定位，未能作为适应证之一；颈源性头痛，浮针疗法也可取效。

综上所述，浮针疗法的适应证是不断拓展的，目前的适应证仅仅是一部分。随着浮针疗法的不断推广和深入实践，更多的适应证会被逐步挖掘，浮针疗法临床运用也会不断扩展和深化。

第二节　浮　针　针　具

一、概念

浮针针具（简称浮针）是浮针疗法治病的主要工具（专利号：ZL97246125.6）。虽然浮针疗法的工具是从毫针发展而来，但在浮针疗法临床上，用浮针作为工具比用毫针作为工具有较多的适应证，有更好的即刻疗效，也有更好的远期疗效。

二、浮针的结构

浮针是复式结构（图 3－3），分为三部分。

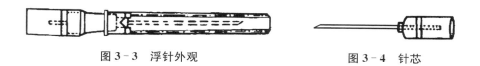

图 3－3　浮针外观　　　　　　　　　图 3－4　针芯

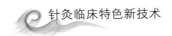

1. 针芯

针芯由不锈钢制成。该部分使浮针具有足够的刚性以快速进入人体,外面包有软套管,针尖呈斜坡形(图3-4)。

2. 软套管及针座

软套管及针座是浮针的主要结构,起关键作用。针芯包裹其中,该部分使浮针同时具有足够的柔软度以利长时间留针。针座是浮针的附属结构,借此可以固定留置于体内的软套管(图3-5)。

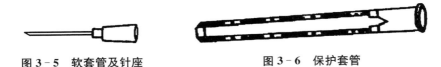

图 3-5　软套管及针座　　　　　　图 3-6　保护套管

3. 保护套管

为保护针芯和软套管不与他物碰撞产生磨损,同时也为了有利于保持无菌状态,浮针有保护套管(图3-6)。

三、浮针的规格

浮针的不同规格见表3-1。

表 3-1　浮针长短和粗细规格表

长 短 规 格 表		粗 细 规 格 表	
型 号	长 度	型 号	直 径
短号	24 mm	粗号	0.9 mm
中号	32 mm	中号	0.6 mm
长号	40 mm	细号	0.3 mm

因留置体内的时间长,所有浮针都是一次性使用,必须注意:① 存放时置于干燥、无热源的地方;② 不得反复使用,以防感染;③ 针具包装破损后勿使用。

四、浮针进针器

浮针进针器是针对浮针疗法发明的专用进针器,简单易学,使用方便,安全可靠。配合浮针使用具有进针角度准确、进针深度准确、速度更快、疼痛程度更轻等优点。

　　浮针进针器结构包括由安全无毒塑料制成的进针器底座 1 及针座固定槽 2,7 为进针器底座外壳,8 为浮针,将金属连杆 3 与针座固定槽 2 相连接,通过进针器底座前端 6 设置进针角度,通过按 51 处的金属卡片 52 控制进针的深度,按簧 53 保证了按钮 52 复位,通过弹簧 4 控制进针速度,达到进针角度和进深度准确控制,进针疼痛程度减轻等目的(图 3-7～图 3-10)。其中图 3-7 是带有外壳 7 的进针器底座 1,图 3-8 和图 3-9 是带有浮针的进针器的两幅结构示意图。图 3-10 是进针器连杆的结构示意图。

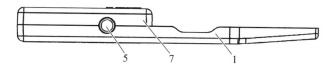

图 3-7　浮针进针器底座侧视图

1. 底座,5. 按钮,7. 进针器底座外壳

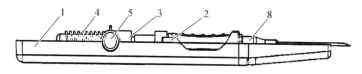

图 3-8　浮针进针器结构侧视图

1. 底座,2. 针座固定槽,3. 金属连杆,4. 弹簧,5. 按钮,8. 浮针

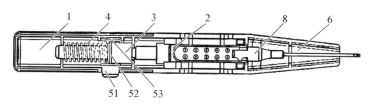

图 3-9　浮针进针器结构主视图

1. 底座,2. 针座固定槽,3. 金属连杆,4. 弹簧,6. 底座前端,8. 浮针,51. 按钮,52. 金属卡片,53. 按簧

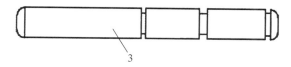

图 3-10　浮针进针器连杆结构示意图

3. 金属连杆

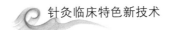

第三节　操　作　方　法

一、针刺前的准备

1. 选择针具

在选择针具时,应根据患者的性别、年龄的长幼、形体的肥瘦、体质的强弱、病变部位的深浅、治疗的具体位置、病变性质,选择长短、粗细适宜的针具。

2. 选择体位

治疗时必须根据治疗所选进针点的具体部位,选择适当的体位,使患者放松,同时便于施术操作。临床上常用的体位,主要有以下几种。

（1）仰卧位：适宜于取头、面、胸、腹部进针点和上下肢部分进针点。

（2）侧卧位：适宜于在身体侧面和上下肢部分部位治疗。

（3）伏卧位：适宜于在头、项、脊背、腰臀部和下肢背侧及上肢的一部分进针。

（4）仰靠坐位：适宜于颜面和颈前的进针点操作。

（5）俯伏坐位：适宜于项、背部的进针。

（6）侧伏坐位：适宜于面颊及耳前后部位的操作。

对初诊、精神紧张或年老、体弱、病重的患者,应尽量采取卧位。

3. 明确患肌

浮针医学中建议使用患肌这个概念,而不是痛点。绝大多数病理性紧张部位都在肌肉,而不是在其他部位;临床上触摸痛点时,往往没有"点"的感觉而是片状、带状、圆状等感觉;患肌明确了病理学载体,明确了肌肉在其中的作用。临床中可以直接触摸查找"功能性病理改变的肌肉或肌肉中不正常的部位",而不是一味地寻找"点"。

（1）患肌的特点

第一,在运动中枢正常的患者相关肌肉放松的情况下,医生触摸该肌肉时,医生指腹下有"紧、僵、硬、滑"的感觉,患者局部有酸胀不适感。

第二,所检查肌肉的相关活动范围减少,时有乏力现象。

（2）患肌的临床症状

临床上患肌可以直接引起、间接引起或由肌性内脏引起相应病症，一般把患肌引起的临床症状分为五大类。

第一大类：患肌直接引起的临床主诉，指患肌直接引起的疼痛、功能障碍、肌力下降等症状。

第二大类：患肌影响其内部或邻近的神经、动脉、静脉而引起的临床表现，包括与神经相关的麻木表现；与动脉相关的畏寒、怕冷、触摸时感觉温度下降等；与静脉相关的水肿、酸胀、瘙痒、皮肤变暗等。

第三大类：邻近骨骼肌的病理性紧张与肌性内脏的病变同时发作，包括呼吸系统平滑肌相关的干咳、久咳、哮喘、胸闷气促、呼吸不畅等；心脏心肌相关的胸闷心慌、气短、胸痛等；胃肠平滑肌相关的胃痛胃胀、烧心反酸、嗳气欲吐、食欲不振消瘦、习惯性便秘、慢性腹泻、畏惧凉食冷饮等；泌尿系统相关的尿频、尿急、尿不尽、尿无力、输尿管结石、漏尿等；生殖系统相关的女性痛经和月经异常、男性阳痿不举等。

第四大类：情绪与睡眠异常，患肌可引起情绪的改变和睡眠的障碍。

第五大类：指不明原因的一类病症，患肌或许可以引起自主神经失调的症状如异常出汗、持续性流泪、持续的卡他性鼻炎、过度流涎、心前区不适、竖毛活动，以及本体感受性失调，包括不平衡、眩晕、耳鸣，还有举起重物时重量感知的紊乱，这类需要进一步观察验证。

4. 确定进针点

进针点的选择关系到进针顺利与否，关系到疗效的好坏。在选择进针点的过程中，要明确以下几点。

（1）首先要运用浮针疗法思路找到相关患肌，确定进针点。

（2）进针点选择的原则是在患肌周围，针尖对向患肌，方向不能与患肌相反，多数情况下在距病灶 6～10 cm 处（图 3-11）。

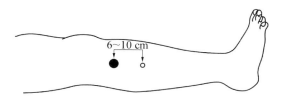

图 3-11　进针点和痛点（阳性反应点）的关系

（3）多选择在病痛部位上、下、左、右处，这样便于操作和留针，但要是病痛在肋间，斜取肋间则疗效佳。

（4）避开皮肤上的瘢痕、结节、破损等处。

（5）尽量避开浅表血管，以免针刺时出血。

（6）进针点与病痛处之间最好不要有关节，尽量选择平坦易操作的部位。

5. 消毒

针刺前必须做好消毒工作，其中包括进针部位的消毒和医者手指的消毒。

（1）进针部位消毒

在需要针刺的部位，用 75％乙醇棉球擦拭即可。在擦拭时应由进针点的中心向四周擦拭。或先用 2.5％碘酒棉球擦拭，然后再用 75％乙醇棉球脱碘，当进针点消毒后，切忌接触污物，以免重新污染。

（2）医者手指消毒

施术前，医者应先将双手洗刷干净后再用 75％乙醇棉球擦拭。

二、针刺方法

1. 进针

在进针操作时，一般应双手协同，紧密配合。临床上一般用右手持针操作，主要是以拇指、食指、中指三指挟持针柄，状如斜持毛笔，用左手拇指、食指挟持辅助针身（图 3－12），类似毫针刺法中的挟持进针法。进针时针体与皮肤呈 15～25°刺入（图 3－13），用力要适中，透皮速度要快，不要刺入太深，略达肌层即可，然后松开左手，右手轻轻提拉，使针身离开肌层，退于皮下，再放倒针身，做好运针准备。

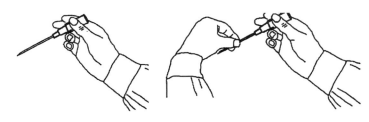

图 3－12　持针方法

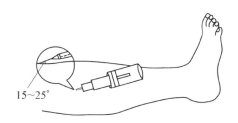
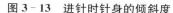

图 3-13　进针时针身的倾斜度

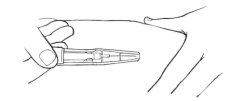

图 3-14　浮针进针器进针

也可以使用浮针进针器操作：常规消毒进针点的皮肤后，将去除保护套的一次性使用浮针凸点面向上，放入固定槽，然后将固定槽后拉固定。右手持进针器，将装针后的进针器在进针点位置向前下方推进，使得局部皮肤由于挤压形成一定坡度，右手食指轻按控制按钮键，浮针从固定槽中弹出，完成进针。左手拇指和食指持浮针针座，从固定槽中上抬，右手将进针器向后退出(图 3-14)。

2. 针刺的方向

浮针疗法对针刺的方向要求较为严格。针尖必须由远而近地直对病痛部位，偏差后效果不佳，如果由近而远地反方向对着病灶，效果更不理想。

3. 运针

运针，是指针入皮下后到针刺完毕之间的一段操作过程。运针时，单用右手，沿皮下向前推进。推进时稍稍提起，使针尖勿深入。运针时可见皮肤呈线状隆起。在整个运针过程中，右手感觉松软易进，患者没有酸胀麻等感觉，否则就是针刺太深或太浅。

运针深度一般掌握在 25～35 mm 之间。对范围大、病程长的病痛，运针深度可长，反之，则短。到达一定的深度后，对小范围的病痛来说，固定即可。对范围较大的病痛，可做扫散动作。运针时往往结合扫散和再灌注活动。

(1) 扫散

以进针点为支点，手握针座，使针尖做扇形扫散(图 3-15)。扫散要点：幅度大、有支点、要平稳、有节奏。

(2) 再灌注活动

操作者在针对患肌进行扫散的同时，根据所处理患肌的肌肉功能配合相应的再灌注活动。再灌注活动的操作要求：幅度大、速度慢、次数少、间隔时间长、变化多。

进针、扫散完毕，抽出针芯(图3-16)，弃至安全处，务必放于人不易触摸的地方，防止刺伤。然后用胶布贴附于针座，以固定留于皮下的软套管。在进针点处，用一个小干棉球盖住针孔，再用胶布贴敷，以防感染。

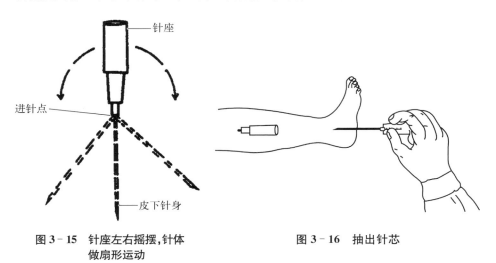

图3-15　针座左右摇摆，针体　　　　图3-16　抽出针芯
　　　　　做扇形运动

4. 留针

将针刺入皮下运针后，使针留置于皮下称为留针。它是针刺治疗全过程中的重要环节。留针的目的是保持镇痛效应。因为，临床上常常发现运针完毕疼痛即减或消失，也就是说，浮针疗法有较好的即刻疗效，但若随即起针，病痛会复作。留针可维持即刻疗效。

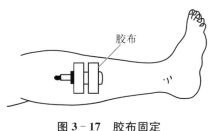

图3-17　胶布固定

在留针时多用胶布贴敷，把软套管的针座固定于皮肤表面即可(图3-17)，为安全起见，进针点处可用消毒干棉球覆盖一薄层后用胶布贴敷。

关于留针时间的临床实践，虽然到目前为止，还没有详细完整的统计资料，据初步观察，留针可长达24小时，甚至48小时、72小时，这得到了动物实验的支持。实验表明，留针24小时后针刺效果较好，而留针48小时后针刺效果更为明显，但统计学表明，两者没有显著性差异。因此考虑到临床实际情况,我们主张留针时间以1天为宜。

当然,留针时间的长短还要根据天气情况、患者的反映和病情的性质决定。若气候炎热,易出汗,或患者因为胶布过敏等因素造成针孔口或局部皮肤瘙痒,时间不宜过长。若气候凉爽,不易出汗,患者没有反映不适感,时间可长一些。至于病情的性质与留针时间长短的关系,一般而言,病情复杂缠绵难愈的病证,如癌性疼痛,留针时间要长;而病情轻浅,病程较短的病,留针时间可短一些。

治疗时需叮嘱患者:留针期间勿打湿针刺局部,防止感染;可适当活动,但局部活动范围不要过大,以免胶布松散,影响软套管的固定;局部有异常感觉时,不要紧张,大多为胶布过敏所致,医生可用其他类型的物件固定,如止血贴等。

5. 出针

在留针达到既定的时间后出针。出针时一般先以左手拇、食指按住针孔周围皮肤,右手拇、食两指拿捏浮针针座,不要捻转提插,慢慢将针尖移至皮下,然后将针起出,用消毒干棉球揉按针孔,防止出血(图3-18)。出针后患者休息片刻即可离开。

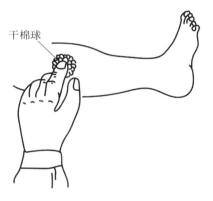

干棉球

图3-18　按压针孔

第四节　临床应用

一、常见痛症的浮针治疗

1. 肩痛

【刺法】对于肩部诸病种引起的疼痛,进针点多应选取在上臂肩峰下,针刺方向向上,也可取冈上窝,方向对准痛点。

【疗效】对于肩关节病痛,浮针疗法疗效大多较好,当疗效不显著时,可从另外方向进针。

【按语】① 对于病程缠绵的肩关节周围炎,浮针疗法疗效一般,虽然也可制止局部疼痛,但因为软组织粘连较甚,疼痛层出不穷。但相对于传统针刺方法而言,浮针疗法还是有着较大的优势。② 在确定没有骨折等病时,可配合推拿手法治疗。对于肩袖断裂、冈上肌肌腱断裂等病症,早期勿用手法。要注意排除内脏病引起的牵涉痛。

2. 肘痛

【刺法】对于肘部诸病种引起的疼痛,进针点多选取痛点上下之平坦处,针刺方向向上或向下。

【疗效】对于肘部病痛,浮针疗法疗效大多较好,当疗效不显著时,可从另外方向进针或并排多针。

【按语】① 对肘部扭挫伤,浮针疗法效佳。如出现青紫瘀斑,避开局部进针。② 对肱骨外上髁炎、肱骨内上髁炎、尺骨鹰嘴滑囊炎等疾病,有时不能获得一次就痛失之效,可增次数,只要方法得当,5 次之内可收良效。③ 对于肘关节肱桡部错缝等疾病,正常时压痛不明显,可旋后找压痛点,然后保持旋后位置,进行浮针疗法,待胶布固定浮针后,再活动患肢,可获显效。在确定没有骨折等病时,可适当配合推拿手法治疗。

3. 手(腕)痛

【刺法】对于腕部诸病种引起的疼痛,进针点多选取腕关节横纹以上,针刺方向直对痛点向下。对手指间疼痛,进针点可选取在相关两掌骨之间。

【疗效】对于腕部病痛,浮针疗法疗效大多较好,当疗效不显著时,可并排多针。

【按语】① 对腕部、掌指、指间扭挫伤、下尺桡关节损伤,浮针疗法效佳。如出现青紫瘀斑,避开局部进针。② 腕管综合征等疾病,多数情况下需要 3 次以上的治疗才可获显效。③ 腱鞘囊肿,可先用浮针疗法止痛,再用三棱针刺破包块。④ 类风湿关节炎,用浮针疗法可获痛减之效,但治疗时必须配合其他中西医疗法。⑤ 在确定没有骨折等病时,可适当配合推拿手法治疗。

4. 髋痛

【刺法】对于髋部诸病种引起的疼痛,进针点多选取在大腿前、后、内、外侧,针刺方向直对痛点向上。因为臀部脂肪肥厚,多数情况下,特别是疼痛在臀部中央者,不要在臀部进针,可在大腿后外侧选用大号针治疗。

【疗效】对于髋部病痛,浮针疗法的疗效多数情况下较好,当疗效不显著时,可并排多针。

【按语】对髋部扭挫伤、股四头肌损伤、股内收肌、股二头肌扭伤等病症，浮针疗法大都可收立竿见影之效果，但因为损伤的部位大，每次需要多针方能显效。对梨状肌综合征的治疗，进针点可选择在小腿、大腿后侧。

在确定没有骨折等病时，可适当配合推拿手法治疗。

弹响髋因为没有明确痛点，浮针疗法效果不佳。

5.膝痛

【刺法】对于膝部多种疾病引起的疼痛，病痛在腘横纹以上者，进针点多选取在大腿，方向向下直对痛点；病痛在腘横纹以下者，进针点多选取在小腿部，针刺方向向上。髌下脂肪垫损伤的压痛部位在髌骨深层髌韧带的两侧，因为知觉干涉的阻拦效应，若进针点选取在小腿前缘，针刺的效应常常不能越过有一定坡度的髌韧带，因此可用小号针在髌韧带部位进针，可显效。

【疗效】① 对于膝部病痛，浮针疗法的疗效多数情况下较好，有时可收针入病除之神效，但侧副韧带、交叉韧带等疾病，因为韧带组织的修复能力较差，效果一般，也就是说，当时病痛可部分减轻，但很少会全部消失，需要多次针刺。② 对于半月板损伤引起的疼痛，浮针疗法可止之，但不能彻底缓解，需综合治疗。③ 伸膝装置外伤性粘连，浮针疗法效果欠佳。④ 膝部囊肿的治疗可参腱鞘囊肿的治疗。

【按语】膝部疼痛是临床常见的病症，浮针疗法是较为满意的治疗方法，值得推广。① 对于前膝部的病痛，治疗时膝关节下方垫高，使屈伸角约成150°。在确定没有骨折等病时，可适当配合推拿手法治疗。② 风湿性关节炎的治疗效果较好，但常呈游走状态，需作持久治疗。

6.足痛

【刺法】① 对于踝关节以下部位发生的疼痛，进针点多选取在小腿前、后、内、外侧，方向向下直对痛点。② 对足背部远端的病痛，进针点可选取在足背部近心端，针尖朝下。这时，因为局部神经末梢丰富，血管丰富，进针时要避开血管，动作快速。③ 踝关节扭伤或腓骨长短肌腱滑脱等疾病，有时病痛表现在外踝前下方。这时，因为知觉干涉的阻拦效应，进针点不能选取在小腿外侧，针尖向下，而要在足背内侧进针，针尖向上。

【疗效】① 踝关节扭伤，若及时治疗，效果较好，有时可收立竿见影之佳效。② 跟后痛、跟下痛等疾病，浮针疗法疗效快捷确切。③ 跖管综合征、踇囊炎等疾病，浮针疗法效果欠佳。

【按语】① 对于踝关节以下的病痛,常规方法较难即获良效,浮针疗法是可供选择的较好方法。② 浮针疗法不适合于扁平足的治疗。③ 病痛局部红肿热痛范围大时,进针点可以取在离病痛处较远的地方,进针后针尖不能到达红肿热痛局部。④ 在确定没有骨折等时,可适当配合推拿手法治疗。

7. 头痛

【刺法】浮针疗法治疗头痛,对于弥漫性的头痛,疗效欠佳,可舍该法而用他法。对于局限性的头痛,进针点不要远离病痛点,在病痛点的上下左右皆可,针刺方向直向痛点。

【疗效】对于丛集性的神经头痛或副鼻窦炎引起的前额疼痛,浮针疗法效果较好。但对于其他的血管性头痛、神经性头痛、偏头痛,疗效一般。

【按语】头痛是临床上最常见的症状之一,提到疼痛,头痛是不可回避的。因而,我们单立一节来讨论头痛的问题。但是,头痛往往呈弥漫性,由于知觉干涉的特征,故而对多数头痛来说,浮针疗法都不是最佳选择。

头痛也是最复杂的症状之一,在没有明确诊断,或者没有排除可能危及生命的疾病之前,不要轻易治疗。

8. 颈项痛

【刺法】对于颈项部的病痛,浮针疗法的进针点在病痛点下方,方向向上直对痛点。操作时嘱患者头向前倾,以使项部皮肤平整,利于进针。对于病程长的病例,可选用大号针。

【疗效】① 外感颈项痛、化脓性炎症疼痛,骨折脱位等病症,浮针疗法疗效不佳,慎用。② 项韧带劳损与钙化、颈椎病、颈椎小关节错缝等疾病,浮针疗法有较好的疗效。多数情况下,不但有很好的近期疗效,还有较好的远期疗效。

【按语】对于颈部或项部发生的疼痛,推拿手法也可获得良效,但常常需要多次治疗,远期疗效欠佳。而浮针疗法的疗效不让推拿手法,甚至更胜一筹。对于适合的病种,有效率可达90%以上。

9. 胸背痛

【刺法】在胸背部,浮针疗法的进针点大多选取在距离病痛处不远的横向或纵向位置,针刺方向对准病痛处。若治疗肋软骨炎或肋间神经痛等疾病,进针点选取在肋间隙,病痛点的斜上方或斜下方。针体沿肋间隙对准病痛点行进。进针点和病痛点之间不能隔有脊柱,否则罔效。

【疗效】① 对于伤气为主的胸部挫伤,因没有固定的痛点,效不显。而对于伤血为主的胸部挫伤,疗效确切。② 胸廓出口综合征疗效一般,对改善症状有一定好处,然终不解决根本。③ 胸椎小关节错缝、肋软骨炎等病症疗效快捷,远期疗效尚可。

【按语】① 胸廓出口综合征的治疗可同时在病灶处和上肢远端取进针点。② 项背肌筋膜炎的治疗,在治疗局部疼痛的时候,对伴随的颈项疼痛也需同时处理。③ 胸部陈伤,没有固定压痛点,效不彰。④ 在确定没有骨折等时,可适当配合推拿手法治疗。⑤ 对于肋骨骨折,浮针疗法也可缓解疼痛。注意,不能配合手法。

10. 腰腿痛

【刺法】① 为腰部弯曲时不因为留针而产生局部牵拉刺痛,在针刺腰部病痛时,首先采用横刺。若效不立显,可从纵向加刺。② 对于有下肢放射痛的病例,如腰椎间盘突出症,当先从腰部行浮针疗法,若腰部疼痛消失而放射痛仍然存在时,再从四肢远端向近端进针。③ 在腰部针刺时,可在腹部垫枕头等物件,抬高腰部,使进针局部皮肤平坦,以利操作。④ 临床有一些疼痛,只有在做弯腰等运动时才能表现出来。若伏卧,压痛不显,可以让患者站立弯腰,使疼痛位置、程度明确,保持该体位行浮针疗法,效佳。

【疗效】① 急性腰肌筋膜扭伤、急性腰部韧带损伤、急性腰椎后关节滑膜嵌顿等疾病引起的疼痛,浮针疗法可收住痛之效。② 腰肌筋膜劳损,浮针疗法效果比较确切。③ 棘上韧带劳损、第三腰椎横突综合征、腰椎骨质增生、老年性骨质疏松病变等病症行浮针疗法 2～4 次,可得佳效。④ 腰椎间盘突出症、梨状肌综合征、腰椎管狭窄症,结合局部多针、远端进针,效果较好。⑤ 腰椎骨折退位、椎骨转移瘤、强直性脊柱炎等病症在明确诊断,采取综合治疗的基础上,行浮针疗法,能缓解病情。

【按语】① 对腰腿疼痛,浮针疗法是较为可靠的一种治疗方法。常有躺着进来,走着出去之效果。② 明确病痛点是疗效取得与否的重要环节之一。③ 在确定没有骨折、肿瘤、结核等疾病时,可适当配合推拿手法治疗。

11. 尾骶痛

【刺法】① 对于骶髂部位发生的疼痛,进针点多选取在痛点近部周围上下左右,方向直对痛点。② 对尾骨部的病痛,进针点可选取骶中嵴上,针尖向下。

【疗效】① 骶髂关节扭伤、尾骨挫伤,若及时治疗,效果较好,有时可收立竿见影之佳效。② 骶髂关节错缝、耻骨联合错缝,疗效亦可。③ 骶肌筋膜炎、尾骨痛疗效较好,但常需 2～3 次治疗。

【按语】① 对于尾骶部的病痛,常规方法,如推拿按摩、局部封闭等较难冀获良效,浮针疗法是可供选择的较好方法。② 尾骶部的病痛,远端进针效不佳。③ 尾骶部皮下组织薄,进针时不能用力太大,以免刺中骨膜,引起疼痛。

12. 胃痛

【刺法】对于胃脘部位发生的疼痛,进针点多选取在痛点下方,方向直对痛点。如果罔效,也可横刺。

【疗效】① 慢性浅表性胃炎、胃十二指肠溃疡、胃黏膜脱垂症等引起的疼痛,浮针疗法常有针入痛失之效。② 慢性萎缩性胃炎,多数情况下效不彰。

【按语】① 对于胃脘部的病痛,浮针疗法是可供选择的较好方法。留针时嘱患者少弯腰,以免腰带顶撞针座,从而引起针尖移动,导致疼痛,影响疗效。② 急性胃炎,当采用综合疗法处理,不可单纯止痛,延误病情。胃脘部病情复杂,我们所列常见疾病的目的,希望读者诸君举一反三,不可拘泥这几种疾病。

13. 腹痛

【刺法】① 对于下腹部各种疾病引起的疼痛,进针点多选取在痛点上方,方向向下直对痛点。多数情况下不要横刺。② 也可以在下肢内侧选择进针点,方向向上。该法可与上法单独使用,也可配合使用。

【疗效】对于肠易激综合征、慢性非特异性结肠炎引起的疼痛,浮针疗法常有针入痛减之效,但多数情况下不能有疼痛完全消失的效果。

【按语】腹部疼痛,病因极为复杂,在此仅举肠易激综合征、慢性非特异性结肠炎两种疾病为代表,以说明浮针疗法在下腹部的治疗方法和效果。其他内科疾病,如痢疾、霍乱、虫症等;妇科疾病,如痛经、附件炎等;外科疾病,如慢性阑尾炎等疾病所致的腹痛,浮针疗法的处理方案可同本节所言。但是,对于腹部的疼痛,不能一味止痛,一定要在明确诊断的情况下,采取中西医疗法,以保不失,不致延误病情,丧失病家生机。

14. 胁痛

【刺法】对于胁肋部和上腹部各种疾病引起的疼痛,腹部进针点多选取在痛点下方的腹部上,方向向上直对痛点。胁肋部的进针点可在肋间隙横向取点,方向斜向痛点。

【疗效】胆石症的疗效较为可靠,常可使绞痛立止。急性胆囊炎和原发性肝癌引起的疼痛，浮针疗法也有一定的效果。

【按语】急性胆囊炎的治疗，要注意采用消炎杀菌等办法，浮针疗法可作为一种辅助镇痛的措施起积极作用。

原发性肝癌的治疗中，浮针疗法只能作为一种配合治疗措施。但是，到了晚期，多数患者被疼痛折磨，这时，镇痛显得尤为重要。浮针疗法对于局限性的疼痛可达到杜冷丁，甚或吗啡之功效。相对于浮针疗法治疗软组织伤痛来说，其远期疗效较差，对于癌症疼痛，浮针疗法的镇痛效应一般只能维持在5天之内。但是，其没有副作用、价格便宜等优点使之在癌性疼痛领域可一显身手。

其他的癌症疼痛的治疗可参上述。

二、常见非痛证的浮针治疗

1. 失眠

【刺法】常见患肌主要包括枕肌、颞肌、胸锁乳突肌、斜方肌、斜角肌、竖脊肌、冈下肌、腹直肌等。通过切诊寻找到病灶后，沿着患肌从远端进针，方向直对病灶。

【疗效】浮针对轻中度的失眠效果不错，若失眠症状较重，同时伴有抑郁等精神症状，建议浮针治疗的同时配合相关药物治疗；如果症状逐渐好转，可以建议患者药物减量，直至完全停药。

【按语】临床发现浮针在治疗很多因患肌引起的病症的同时，对失眠也确实有效，在颈项部、上背部、胃部治疗，发现效果很不错。推测可能是因为人类在睡眠时肌肉是最大限度地处于休息状态，如果存在患肌，这些处于病理性紧张状态的肌肉，而且如果体重也压迫到这些患肌，会造成躯体的各种不适症状，如疼痛、麻木、酸胀、胸闷等，从而需要不断地调整睡姿对睡眠造成了干扰。

2. 慢性咳嗽

【刺法】常见患肌有胸锁乳突肌、胸小肌、竖脊肌、锁骨下肌等。通过切诊找到患肌，沿着患肌从远端进针，方向从外向内。

【疗效】找患肌，是治疗的关键，多数可以立竿见影。触摸相关患肌，如触摸下段的胸锁乳突肌时，患者常有瘙痒感，会诱发刺激性连续性干咳；相关患肌解除，再施加同等压力，咳嗽较前好转，不易激发出来。

【按语】浮针擅长治疗的慢性咳嗽为慢性病理性咳嗽（肌源性咳嗽）。我们认为慢性病理性咳嗽（肌源性咳嗽）病变在胸廓周围或者气管、咽喉周围的肌肉,这些部位肌肉因各种原因形成患肌,表现为紧张、痉挛。紧张的患肌对位于气管壁胸膜上的咳嗽感受器形成机械性刺激,传导至咳嗽中枢,反射性引起呼吸肌剧烈收缩形成咳嗽。而长期的咳嗽也能形成患肌,由此进入一个恶性循环,浮针治疗可有效地阻断这一恶性循环。

3. 静脉曲张

【刺法】仔细触摸患肌,一般从远端查起,涉及肌肉较多,主要检查股内收肌群、小腿三头肌等。找到患肌,沿着患肌从远端进针,方向从远到近。

【疗效】浮针并不能完全治疗静脉曲张,但浮针对于静脉曲张引起的肿胀瘙痒,效果不错。

【按语】静脉曲张引起的肿胀瘙痒,是由于静脉回流不畅所致。静脉从远端逐渐汇合,走行于肌肉间隙,沿途肌肉筋膜的病理性紧张就有可能对静脉产生机械性的压迫,管腔相对性狭窄,远端静脉压增高,随之远端毛细血管静水压力增大,渗透压增加,驱动细胞外液向周围组织渗透,组织液过多,超过淋巴回流的代偿能力,形成肿胀。局部肌肉出现病理性紧张,引起行走于肌肉或肌肉旁的静脉受到压迫,引起局部缺血,造成皮肤瘙痒等症状。若淋巴管道也受到患肌的影响,则组织液回流会更加困难,加重肿胀。

4. 四肢麻木

【刺法】在麻木区域的近端找寻患肌,沿着患肌从近端进针,方向从近到远。

【疗效】局灶性麻木效果优于渐进性加重的麻木,全部指端的麻木效果要差于神经支配的区域内麻木。

【按语】区域内麻木程度一致的局灶性麻木,多半是神经受到压迫造成。通常出现在上下肢,我们认为主要是因为患肌的形成,局部肌肉出现病理性紧张,从而引起行走于肌肉或肌肉旁的神经支受到压迫而出现麻木。受寒、劳累后麻木症状往往加重,有时伴有手脚怕冷的表现;若是骨质增生等压迫到神经,应表现为神经支配区域都出现麻木,而不仅仅是局部肢体出现麻木;如果骨性变化造成,无论是药物、浮针或其他治疗,都应该无效。

区域内麻木的程度由近及远渐进性加重的麻木,常因为长期患有胃肠功能紊乱、消化不良等引起的,导致营养缺乏或代谢紊乱,特别是严重缺乏铁、钙、B族维生素也会引起肢体麻木。

5. 周围性面瘫

【刺法】常见患肌有斜角肌、斜方肌、胸锁乳突肌、肩胛提肌、头夹肌、腹直肌、额枕肌、颞肌、二腹肌等。沿着患肌从远端进针,方向指向头部。

【疗效】许多病史较长的顽固性面瘫患者,浮针仍然有效,并有部分患者治疗后较快地恢复了。部分罹患周围性面瘫的年轻女性,对于面瘫过度紧张,恢复不理想,这可能和过度关注症状肌肉,长期受紧张焦虑的心理状态影响有关。

【按语】周围性面瘫发病时的症状确实是面神经受损造成的,但神经多数可在短时间内恢复,却遗留下肌肉的失能。浮针不能治疗运动神经的损毁和变性,治疗的是运动神经损伤后造成的肌肉瘫痪。如同常规针灸,通常避开急性期进行浮针。急性期病程常呈上升态势,任何治疗都无法逆转疾病的发展,这不是好的介入时机。恢复期间病情通常比较稳定,加入浮针后很快见到效果,由于人体的恢复能力有限,在经过数次治疗后,可以延长治疗间歇,如 5 天治疗 1 次,这样安排可以合理地发挥浮针的治疗力度,充分调动人体的恢复力,而疗效并没有下降,故频繁的治疗是不需要的。这个节奏也正是浮针的魅力和优势所在,总次数大幅度减少的少量治疗就可代替常规针刺每天或隔天的频繁治疗,这是周围性面瘫患者的福音。

6. 强直性脊柱炎

【刺法】常见患肌有竖脊肌、多裂肌、臀中肌、菱形肌、头夹肌、斜角肌、腹直肌、髂腰肌等。沿着患肌从远端进针,方向指向髋部。

【疗效】浮针只能够改变肌肉的功能性病变,不能改变脊柱本身已经出现的骨质融合和关节间隙变小、僵硬等骨性改变。对于脊柱畸形、驼背、骨桥已经形成的患者,我们无法大幅度改善其关节活动度,因为浮针不可能让融合的骨质分离,重新恢复关节的结构。浮针也无法对免疫系统直接产生影响。对于非活动性的强直性脊柱炎,浮针常可以大展身手,不仅近期效果好,而且远期效果也不错。

【按语】通常认为,强直性脊柱炎是免疫系统问题引起的,以骶髂关节和脊柱病变为主要症状的慢性炎症性自身免疫性疾病。浮针医学认为,实际上,免疫病变并不是直接影响脊柱,而是借由肌肉这个中间环节影响脊柱,尤其是附着在脊柱上的肌肉。免疫系统病变必须通过血液或者体液侵犯其他系统,脊柱血供较少,而肌肉血供丰富;强直性脊柱炎先有疼痛的症状,再见到脊柱改变的形态改变,而疼痛主要由肌肉的病变导致;所有的强直性脊柱炎患者都可见肌肉受累的征象,如肌肉僵硬、萎缩或变扁平。临床上解决了肌肉问题,强直性脊柱炎的疼痛就消除,脊柱的病变也通常不再继续进展。

三、注意事项

浮针疗法较为安全,但人的生理状态和生活环境条件不同,在施用浮针疗法时,还应注意以下几个方面。

(1)患者在过于饥饿、疲劳、精神紧张时,不宜立即针刺。

(2)妇女怀孕3个月者,不宜在小腹部针刺。若怀孕3个月以上者,腹部、腰骶部也不宜针刺。妇女行经时,若非治疗痛经,亦不应针刺腹部、腰骶部。

(3)小儿囟门未闭,头顶部勿针刺。

(4)常有自发性出血或损伤后出血不止者,不宜针刺。

(5)皮肤有感染、溃疡、瘢痕或肿瘤的部位,不宜针刺。

(6)浮针疗法留针时间长,相对传统针刺疗法而言,较易感染。浮针器具只能一次性使用,同时要注意消毒。特别是对容易感染的患者,如糖尿病患者,当加倍小心,慎防感染。

(7)留针期间,应注意针口密封和针体固定,嘱患者避免剧烈活动和洗澡,以免汗液和水进入机体引起感染。

(8)针刺的部位一般应选在对日常生活影响较小的部位。关节活动度较大,一般不宜选用,可在关节附近进针。另外,也不要太靠近腰带的部位,因为腰带的活动常影响针体的固定。

(9)根据情况,进针点可以选择在离病灶较远的地方,但浮针进针点和病痛部位之间不能有关节。否则,疗效较差。

(10)治疗消化道疾病,由于腹部皮肤松弛,留针时刺入的针具活动范围较大,方向容易偏差,影响治疗效果,故除了加强固定外,还要嘱患者少活动。同时注意观察,一旦发现针体歪斜,及时予以调整。

(11)当肢体浮肿时,效果不佳,改用他法治疗。例如,系统性红斑狼疮、类风湿关节炎的治疗使用大量的激素导致水肿,浮针疗法镇痛效果差。

(12)浮针操作过程中,也要讲究"治神",医者精神意志需高度集中。

四、异常情况的处理及预防

因为针体仅入皮下,没有较长时间的酸胀麻等感觉,只是在透皮时很短时间的刺痛,所以浮针疗法比传统针刺疗法更为安全,一般不会出现滞针、弯针、断针等异常情况。但如果操作不慎,疏忽大意,或针刺手法不当,或对人体解剖部位缺乏全面的了解,也会出现一些不利于治疗的情况。常见者有皮下淤血及晕针。

1. 皮下淤血

微量的皮下出血而局部小块青紫时,一般不必处理,可以自行消退,只要告知患者消除其顾虑情绪及恐惧心理即可,不必立即起针。若局部肿胀疼痛较剧,青紫面积大而影响到功能活动时,可先起针,作冷敷止血,24 小时后,再作热敷或在局部轻轻揉按,以促使局部淤血消散吸收。有人认为,针刺引起的皮下淤血,不一定待 24 小时后才热敷,在 1 小时后即可热敷或按摩,这种提法可供参考。

2. 晕针

晕针是在针刺过程中患者发生晕厥现象。晕针时,患者出现精神疲倦、头晕目眩,面色苍白,恶心欲吐,多汗、心慌、四肢发冷,血压下降,或神志昏迷,仆倒在地,唇甲青紫,二便失禁。对于晕针应着重预防。如初次接受浮针疗法的治疗或精神紧张,身体虚弱者,应做好解释工作,消除对针刺的顾虑,同时选择适合的体位,手法要轻。若饥饿、疲劳时,应令进食、休息、饮水后再予针刺。医生在针刺治疗过程中,要精神专一,随时注意观察患者的神色,询问患者的感觉,一旦有不适等晕针先兆,可及早采取处理措施,防患于未然。

晕针的处理方法:立即停止针刺,将针全部起出。使患者平卧,注意保暖,轻者仰卧片刻,给饮温开水或糖水后,即可恢复正常。重者在上述处理的基础上,可刺水沟、素髎、内关、足三里,灸百会、关元、气海等穴,即可恢复。若仍不省人事,呼吸细微,血压下降,可考虑配合其他治疗或采用急救措施。

符仲华简介

符仲华(1965～),江苏丹阳人,南京中医药大学针灸学本科、硕士,南京大学疼痛生理学博士,原南京军区总医院博士后,世界中医药学会联合会浮针专业委员会会长,南京中医药大学浮针医学研究所所长,浮针博物馆首任馆长,被誉为"浮针之父"。

1996 年,符仲华开始试着在一些简单病痛上试验。通过反复摸索、反复试验,发明了专用针具——"一次性使用浮针"。1999 年,浮针疗法列为全军医学继续教育一类项目;2001 年,荣获全军医疗成果奖二等奖;2002 年,浮针疗法获得国家发明专利(专利号:ZL97114318.8);2012 年,南京中医药大学专门成立浮针研究所,符仲华出任研究所主任。近年来,符仲华被聘为南京中医药大学客座教授、北京中医药大学中医临床特聘专家、广州中医药大学客座教授等。

符仲华一直都在对浮针疗法进行钻研探索,不断完善,不断创新,将浮针从当初一种单纯的针刺疗法,发展成为浮针医学。浮针不仅能有效治疗痛症,在一些内科疾病和妇科杂病上也有着满意的疗效。

参 考 文 献

符仲华.浮针疗法[M].北京:人民军医出版社,2003.

符仲华.浮针疗法治疗疼痛手册[M].北京:人民卫生出版社,2011.

符仲华.浮针医学纲要[M].北京:人民卫生出版社,2016.

李桂凤,胡正喜,赵鹏,等.浮针医学临床精粹[M].江苏:江苏凤凰科学技术出版社,2018.

世界中医药学会联合会.浮针疗法技术操作规范[M].北京:中国医药科技出版社,2019.

王淑娟,苏妆.针刺扳机点治疗常见疼痛类疾患[J].上海针灸杂志,2009,28(9):548-549.

杨江霞,符仲华.浅析浮针的理论与临床研究[J].西部中医药,2015,28(6):156-158.

张亚平.浮针——一种全新的针刺镇痛疗法[J].针灸临床杂志,1998,14(12):36.

Chu J, Schwartz I. The muscle twitch in myafasnial pain relief: effents of acupuncture and Other needling methods [J]. Electromyogr Clin Neurophysiol, 2002, 42(5): 307-311.

Ge HY, Fernández LP, Yue SW. Myofascial trigger points: spontaneous electrical activity and its consequences for pain induction and propagation [J]. Chin Med, 2011, 25(6): 13.

Simons DG, Travelt JG, Simons LS. Myofasnial pain and dysfunntion: the trigger point manual (Upper half of body)[J]. 2nd ed. Baltimore: Williams &

Wikins，1999：211－235.

Travell J，Simons D. Myofascial pain and dysfunction：the trigger point manual[M]. Baltimore：Williams & Wikins，1983：50－230.

Vecnhict L，Vecnhict J，Giamberardino MA. Referred muscle pain：clinical and pathophysiologic aspects[J]. Curr Rev Pain，1999，48(19)：223－236.

（黄盛滔　张婉瑜）

第四章 毫火针疗法

第一节 概　　述

一、概念

毫火针刺法是将特制的金属针烧红,迅速刺入一定腧穴或部位,达到防病治病目的的一种治疗方法,源于"燔针""焠刺"。

毫火针是在火针基础上进行了改良,保留了火针的特点,能直接刺激病灶及反射点,迅速消除或改善局部组织病理变化、加快循环和代谢,促进局部修复,还具有针体细、易操作、疼痛少、无交叉感染危险等优势。

二、渊源

毫火针疗法来源于传统的火针疗法,而火针是将用火烧红的针尖迅速刺入穴内,以治疗疾病的一种方法。早在《灵枢·官针》中就记载:"焠刺者,刺燔针则取痹也。"《伤寒论》中称火针为"烧针""温针",《千金翼方·处疗痈疽》有"针惟令极热"的论述,《针灸大成》总结了明以前用火针治疗的经验,认为本法具有温经散寒,通经活络作用,因此在临床可用于对虚寒痛肿等症。

毫火针发明人刘恩明教授于 20 世纪 60 年代开始接触火针,熟读《针灸大成》后,对火针更是深感兴趣,潜心钻研,并付诸临床。2005 年 12 月,在世界针灸学会联合会主办的 2005(中国)针灸新技术新趋势发展研讨会形成报告,发表了论文《略论毫火针》,并将针灸创新疗法"无痛针灸——毫火针"作了演示。

三、作用机理

1. 调和阴阳

在正常情况下,人体中阴阳处于相对平衡状态,保持人体中各组织、器官、脏腑的正常生理功能。若人体的阴阳失去平衡，发生偏盛或偏衰，就会发生疾病。如《素问·生气通天论》中记载："阴平阳秘，精神乃治，阴阳离决，精气乃绝。"阴阳失调是疾病发生发展之根本，因此调节阴阳则为治疗之根本。《灵枢·根结》曰："用针之要，在于知调阴与阳，调阴与阳，精气乃光，合形与气，使神内藏。"针灸治病的关键在于调节使机体阴阳调和，保持精气充沛，形气相合，神气内存。

毫火针疗法灼刺局部穴位后，一是将火热之力通过经络，直接导入人体，激发经气，鼓舞气血运行，使失调的阴阳向着协调的方面转化，恢复阴阳的相对平衡；二是刺激局部的穴位，激发穴位的功能，调其气血，发挥经络的传导与调整作用，给机体、脏腑以整体性影响，使阴阳归于平衡，脏腑趋于调和。毫火针疗法调和阴阳的作用，基本上是通过经络、腧穴配伍和借助火力祛除病理因素、扶助机体正气来实现的。

2. 扶正祛邪

疾病的发生，关系到人体正气和邪气两个方面。所谓正气，是指人体的机能活动和其抗病能力。所谓邪气，是与正气相对而言，泛指对人体有害的各种致病因素，包括外感六淫、内伤七情及病理产物如痰饮、瘀血、结石等。任何疾病的发生，都是在一定条件下正邪相争的具体反应。正邪双方在斗争中有消长的变化。正气增长则邪气消退，病转恢复；若邪气增长则正气衰退，病转恶化。

治疗疾病需扶助正气，祛除邪气，改变正邪双方的力量对比，使之有利于向痊愈方面转化。所以，扶正祛邪是临床治疗的重要法则；而补虚泻实，是扶正祛邪这法则的具体应用。在邪正双方斗争中，两者盛衰的程度不同，其病证也不相同。治疗时实证应予以泻法，虚证应予以补法。

毫火针疗法没有明显的补泻手法，又如何体现扶正祛邪，补虚泻实？毫火针能扶正，一是假借火力灼刺腧穴，鼓舞气血运行，经络气血旺盛，通畅无阻，使正气得复；二是毫火针温热助阳，人体阳气充盈，则温煦有常，脏腑功能得以正常运转，故毫火针可以扶助正气，治疗阳虚所致的虚寒证；三是某一脏腑虚弱时，取其本经之原穴及背部五脏俞穴，用毫火针点刺，调节穴位的功能以补之；四是根据阴阳五行生克理论，虚则补其母，如木生火，肝属木，心属火，心脏虚时取肝经之属木穴（大敦）毫火针点刺补其母经母穴，也可取心经中属木的母穴（少冲）毫火针点刺，激发经穴的功能以补之，或者两者皆用。

3. 温通经络

经络气血失调是疾病产生的重要病理变化。经络是五脏六腑与体表肌肤、四肢、五官和七窍相互联系的通道,具有运行气血,沟通机体表里上下和调节脏腑组织功能活动的作用。在正常情况下,经络"内溉脏腑,外濡腠理",维持着人体正常的生理功能,使人体成为一个完整的有机体。《灵枢·经脉》云:"经脉者,所以能决生死,处百病,调虚实,不可不通。"所以一旦经络气血功能失调,致使经络气血偏盛偏衰,经络气血逆乱,经络气血阻滞等,扰乱了人体的正常生理功能,就会引起诸多病变。如经脉阻滞不通,"不通则痛"。经脉阻滞,气血运行受阻,机体组织失养,出现皮肤干燥、麻木、瘙痒、痉挛等。

毫火针疗法灼刺局部穴位后,借火热之力温煦机体,鼓舞气血运行,筋肉肌肤得养,则能止痛解痉、除麻止痒。毫火针疗法可激发经气,调节经络气血偏衰,借火力强开其门,使壅结的实邪直接外泄,得以纠正经络气血的偏盛;并可温通经脉,助血气运行,得以疏通经络中阻滞之气血,舒畅经络中逆乱之气血。

4. 开门祛邪

《医学正传》记载:"实者,邪气实也。或外闭于经络,或内结于脏腑,或气壅而不行,或血留而凝滞。"侵入人体的六淫等外邪,或由气化障碍产生的痰饮水湿、血运障碍产生的瘀血等病理产物,均为邪气。

毫火针借助火力,灼烙腧穴,出针后其针孔不会很快闭合,痈脓、瘀血、痰浊、水湿等有形之邪均可从针孔直接排出体外,打破疾病的恶性循环,使许多顽疾危证得以缓解或治愈。正如《针灸聚英》所说:"若风、寒、湿三者在于经络不出者,宜用火针,以外发其邪。"

5. 以热引热

导致热证的原因,一为邪热侵扰,二为机体阳盛则热,三为机体素有阴虚而生内热。火针以热引热的功效,有"若失时不消成脓者,用火针、膏、散"(《小品方》),"针惟令极热"(《千金翼方·处疗痈疽》),"肿内热气,被火夺之,随火而出"(《圣济总录》),"破痈坚积结瘤等,皆以火针猛热可用"(《针灸聚英》)等相关记载。

使用毫火针,借火力强开其门,使壅结的火毒之邪直接外泻;同时可温通经脉,助血运行,血气行,则火毒随之消散,可治疗局部因血气壅滞,火郁而毒生,出现红、肿、热、痛等多种病症。

6. 温灸效应

毫火针点刺腧穴后火热之力直接导入人体,温脏腑阳气,此时患者可能会感受到轻微的灼热感、酸痛感等"得气"的感觉,时间可维持十几分钟至数十小时不等,有时甚至可产生循经感传现象。针眼处结痂相当于长效灸感,即烧伤效应,这是毫火针点刺局部组织后,由于局部组织的良性烧伤,从而诱发、激发全身多系统,尤其是免疫、神经、内分泌系统的整体调整,作用时间长达 1 周左右,这就极大地延长了治疗时间,起到防病治病的作用。

四、特点

1. 取穴特点

毫火针的取穴原则与毫针选穴基本相同,皆采用辨证取穴、辨病取穴、阿是穴与局部取穴相结合的方法。但毫火针疗法刺激性较大,而且会造成一定的皮损,所以选穴数量上宜少,并且是多以局部穴位为主。治疗软组织伤及各种疼痛疾病,以阿是穴及阳性反应点为治疗点。

2. 针刺特点

(1)针具改良

毫火针的优势:毫火针源自传统火针,但传统火针针体粗大,烧针时间长,热量高,针刺时疼痛感过于剧烈,容易损伤血管引起出血,针后局部容易感染,降低了其在广大患者中的接受度,限制了火针的临床广泛应用。毫火针,则是在传统火针基础上改良,保留了传统火针的作用,拓展了传统火针的临床适应证。

此外,因毫火针其细、短的针身(对于传统火针粗大的针身而言),针刺的深浅更好把握,使得施术者在运用毫火针针刺时能够更精准地刺中病变部位,使毫火针针刺治疗更具针对性。

(2)操作简便

对于施术者而言,和传统火针相比,毫火针的操作方便。不同于传统火针的钨合金材质,毫火针由优质不锈钢材质制成,使得其在针刺前的烧针上花费的时间较传统火针耗时短。毫火针的针刺手法较传统火针更简易灵活,在临床实践中,既可进行传统火针的速刺法,又可进行特有的钝刺法和留刺法;毫火针留针法既可达到毫针的刺激作用,又可延长火针良性刺激效应。

(3)安全性高

对于医疗安全性而言,毫火针的使用为一次性,避免了传统火针重复多次使用的情况,进而降低了交叉感染的概率。由于毫火针为一次性使用器具,则不会出现传统火针因反复使用耗损针具的锋利性,避免了针刺疼痛感的加重。并且毫火针针体较细,和传统火针相比,遗留的针孔相对减小,对皮肤损伤也没有传统火针严重,进而很大程度上减少传统火针针刺后感染的危险性。对于患者接受程度而言,因为毫火针的针刺痛感较传统火针减轻,且安全系数较传统火针高,所以在临床中更容易被患者所接受。

因此,毫火针兼有毫针与火针的双重功能,其避毫针与火针两者之短(毫针细则气弱,火针粗则痛甚),取其两者之长(毫针纤细痛微,火针挟火气盛),具有散寒除湿、温经止痛、祛瘀散结、扶正温阳等功能。

第二节 操 作 方 法

一、器具

毫火针(常用两个规格:针体直径 0.3 mm 和 0.35 mm)、止血钳、镊子、纱布或干棉球、安尔碘、75%酒精、95%酒精、止血贴胶布、无菌手套。

二、操作步骤

1. 术前准备

(1)体位的选择

毫火针治病,以灼刺或点刺为主,一般不留针,最多在病变进针处停几秒钟,施术时间不长,所以体位的选择以患者舒适自然、施术部位充分暴露、施术者方便操作即可,多以卧位或坐位为主。

为了施术时的安全,叮嘱患者尤其是初次治疗的患者,如觉恐惧、疼痛或其他不适,可叫喊、握紧拳头,绝对不能躲避,以免术者将火针不小心刺到别处,造成正常部位的损伤。对于小儿或行动不便者,需家属在旁协助医生,安慰患儿,在施术过程中固定患儿体位,如患儿哭闹挣扎,确实不能配合,则放弃治疗。

(2)定位

毫火针进针迅速,在施术前,要确定进针的部位。毫火针进针点包括穴位、痛点、病变部位、阳性反应点等,进针前可用拇指指甲掐出"十"字,辅助定位。

（3）施术环境

毫火针疗法要点在烧针环节,必须保证火焰的稳定。在避风处,空气流动小的环境施术最好。环境宜明亮、安静、舒适。

（4）消毒

治疗前必须严格消毒,包括针具消毒,医者手消毒,施术部位的消毒。

1）针具消毒:毫火针使用的针具是一次性无菌用针,厂家已经用环氧已烷等灭菌方法消毒,真空包装,打开包装且未用完的针 4 小时后丢弃不用。辅助的止血钳要求高温灭菌消毒,打开后每 4 小时更换。棉签、棉球均需无菌消毒。

2）医者手消毒:每治疗一个患者前,施术者的双手应先用医用洗手液清洗干净,并用 75％酒精棉球消毒。

3）施术部位消毒:在选定的腧穴皮肤表面,用 75％酒精棉签（棉球）或0.5％～1％碘伏棉签常规消毒。

2. 烧针操作

（1）持针方法

刺手,就是持针的手,多数医者以右手持针。因毫火针针具的针柄较短,烧针时为了避免烫手,刺手握持毫火针针具时,应尽量靠近针柄尾端。持针方式常用有三种:① 以拇、食、中指持针柄,如握笔式;② 以拇、食两指捏紧握持针柄;③ 以拇、中两指捏紧握持针柄。进针时运用臂力带动腕力、传达到指力,使针尖快速点刺、灼刺穴位。

辅手,就是辅助的手,配合毫火针烧针的手。辅手握持止血钳夹酒精棉球烧针,约距皮肤 10 cm,使烧红的针体靠近施术部位,以提高治疗效果。

（2）烧针与进针

火针操作的关键技术点在烧针,正如《针灸聚英》所言:"焠针者,其灯火烧针,烧令通红,用方有功。若不红者,反损于人,不能去病。""针冷治病无功,亦不入内也。"

烧针的具体操作:75％酒精棉球常规皮肤消毒后,左手持止血钳夹 95％酒精棉球（捏干,防酒精溢出）并点燃,靠近要刺之部位,距针刺部位约 10 cm,右手拇、食、中指夹持 1 寸毫针（规格为 0.35 mm×25 mm）,以握笔式持针,针尖方向指向火焰,将针尖、针体深入火的外焰烧红或烧至通白后,果断、迅速地

（针体仍红时）刺入腧穴或施针的其他部位，疾入疾出，不得歪斜拖带。在针体仍红时疾刺入皮肤，既减轻疼痛、防止滞针，又提高疗效。为确保疗效，毫火针行针要求每烧一针只能施术一次。

毫火针进针角度以垂直进针为多。进针深度依施术部位不同，病情性质不同及体质差异而定，头面部、手足部宜浅，臀膝部稍深；皮肤病宜浅，关节病稍深；肥胖者稍深，一般进针刺入皮肤 1～6 mm。毫火针针身短，进针较准，确保了疗效。

毫火针疗法有很强的技巧性，操作时要胆大心细，进、出针要果断，使臂、腕、指浑然一体，力量集中在拇、食、中指指端，快进快出，直入直出，不拖泥带水。贺普仁总结的火针进针操作的三字要领"红、准、快"，亦适用于毫火针。"红"是指烧针时针尖针体要烧红、烧透。针身烧通红后假借火力，进针时阻力小，穿透力强，可缩短进针时间，减少患者进针时的痛苦。且借火助阳，温度越高，热量越足，功效越大。"准"是指进针部位及深度把握要准确，定穴准、进针深度把握准是火针疗法取效的关键。"快"是指灼刺进针要快，疾入疾出。毫火针操作改用止血钳夹持酒精棉球辅助烧针，将火源尽量靠近施术部位，针尖针体仍通红时就刺入皮肤，疗效更佳。

（3）留针

毫火针疗法以灼刺、点刺法为主，疾进疾出，一般不留针。临床上根据某些病变的治疗的需要，可停留片刻（3～5 秒）后出针，以杀灭局部病毒、真菌、细菌，或消结散瘀、化痰核、化脓肿；也可留针 5～10 分钟，增强局部的针感，如治疗麻木、瘫痪、积液等症。部分疾病也可根据病情延长留针时间。

3. 术后处理，施术时间及疗程

（1）术后处理

毫火针借火力施术，治疗时会有些痛感，且出针后有轻微烫伤的针孔，一般不用处理。出针后痛甚，应立即用无菌干棉球或干棉签按压针孔，可减轻疼痛，并清除可能的渗出液。出针后局部肿起，应立即用无菌干棉球按压针孔 3～5 分钟。

毫火针施术后的正常反应为针后当天针孔会发红，或针孔有一小红点高出皮肤，部分患者会出现针孔发痒，这些表现是身体对毫火针治疗的一种正常反应。嘱患者不必担心，这是轻度的烧伤效应，数天后可自行消失，无须任何处理。患者针刺后未经术者指导，切勿擅自涂抹药膏或者贴敷膏药。当针孔瘙痒时，可用手拍，切忌搔抓。建议在火针治疗后 8 小时内针孔处不要沾水，保护针孔卫生,以免污水侵入针孔,引发感染。

(2)施术时间

掌握治疗时间也是毫火针疗法取效的重要因素。"凡下火针,须隔一日报之"(《针灸聚英》),意为火针治疗须隔日治疗1次。临床治疗时施术频率、施术时间因病而异,也由针孔恢复情况及患者的体质而定。大多急性病治疗时,前3次每天治疗1次效果好,如带状疱疹。以后则看病情需要,隔日1次治疗,如带状疱疹后遗神经痛;隔周1次治疗,如白癜风等;1月1次治疗,如月经不调、痛经等。

(3)疗程

一般急性病,6次治疗为一疗程,可每日或隔日1次;慢性病,10次治疗为一疗程,可隔日或隔周1次。有些疾病如白癜风,白斑消除后仍需每月治疗1次,继续治疗3~5次,以巩固疗效。

三、注意事项

(1)面部应用毫火针需慎重。《针灸大成·火针》曰:"人身诸处,皆可行火针,惟面上忌之。"火针刺后,可能遗留有小瘢痕,因此除治疗面部小块白癜风、痣、扁平疣、顽固性面瘫外,面部慎用火针。年龄较大者面部可用火针;年轻女性面部绝对禁用火针。

(2)对于血管和主要神经分布部位亦不宜施用毫火针。

(3)在针刺后,局部呈现红晕或红肿未能完全消失时,则应避免洗浴,以防感染。

(4)发热的病症,不宜用火针。

(5)针后局部发痒,不能用手搔抓,以防感染。

(6)针孔处理:如果针刺0.1~0.3寸深,可不作特殊处理。若针刺0.4~0.5寸深,针刺后用消毒纱布贴敷,用胶布固定1~2天,以防感染。

第三节　临 床 应 用

一、适应证与禁忌证

1.适应证

毫火针可用于人体绝大部分穴位(面部穴位需慎重考虑),因此临床上许多疾病会选择使用毫火针进行治疗。目前,毫火针因其兼具"针之法""灸之效"的作用,能够起到强力温补、驱寒除湿、通络止痛及解痉养肌等功效,临床上治疗本虚标实证、痹证、痛症、癥积及偏瘫等病症疗效令患者满意。

2. 禁忌证

严重心脏病、糖尿病、肾功能不全、高热、结核活动期禁用;孕妇腹部、腰骶部及三阴交、合谷等穴禁用毫火针;有瘢痕体质的患者慎用;有出血倾向及过敏史的患者皆慎用。

二、临床处方原则

毫火针的选穴与火针选穴的基本原则相同,以"以痛为腧"的局部取穴法为主。之外,还根据病症的不同而辨证取穴。即除局部选择阿是穴外,再循经选穴,以提高疗效。选穴数量应根据病情而定,一般宜少,实证患者和青壮年患者取穴数量可略多。主穴要针对病因和病位,配穴则针对兼证,以四肢部腧穴作为配穴。

选穴时尽量选肌肉丰厚处,皮薄肉少处穴位少用。内脏疾病多在背俞穴、募穴、特定穴中选择。

三、常见疾病治疗

1. 痿证(重症肌无力)

【处方】主穴:百会、中脘、气海、关元、阳陵泉、足三里、三阴交。配穴:眼肌型加太阳、阳白、攒竹、丝竹空、合谷;躯体型加肩髃、曲池、手三里、环跳、阴陵泉、太冲。

【刺法】先用毫火针点刺。将1寸毫火针烧红,点刺主穴,快进快出,进针深度2~3 mm。然后视受累肌群加减配穴,每日1次,3次后每周2次,10次为一疗程。可在太阳、手三里、肩髃、足三里、阳陵泉、三阴交等穴处再行温针灸治疗,每周3次,15次为一疗程。

【按语】临床上眼肌型重症肌无力急性期患者,如能及时使用毫火针加温针灸治疗,大多几次治疗即可明显收效。

2. 感冒

【处方】主穴:大椎、风池、太阳、合谷、列缺。配穴:风寒感冒加风门、肺俞;风热感冒加尺泽、曲池;暑湿感冒加阳陵泉、中脘;体虚感冒加足三里、气海。

【刺法】患者取俯卧位,充分暴露施术部位,常规消毒皮肤,将 1 寸毫针烧红,迅速将针刺入大椎穴,随后立即拔出,疾入疾出,点刺 1～2 次,进针深度 2 mm。然后在大椎穴处投罐,留罐 10 分钟。余腧穴常规针刺即可。每日 1 次,3 次为一疗程。

【按语】感冒的治疗以解除鼻塞、流涕、咽痛、头痛等症状为主,进而缩短病程,恢复机体的免疫力,减少感冒的发作频率。

3. 咳嗽

【处方】主穴:列缺、合谷、肺俞、天突、中府。配穴:外感风寒证加风池、风门;外感风热证加大椎、曲池;痰湿蕴肺证加阴陵泉、丰隆;肝火犯肺证加行间、太冲、鱼际;肺阴亏虚证加太溪、鱼际。

【刺法】患者仰卧位,充分暴露施术部位,常规消毒皮肤,将 1 寸毫针烧红,迅速将针刺入天突穴,随后立即拔出,疾入疾出,点刺 1～2 次,进针深度 2 mm。患者再取俯卧位,在肺俞穴处用毫火针点刺 1～2 次。余腧穴常规针刺即可。急性咳嗽每日 1 次,3 次为一疗程;慢性咳嗽每周 3 次,10 次为一疗程。

【按语】毫火针为主治疗急性咳嗽收效快,治疗慢性咳嗽收效较慢。

4. 胃痛

【处方】主穴:中脘、上脘、下脘、气海、天枢、足三里、内关。配穴:寒邪犯胃加胃俞;肝气犯胃加大冲;气滞血瘀加膻中、膈俞;脾胃虚寒加脾俞;胃阴不足加胃俞、三阴交。

【刺法】患者取仰卧位,常规消毒皮肤,将 1 寸毫针烧红,快进快出,点刺中脘、上脘、下脘,每穴点刺 1～2 次,进针深度 3 mm。毫火针点刺后配合体针治疗,不同证型选取配穴,平补平泻手法,留针 20 分钟,并酌情配合温针灸治疗。开始每天治疗 1 次,3 天后隔天治疗 1 次,6 次为一疗程。

【按语】对治疗急性胃脘痛(胃痉挛、胃肠神经官能症)收效快,往往点刺后立即见效。

5. 腹痛

【处方】主穴:天枢、中脘、大横、气海、足三里、阴陵泉、太冲。配穴:寒邪内阻配神阙;饮食积滞配下脘、梁门;肝郁气滞配期门、太冲;中虚脏寒配脾俞、神阙;瘀血内停配阿是穴、膈俞。脐周疼痛配上巨虚;脐下疼痛配下巨虚;少腹疼痛配曲泉。

【刺法】患者取仰卧位,常规消毒皮肤,将 1 支 1 寸毫针烧红,快进快出,点刺天枢、中脘、大横、气海,每穴点刺 1～2 次,进针深度 3 mm。毫火针点刺后配合体针治疗,平补平泻手法,留针 20 分钟,并酌情配合温针灸治疗。开始每天治疗 1 次,3 天后隔天治疗 1 次,6 次为一疗程。

【按语】毫火针为主治疗腹痛收效快,对功能性腹痛、肠痉挛等 1～2 次治疗即缓解。

6. 泄泻

【处方】急性时,主穴:天枢、大横、气海、上巨虚、阴陵泉。配穴:寒湿加神阙;湿热加丰隆;食滞加中脘。慢性时,主穴:神阙、天枢、足三里、公孙。配穴:脾虚加脾俞、太白;肾虚加肾俞、命门。

【刺法】患者取仰卧位,常规消毒皮肤,将 1 寸毫针烧红,快进快出,急性泄泻点刺天枢、大横、气海、上巨虚、阴陵泉,慢性泄泻点刺天枢、足三里、公孙,每穴点刺 1～2 次,进针深度 3 mm。毫火针点刺后配合体针治疗,平补平泻手法,留针 20 分钟,同时配合艾灸盒温灸神阙穴。急性腹泻每天 1 次,3 天为一疗程;慢性腹泻每周 3 次,10 次为一疗程。

【按语】急性发病毫火针治疗收效快,如果是因急性肠炎、胃肠功能紊乱、过敏性肠炎急性发作,往往需 1～2 次治疗就收效;慢性泄泻应用毫火针也能起到较好的效果。

7. 带状疱疹

【处方】主穴:皮损局部、曲池、支沟、阴陵泉、太冲。配穴:肝经郁热配行间、大敦;脾经湿热配隐白、内庭;瘀血阻络配血海、三阴交。

【刺法】患者取合适的体位,常规消毒皮肤,将 1 寸毫针烧红,快速点刺疱疹局部、围刺、散刺,并在疱疹有蛇头(阴侧)、蛇尾(阳侧)及中间各品字型点刺 3 针,进针深度约 2 mm。并在皮损局部拔罐,留罐 3～5 分钟。余穴点刺快进快出。每日 1 次,6 次为一疗程。疱疹后神经痛加温和灸治疗(胁肋处的疱疹,一般称在前胸侧的一头为蛇头,在后背侧的一头为蛇尾)。

【按语】带状疱疹急性期毫火针加拔罐放血治疗,疗效显著,镇痛、消疹立竿见影,大多数患者 3～6 次治疗即可基本痊愈,明显缩短病程,减少带状疱疹后遗神经痛发生率。带状疱疹后遗神经痛毫火针为主治疗收效也很好。

西医治疗中,常用的治疗方案包括抗病毒药、止痛药、神经营养药。若急性期首诊即采取毫火针疗法,一般情况下不另开抗病毒药;若已服用抗病毒药等,也可不停药,不影响毫火针治疗。患者应注意休息,多饮水,食用富含维生素 B$_{12}$ 的食物。

8. 毛囊炎

【处方】主穴：阿是穴（局部毛囊患处）、大椎。

【刺法】常规皮肤消毒，将 1 寸毫针烧红，轻浅点刺，疾入疾出，每患处点刺 1～2 次，出针后如有脓液溢出或出血或组织液流出，用消毒干棉球擦拭干净即可。然后在大椎穴点刺 1～2 次，并拔罐，留罐 10 分钟。1 周后如果没痊愈，再治疗 1 次。治疗当日避免沾水，防止感染。

【按语】大多数患者 1～2 次治疗后毛囊炎消除。

9. 脂肪瘤

【处方】主穴：阿是穴（局部包块）。

【刺法】患者取合适体位，充分暴露病变部位，常规消毒皮肤，将 1 寸毫针烧红，快进快出，阿是穴点刺，可多次点刺治疗，进针深度 3～5 mm。后再予以拔罐治疗，留罐 10 分钟。每周 1 次，3 次为一疗程。

【按语】体积小而表浅的脂肪瘤一般治疗 1～3 次瘤体消除。

10. 月经不调

【处方】主穴：三阴交、归来、关元。配穴：虚寒加命门、神阙；血热加地机、行间；气郁加期门、太冲；肾虚加太溪、肾俞；血虚加脾俞、血海；气虚加脾俞、足三里。

【刺法】患者仰卧位，常规消毒皮肤，将 1 寸毫火针针尖烧至通红后迅速点刺三阴交、归来、关元，每穴点刺 2 次，进针深度约 3 mm。一般经期干净后 2 周开始治疗，1 周 3 次，来经后停止治疗。其他配穴均以毫针施术，平补平泻手法，得气后留针 20 分钟，神阙穴灸盒灸。

11. 痛经

【处方】主穴：中极、次髎。配穴：气血瘀滞配气海、地机、血海；寒湿凝滞配三阴交、地机、命门、十七椎，可加灸；肝郁湿热配太冲、阴陵泉、足临泣；气血亏虚配肾俞、足三里，加灸中脘；肝肾亏虚配肝俞、肾俞、太溪、照海。

【刺法】患者先取俯卧位，局部消毒后，将 1 寸毫火针针尖针体烧红至通红后迅速点刺次髎 2 次，进针深度为 3 mm，不留针。然后再令患者取仰卧位，局部消毒后，用毫火针点刺中极穴，点刺 2 次，进针深度为 3 mm；其他配穴均以毫针施术，足三里、太溪用提插捻转补法，阴陵泉、三阴交、太冲、地机、血海、照海、足临泣用泻法，得气后留针 20 分钟。月经前 3～5 天开始治疗，每日 1 次，

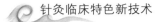
连续治疗至该次经期痛经完全消失为止,每月为一个治疗周期,共治疗 3 个周期。

12. 瘰疬

【处方】 主穴:阿是穴。

【刺法】 患者取适当体位,行常规皮肤消毒,将 1 寸毫针烧红,快进快出,点刺阿是穴(淋巴结结核处),进针深度 2～3 mm,每周 3 次,6 次为一疗程。

【预后判断】 毫火针消瘀散结化痰力强,治疗本病,病程短者,2～3 次治疗肿块消。

13. 痄腮

【处方】 主穴:阿是穴(局部红肿区域)。

【刺法】 患者仰卧位,常规消毒皮肤,将毫火针针尖针体烧至通红后迅速点刺阿是穴(局部红肿区域),密刺法,进针深度约 2 mm。如有出血,用消毒干棉球擦干即可。每日 1 次,3 次为一疗程。可以配合拔罐放血治疗。

【预后判断】 痄腮的毫火针治疗,大多数患者治疗 2～3 次即可基本痊愈。

14. 冻疮

【处方】 阿是穴(冻疮局部,可多个)。

【刺法】 患者仰卧位,常规消毒皮肤,将毫火针针尖针体烧至通红后迅速点刺阿是穴(局部冻疮区域),扬刺法,进针深度约 2 mm。如有出血,用消毒干棉球擦干即可。如冻伤后局部坏死,疮面溃烂流脓,可留针 3～5 秒。每日 1 次,6 次为一疗程。可配合局部温和灸治疗。

【预后判断】 毫火针为主治疗冻疮疗效好,往往只需几次治疗疮消。

刘恩明简介

刘恩明(1944～),广东东莞人,毕业于佳木斯医学院,任中国中医特色疗法研究院(香港)院长、首席研究员,兼任世界中医药学会联合会外治操作安全研究专业委员会理事,中华中医药学会国际中医微创联盟常务理事,国家中医药管理局中医医疗技术协作组毫火针技术组组长,台湾临床医学会永久学术顾问,中国针灸推拿协会毫火针专题主讲教授。

刘恩明师从父亲刘志清学习火针疗法,深入钻研、反复实践,创立了毫火针疗法,并致力于临床推广、教学培训。1999 年在全国腧穴耳穴学术大会上作了"火针在耳穴上的应用"的报告。2005年在世界针联针灸新技术新趋势发展研讨会暨针灸特色疗法研修会上发表论文《略论毫火针》,将针灸创新疗法"无痛针灸毫火针"进行演示。同年在《中国针灸》杂志发表《无痛针灸——毫火针》。2011年发表专著《刘氏毫火针特色治疗》。数十年来,刘恩明在全国各地行医授徒,组织开展了近百期毫火针疗法的培训班,累计参与近万人次,学员数千人。2020年被认定为东莞市第五批市级非物质文化遗产项目代表性传承人。

参 考 文 献

黄石玺.实用毫火针疗法[M].北京:中国中医药出版社,2020.

林裕杰.毫火针针刺结筋病灶点治疗肩周炎疗效观察[D].广州:广州中医药大学,2016.

刘恩明.刘氏毫火针特色治疗[M].北京:人民军医出版社,2011.

刘恩明,周凌云.无痛针灸——毫火针[J].中国针灸,2006,26(S1):87-89.

潘杰灵,万红棉.毫火针留针法临床研究进展[J].辽宁中医药大学学报,2021,23(5):189-192.

司徒万德.毫火针配合康复训练治疗肱骨外上髁炎的临床观察[D].广州:南方医科大学,2014.

苏用忠.毫火针结合关节松动训练治疗肱骨外上髁炎的临床研究[D].广州:广州中医药大学,2019.

姚卫锋,李士颖.中医毫火针疗法的研究进展[J].中国中西医结合皮肤性病学杂志,2016,15(4):258-260.

（刘钊星　钟正）

第五章　颊　针　疗　法

第一节　概　　述

一、概念

颊针是由王永洲创立的一种新型微针疗法,主要通过针刺面颊部 16 个特定穴位治疗全身疾病。颊针以全息理论、大三焦理论、心身理论为指导,融合了中医气街、经络理论,具有取穴方便、针刺无痛、安全性高、适用面广等特点。

二、发展概况

1991 年,王永洲在治疗一位牙痛患者时,偶然发现针刺颊车穴时患者的腿痛症状也明显改善。受此启发,王永洲开始探索颊针穴位。

1992～1999 年,王永洲完成了颊针第一阶段的穴位厘定,颊针雏形初步形成。

2000 年,《颊针在疼痛临床中的应用》一文发表,标志着颊针正式问世。

2017 年,《颊针疗法》专著出版;同年 12 月,王永洲获聘北京中医药大学特聘临床专家,颊针疗法迅速推广,相关体系也进一步系统化、规范化。

三、作用原理

1. 气街理论

颊针为什么选择面颊部来作为施治部位? 局部针刺为什么可以治疗全身疾病? 这要从气街的理论讲起。

《灵枢·卫气》指出"胸气有街,腹气有街,头气有街,胫气有街",说明了头、胸、腹、胫 4 个部位分别为经脉之气聚集循行的重要部位,气街具有上下分部、前后相连、贯通经络、紧邻脏腑的特点。《灵枢·动输》指出:"四街者,气之径路也"。气街是经气聚集运行的共同通路,气街如同经络系统的强化循环系统,整合诸经加强人体经气的运行。

《灵枢·卫气》进一步解释:"故气在头者,止之于脑。"头为精明之府,脑为髓海,头气有街则是头面部经气与脑之间相互联系的通道。气街理论从经气运行的规律,为临床配穴分部治疗提供了理论依据。经脉气血流经头部的,汇聚至于脑,这样就把脑髓与经络系统的气血密切联系起来。《灵枢·邪气脏腑病形》认为:"十二经脉,三百六十五络,其血气皆上于面而走空窍"。这也是颊针能够起到全身治疗作用的重要理论依据之一。

头部气街的调节作用已经显示出了强大的功能,至今已经在头部发现至少5种以上的微针系统,如方氏、汤氏、焦氏、林氏、朱氏头针。全身经络都缩影到面部、五官区域,同样也派生出许多微针系统,如耳针、眼针、舌针等。

2. 全息理论

颊针疗法通过刺激面颊局部,产生局部和全身的治疗作用。基于生物全息理论,王永洲认为面颊部存在一个全息系统。针刺面颊部穴位,对全身有着一定调节作用。经过不断研究,逐渐发现面颊部存在着一个涵盖人类个体的全息单元,整个人体在面颊部浓缩成一个微小的投影,人体各部位之间相互延伸、连接,构成了完整的人体全息图。

颊针疗法认为:人体全息相的"头",位于眼眶外侧颧弓上方,"颈""背""腰""骶",沿着耳前向下颌角方向伸展;与脏腑对应的"上焦""中焦""下焦",则沿着颊针的脊柱相关部位,向内展开;与人体上肢对应的"肩""肘""腕""手",则从颧弓切迹向颧骨、上唇伸展;与人体下肢对应的"髋""膝""踝""足",则从下颌角向下颏展开。在此基础上,根据全息影像对应取穴治疗,能够有效改变相应的病理状态。

3. 大三焦理论

颊针疗法以三焦为入手点调节脏腑及全身。三焦,一个特殊的腑,通过元气的运行整合了五脏六腑的功能。《中藏经》概括:"三焦者,人之三元之气也,号曰中清之府,总领五脏六腑、营卫、经络、内外、左右、上下之气也。三焦通,则内外左右上下皆通也,其于周身灌体,和内调外,营左养右,导上宣下,莫大于此也。"颊针研究过程中,脏腑对应点的确立是最困难的,临床上王永洲做了许多重复性实验,结果皆是不尽如人意,后受中医的三焦理论启发,中医五脏的研究不该以西医解剖理论研究,而应秉承整体观念,五脏一气,三焦合一。

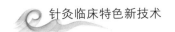

《难经》曰："三焦者，原气之别使也，主通行三气，经历五脏六腑。"王永洲把这个整体意义和格局的三焦称为大三焦，并基于此创立了大三焦理论。

颊针疗法认为，人体的"上焦"对应在头部下颌骨冠突后方与颧弓下缘交叉处，主治头面心肺的疾病；"下焦"对应在头部下颌内角前缘处，主治下腹泌尿生殖系统的疾病；"中焦"则在"上焦"与"中焦"的中点处，主治肝胆脾胃病。大三焦理论能从另一个侧面反映中医学的整体观，它是对藏象理论及气血津液理论的互补和完善，使人体在结构上更加趋向完整性，功能上实现整合。

4. 心身理论

颊针疗法通过调节各种心理因素导致的持续性应激反应，从而达到心身同治的效果。

颊针疗法充分贯彻了中医"形神合一"的理念。《素问·阴阳应象大论》认为："人有五脏化五气，以生喜怒悲忧恐。"《素问·举痛论》提及："怒则气上，喜则气缓，悲则气消，恐则气下""惊则气乱""思则气结"，这为颊针疗法的产生与完善提供了理论基础。中医的五脏系统又称为"五神藏"，它以气为自然纽带，连接并统一人的形和神之间的关系。颊针便是通过调畅气机，对人的躯体和精神进行同步干预的。

王永洲通过腹诊对人体气机进行诊查，腹诊不仅仅能诊断腹部疾病，更可以针对全身的状况做出诊断。《医断》强调："腹者，有生之本，百病根于此。"《通俗伤寒论》也指出："胸腹为五脏六腑之宫城"。感受调节腹部气机的变化，有助于诊断治疗心身疾病。

心身疾病的根源最后都要落实到脏腑，左颊心、脾、肝，右颊肺、胃、肾，各自分工，五脏整合为上、中、下三焦。颊针对三焦穴的应用，采取一体化治疗，三焦气机得以通畅，则患者不仅躯体症状可以得到缓解，精神情绪也可以得到改善。

四、特色

颊针疗法是通过针刺面颊部特定穴位来治疗全身疾病，以气街理论、全息理论、大三焦理论、心身理论为理论核心形成的一个微针系统。临床具有"取穴方便，针刺无痛，治疗广泛"等特点，临床起效快，可重复性强。

1. 理论特点

颊针疗法的理论基础以气街、全息、大三焦、心身理论为主。气街理论认为头气有街,头部气街,是头面部经气与脑之间相互联系的通道;全息理论认为,通过刺激面颊局部,可产生影响全身的治疗作用;大三焦理论以三焦为抓手调节脏腑及全身;心身理论则支持通过调节各种心理因素导致的持续性应激反应,从而达到心身同治的效果。

2. 取穴方便

颊针穴位与病变部位呈靶点对应关系,病灶的大小及牵涉部位,作为颊针治疗取穴的依据。通过明确诊断病灶、了解病因病理和损伤机制,可快速选取全息影像对应的颊针穴位。因此,颊针在临床应用中具有取穴方便的特点。

3. 针刺无痛

“无痛”刺激是颊针疗法的特点之一,可一定程度上满足患者舒适化、无痛化的需求。颊针穴位强调无痛进针,选择颊针专用细针快速进针、飞针、套管进针等等,可很大程度减少进针疼痛;进针后无痛行针,颊针穴位的刺激不追求酸、麻、胀、痛等可以被感知的“显性针感”,而是以“隐性针感”为主,即以患者能接受的阈下感知或轻微感觉为主。

4. 治疗广泛

颊针治疗的病种具有广泛性,涵盖全息层面、三焦层面、心身层面三个层面的疾病。全息层面疾病以四肢和脊柱的颈肩腰腿疼痛为主,多为常见病、多发病。三焦层面疾病以脏腑功能紊乱为主,用中医脏腑气化原理治疗和改善内脏病变,常见有胃炎、胃溃疡、胃肠功能紊乱、胸闷、心律不齐、便秘、肥胖等。心身层面疾病以心理性疾病和疑难复杂疾病为主,包括各种应激综合征、抑郁症、焦虑症等。

第二节　穴　　位

一、概述

王永洲经过 20 多年的临床研究,总结出 16 个颊针穴位,均以骨性标志为基础,定位相对标准化。穴位主要分为以下 4 组:① 头与三焦穴;② 脊柱穴位;③ 上肢穴位;④ 下肢穴位。穴位代码:C(cheek,面颊)、A(acupuncture,针刺)、数字(穴位序号)。

二、颊针穴位

1. 头与三焦穴

1) 头穴 CA-1

【定位】颧弓中点上缘向上 1 寸(图 5-1)。

【解剖】浅层有皮肤、浅筋膜、面神经颞支、颞浅动、静脉分支;深层有深筋膜、颞肌、颞窝。

【主治】头痛、头晕、牙疼、耳鸣、失眠、焦虑、抑郁、中风、帕金森综合征、老年痴呆。

2) 上焦 CA-2

【定位】下颌骨冠突后方与颧弓下缘交叉处(图 5-1)。

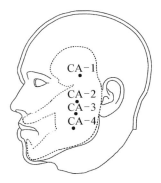

图 5-1 头与三焦穴

【解剖】浅层有皮肤、浅筋膜、面神经颧支、腮腺前缘;深层有颧弓下缘与下颌切迹上缘、上颌动脉后缘、下颌冠状突。

【主治】头痛、颈痛、胸痛、胸闷、乳房胀痛、心悸、心律不齐、哮喘、咳嗽、支气管炎、焦虑、抑郁、眩晕、五官疾病、腹胀腹痛、膈肌痉挛、咽痛、失眠。

3) 中焦 CA-3

【定位】上焦与下焦穴连线中点处(图 5-1)。

【解剖】浅层有皮肤、浅筋膜、面神经颧支与颊支、腮腺;深层有颊脂垫、深筋膜、咬肌、下颌切迹上缘。

【主治】胃痉挛、急慢性胃炎、烧心反酸、呃逆、呕吐、腹胀腹痛、胆囊炎、胃溃疡、十二指肠球部溃疡、背痛、焦虑、忧虑、糖尿病、高血压、肝病、失眠、慢性疲乏、肥胖、脂肪肝。

4) 下焦 CA-4

【定位】下颌内角前缘处(图 5-1)。

【解剖】浅层有皮肤、浅筋膜、面神经颊支;深层有颊脂垫、深筋膜、咬肌、下颌骨支中部、下颌内角。

【主治】腹胀腹痛、结肠炎、痛经、带下、盆腔炎、月经不调、子宫肌瘤、输卵管炎、慢性阑尾炎、膀胱炎、慢性结肠炎、腹泻便秘、腰痛、腹股沟疼痛、水肿、失眠、阳痿早泄、性冷淡、遗尿、遗精、不孕不育、痔疮、痹证、痿证、前列腺炎。

2.脊柱穴位

1) 颈 CA-5

【定位】额弓根上缘处(图 5-2)。

【解剖】浅层有皮肤、浅筋膜、面神经颧支,颞浅动、静脉前缘;深层有深筋膜、颞肌、颞窝、颧弓根。

【主治】颈痛、落枕、颈椎病、咽痛、眩晕、头痛、偏头痛、紧张、斜角肌痉挛、胸廓出口综合征、咽痛、耳鸣。

2) 背 CA-6

【定位】颧弓根下缘颞颌关节下(图 5-2)。

【解剖】浅层有皮肤、浅筋膜、腮腺;深层有深筋膜、下颌后静脉前缘、颞肌、颞窝、颧弓根。

【主治】背痛、背凉、菱形肌劳损、胸闷、气短、心悸、胃病、膈肌痉挛。

3) 腰 CA-7

【定位】背与骶穴连线中点处(图 5-2)。

【解剖】浅层有皮肤、浅筋膜、腺、面神经颊支、颈外静脉;深层有深筋膜、下颌骨体后缘。

【主治】腰痛、腰肌劳损、急性腰扭伤、坐骨神经痛、腰椎间盘突出。

4) 骶 CA-8

【定位】下颌角前上 0.5 寸(图 5-2)。

【解剖】浅层有皮肤、浅筋膜、腮腺、面神经颊支;深层有深筋膜、下颌骨体后缘。

【主治】骶棘肌劳损、妇科腰痛、骶髂韧带损伤、骶棘肌劳损、妇科腰痛、骶髂韧带损伤、遗尿、性功能障碍、前列腺炎。

3.上肢穴位

1) 肩 CA-9

【定位】颞颧缝中点处(图 5-3)。

【解剖】浅层有皮肤、浅筋膜、面神经颧支;深层有深筋膜、咬肌止点、颧弓上缘。

【主治】肩痛、肩周炎、肱二头肌肌腱炎、肩峰

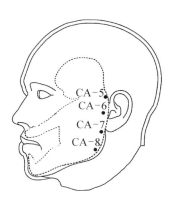

图 5-2　脊柱穴位

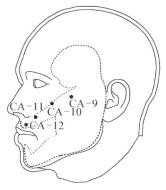

图 5-3　上肢穴位

下滑囊炎、冈上肌肌腱炎、肩袖损伤、胸锁乳突肌痉挛、肩胛提肌损伤。

2）肘 CA-10

【定位】眼外眦与颧骨最下端连线中点（图5-3）。

【解剖】浅层有皮肤、浅筋膜、面神经颧支；深层有颧骨。

【主治】肘痛、网球肘、高尔夫球肘、腕伸肌总腱炎、腕屈肌总腱炎、肱三头肌肌腱炎。

3）腕 CA-11

【定位】鼻孔下缘引水平线与鼻唇沟交点处（图5-3）。

【解剖】浅层有皮肤、浅筋膜、面神经颊支，面动、静脉外侧；深层有深筋膜、颧大肌下部内侧、上唇方肌下部外侧、上颌骨体中部。

【主治】腕痛、腕关节扭伤、腕管综合征、指痛。

4）手 CA-12

【定位】鼻孔下缘中点与上唇线连线的中点（图5-3）。

【解剖】浅层有皮肤、浅筋膜、面神经颊支、上唇动脉上方；深层有口轮匝肌、上齿根。

【主治】手指关节炎、腱鞘炎、指尖麻木、手掌麻。

4. 下肢穴位

1）髋 CA-13

【定位】咬肌粗隆，下颌角前上1寸（图5-4）。

【解剖】浅层有皮肤、浅筋膜、面神经颊支；深层有深筋膜、咬肌、下颌骨咬肌粗隆。

【主治】坐骨神经痛、外伤性髋关节炎、梨状肌损伤、腹股沟疼痛。

2）膝 CA-14

【定位】下颌角与承浆穴连线中点处。

【解剖】浅层有皮肤、浅筋膜、面神经颊支、面动脉后缘；深层有深筋膜、咬肌前缘、下颌骨体中部下缘。

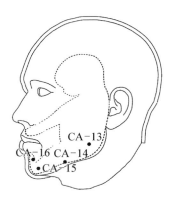

图5-4 下肢穴位

【主治】膝关节疼痛、腓浅神经痛、膝关节炎、腘肌损伤、腓肠肌痉挛、下肢静脉曲张、下肢水肿。

3）踝 CA-15

【定位】膝与承浆穴连线靠人体中线1/3处（图5-4）。

【解剖】浅层有皮肤、浅筋膜、面神经下颌缘支、面动脉前缘；深层有深筋膜、降口角肌、下颌孔后缘、颏神经。

【主治】踝关节扭伤、肿痛、踝关节炎、跟腱炎、跟痛症。

4）足穴 CA－16

【定位】承浆穴旁 0.5 寸处（图 5－4）。

【解剖】浅层有皮肤、浅筋膜、面神经下颌缘支、面动脉前缘；深层有深筋膜、降下唇肌、下颌孔后缘、颏神经分支。

【主治】痛风、跖筋膜损伤、足底痛、跟痛症、趾痛。

第三节　选　穴　原　则

一、全息对应按部位选穴

颊针基础穴位共 16 个，上下肢各 4 个，脊柱 4 个，再加上头与三焦。这些穴位与病变部位呈靶点对应关系。因此，颊针选穴以按部位选择对应穴位为主，根据病灶的大小及牵涉部位，作为颊针治疗取穴的依据。治疗脊柱病，选择脊柱相关穴位，四肢病用四肢对应穴位，如果四肢病与脊柱病相关，则先治疗脊柱病后治四肢病。

运用颊针治疗筋骨疾病时，首先要明确诊断病灶，对病灶认识越精准，颊针穴位的干预程度越好；其次了解筋骨疾病的病因病理和损伤机制；再结合根据确定的病灶靶点，选取全息影像对应的颊针穴位，能够有效改变相应的病理状态，即刻起效。

二、三焦理论选穴

大三焦理论认为，三焦统领五脏六腑之气化，对整个人体气机的升降出入、吐故纳新起关键作用。调理三焦气机是颊针治疗疾病的重要选穴依据。颊针穴位针刺治疗脏腑疾病以调理气机升降作为重要法则。脏腑疾病的发生多因上、中焦，或中、下焦，或上、中、下三焦气机郁阻不通或元气不足引起的，虚证则以调理双侧三焦穴为主，引导体内气机正常运行；实证则需在气结郁阻部位对应的颊针穴位加强刺激，化解聚结点使气机通畅。

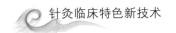

第四节 操 作 方 法

颊针疗法调神和调气并重,在患者自然放松的舒适状态下,最大化实现无痛针灸。《灵枢·九针十二原》指出:"刺之要,气至而有效。"颊针不刻意追求显性针感,认为气至以有效为标志,有效是气至的结果,气至是产生疗效的前提。

1. 颊针针具

颊针专用针具为消毒好的一次性针具,针体经硅油工艺处理,纤细光滑,可在进针与行针时降低疼痛;选用兼具弹性和韧性的合金为材料,不易折曲。常用型号为两种:Ⅰ型针 0.16 mm×20 mm,Ⅱ型针 0.18 mm×30 mm。

2. 针刺方法

颊针针刺进针提倡无痛进针,要求进针迅速,飞针和套管进针均可采用。常规直刺 0.2~0.5 寸,斜刺 0.5~1 寸,透刺 0.5~1.5 寸。针刺深度则具体参照疾病的性质及部位及患者个人情形而定,原则是根据病位,病轻则浅,病重则深,检查病灶并结合腹诊判断。

颊针强调气至有效,重视调神调气,不追求针感,着眼于病理靶点的变化。根据效果作为得气判断,将有效视为得气,无效者尚未得气,纠错后继续治疗。

留针时间一般为 20~40 分钟。留针期间,可根据患者反应调针、补针,以确保疗效。慢性、顽固性疼痛、需要放松者留针时间应长一些;其他则留针时间短一些。

出针后用干棉球压迫片刻,切忌揉挤,以防出血、渗血。畏针者和小儿可用手指按压或橡皮刮擦对应穴区辅助出针。

通常 3 日 1 次,5 次为一疗程。视具体情况而定,也可 1~2 周 1 次。

3. 注意事项

(1)穴位定位要精准,需与颊针全息图谱对应。

(2)颊针穴位刺激以针刺为主,要求无痛,不强求针感,勿过多提插捻转。

(3)针刺后疗效欠佳,可在同一穴区多针刺强化,结合腹诊发现,强化刺激腹部相应的阻滞点,加速起效。

(4)明确掌握颊针穴位的适应证、禁忌证,部分面部疾病不宜使用颊针刺激,如三叉神经痛及面肌痉挛等。

第五节　临床应用

一、适应证

颊针适应证分三个层面。这三个层面通常是合为一体的,疾病可能以某一层面为主,有时是两个层面相互影响作用的结果,比较复杂的慢性病会出现三个层面相互夹杂,需要在临床中以诊断为依据,甄别取舍,有的放矢,以效验证。

1. 全息层面

以四肢、脊柱部位的急慢性疼痛为主,首先是各种软组织损伤引起的急慢性颈、肩、腰、腿疼痛,这是临床的常见病、多发病,也包括一部分复杂的颈椎病及腰椎间盘突出、椎管狭窄。

2. 三焦层面

主要针对胸腹腔的内脏病机及症状,如胸闷、心悸、咳喘、痰多、乳房胀痛、胃痛、泛酸、烧心、腹胀、腹泻、便秘、尿频、尿急、痛经等,部分与内脏疾病相关联的颈、背、腰、骶疼痛。

3. 身心层面

如烦躁、紧张、焦虑、情绪化变态反应性疾病、风湿、类风湿、内分泌疾病、顽固性皮肤病、慢性过敏性哮喘、顽固性失眠、记忆衰退、老年痴呆、头痛等。

二、禁忌证

（1）面颊部破损性皮肤病、局部感染者,禁用;三叉神经痛、面肌痉挛患者,慎用;有整容、注射瘦脸针、抗皱针史的患者,需评估风险、慎用。

（2）留针期间禁止进食,以防咀嚼而造成滞针或断针。

（3）高热、惊厥、心肺衰竭及各种急腹症,禁用。

（4）孕妇,特别是有流产史或人工受孕者,禁用。

（5）血小板减少,有出血倾向者,禁用。

三、颊针治疗常见疾病取穴

颊针治疗常见疾病的取穴见表5-1。

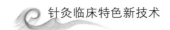

表 5 - 1　颊针治疗常见疾病取穴

常　见　疾　病		颊　针　取　穴
全息层面	紧张性头痛	头穴、三焦穴
	偏头痛	头穴、颈穴、三焦穴
	颈痛	颈穴、背穴
	颈源性肩痛	颈穴、肩穴
	胸椎骨质增生	背穴、中焦穴
	冈上肌肌腱炎	颈穴、肩穴
	肩关节损伤	肩穴
	肩周炎	颈穴、肩穴、三焦穴
	肩关节术后疼痛	颈穴、肘穴
	落枕	颈穴、背穴
	肱骨外上髁炎	颈穴、肘穴
	腕管综合征	腕穴、手穴
	腰肌劳损	腰穴
	腰椎间盘突出症	腰穴、骶穴
	坐骨神经痛	腰穴、骶穴
	髋关节术后疼痛	腰穴、髋穴
	膝关节炎	膝穴、踝穴、三焦穴
	跟腱炎	踝穴
	踝扭伤	踝穴
三焦疾病	肠易激综合征	三焦穴
	慢性前列腺炎	三焦穴,强化下焦
	慢性胃炎	中焦穴、下焦穴

续　表

常　见　疾　病		颊　针　取　穴
心身疾病	焦虑症	三焦穴
	抑郁症	三焦穴、颈穴、头穴
	失眠	三焦穴、头穴

王永洲简介

　　王永洲(1963～),江苏淮安人,主任中医师,1985年毕业于甘肃中医药大学,针灸启蒙于著名手法大师郑魁山教授,工作后又受教于"陇上神针"张涛清与矩阵针灸创始人金安德。曾就职于甘肃省中医院、甘肃皇甫谧针灸研究所、甘肃省中医药研究院。1992年和1996年两次参加中国卫生部援外医疗。

　　1991年开始研究"颊针疗法",相关成果分别在1999年、2004年两次立项并通过甘肃省科学技术委员会科研鉴定,填补了该领域研究的国际空白。首篇颊针论文《颊针在疼痛临床中的应用》正式发表于2000年《中国针灸》增刊,并获得2007年甘肃省皇甫谧中医药科技成果二等奖。

　　2001年留学法国,先后取得巴黎第五大学、第六大学文凭,并将心身医学融入颊针疗法。

　　2003年在巴黎成立"和气堂"针灸诊所,2005年起在巴黎第十三大学及第六大学医学院兼职针灸教学,培养法国医生。兼任全欧洲中医药专家联合会针灸委员会主任委员、世界中医药联合会理事、世界中医药联合会自然疗法及骨伤研究会常务理事、云南中医药大学客座教授、北京中医药大学首批特聘临床专家。

　　同时,他也是薄智云先生与刘合群先生的入室弟子,受益于师承教育,充分汲取薄氏腹针与合群针术的学术精髓,有30多年的针灸医、教、研、海外工作经验。2017年出版专著《颊针疗法》后,致力于颊针的研究与推广。

参 考 文 献

方晓丽,王永洲,李啸红.颊针理论及其临床应用[J].中国自然医学杂志,

2007(1)：29－33.

黄盛滔,黄泳,黎秀,等.颊针疗法及其临床应用概况[J].针灸临床杂志,2017,
33(11)：72－75.

黎秀,黄盛滔,张治楠,等.王永洲颊针治疗躯体疼痛经验[J].河北中医,2017,
39(11)：1730－1734.

王永洲.颊针疗法[M].北京：人民卫生出版社,2017.

（刘华聪　张继苹）

第六章 靳三针疗法

第一节 概　　述

一、概念

靳三针疗法,是全国名老中医药专家、广州中医药大学首席教授、针灸推拿学科学术带头人靳瑞创立的一套岭南特色针灸治疗方法。"靳三针"是靳瑞在几十年针灸临床实践和科学研究的基础上,汲取历代针灸名家的临床经验精华,总结现代国内外临床针灸研究成果,经过反复、系统的临床和实验研究、总结而创立的一种科学、实用、有效的针灸疗法。

"靳三针"主要学术思想体现在"三穴为主,辨证配穴"的针灸处方原则。根据疾病本身的特点,采用不同的组穴配方,这些配方绝大部分是以3个穴位为一组(个别4个穴位,甚至10余个穴位)。所谓"三针"是指:① 经过多年实践总结出来的治疗某些疾病最重要、最常用的3个穴位;② 某些病症3次即可控制的意思。

靳瑞的"三针"处方不仅适应证广,取穴精要,疗效显著,而且具有较高的理、法、方、穴的学术价值。每组"三针"均有其特定的治疗范畴,如"鼻三针"专治鼻炎、"眼三针"专治眼底病、"耳三针"专治内耳病、"肩三针"专治肩关节病、"智三针"专治智力低下、"乳三针"专治乳腺疾病等;不同的"三针"组合还能治疗各种疾病,如以"弱智四项"(四神针、智三针、脑三针、颞三针)为主,治疗儿童精神发育迟滞、孤独症、多动症、脑瘫。"三针"疗法根据主治的不同,主要分为益智清神类、五官类及外科类、肢体类、脏腑类、急救类等。同时,靳瑞重视经络补泻,强调针刺必须通过候气来把握机体状态,随时调整手法,规定了"行针三要素",遵循"补泻三法",形成其独特的针灸理论及临床诊治风格。

二、组方原理

1. 其用为三，其化无穷

靳瑞受《易经》"太极生两仪，两仪生四象，四象生八卦"的启发，认为卦象皆出于"其体为爻，其用为三，其化无穷"。盖三为少阳生气，主化生之机，天有三宝，日、月、星；人有三宝，精、气、神；人体经络也以手足三阴三阳而分，古代有"天、地、人，三才也，涌泉同璇玑、百会"的配穴针法，足以证明，三之为数，尊而且贵，以其蕴含世间诸多事理。若以之为纲，制其为用，变化相成，即知其要，以免流散无穷矣。他根据几十年临床经验，再博采众方，从历代针灸医籍处方中汲取精华，并借助现代腧穴研究成果，组成了目前常用的三针疗法处方。

2. 依据腧穴的近治作用

"靳三针"许多组方是三穴邻近，共用组成的，靳瑞将"以痛为腧"衍化为"以病为腧"，重在局部取穴。对于局部症状较为突出或病变所涉及的组织较为单一的，靳瑞常以病灶的周围或其上、中、下三部选穴配方，如眼三针、耳三针、颞三针、脑三针、舌三针、四神针、膝三针等，这类组方往往力专效宏，局部针感强，易于得气。靳瑞认为，这种形式的配穴充分强调了腧穴的近治作用，因为腧穴的近治作用是一切腧穴主治作用所具有的共性。

3. 依据经络的表里循行

靳三针组穴中，一些组方按照"上病下取"的理论，由远近相合、上下相迎的穴位组成。例如，腰三针，专为治疗腰部疾病而设。足少阴肾经与足太阳膀胱经相互表里，腰为肾之外府，足太阳经"挟脊抵腰中，入循膂，络肾，属膀胱。其支者，从腰中，下挟脊，贯臀"，足少阴经"贯脊属肾，络膀胱，其直者，从肾上贯肝膈，入肺中"，因此，取肾俞、大肠俞为"以外应内"，属局部取穴；取委中乃根据"腰背委中求"的经络循行，属远治作用。

4. 依据脏腑辨证

一些脏腑病变临床症状较为复杂，靳瑞常选用与该脏腑有关的特定穴为主组方，以提高临床疗效。"靳三针"中的胃三针、肠三针、胆三针、尿三针等组穴就是根据脏腑经脉相关理论来组合的，又称之为"内景三针"。例如，胃三针，即由胃的募穴中脘、胃经合穴足三里，以及与通于阴维脉并与冲脉合于胃心胸的八脉交会穴内关组成；胆三针，由胆的募穴日月，与胆相表里的肝的募穴期门，以及胆经的合穴阳陵泉组成；肠三针，由大肠的募穴天枢、小肠的募穴关元、大肠的下合穴上巨虚组成。

5. 依据腧穴的特殊作用

还有一种取穴方法是根据腧穴的特殊作用来组合,如定神针、四神针、智三针、晕痛针、痫三针、手智针等。例如,定神针,是一组治神要穴,由印堂和阳白组成。督脉为阳脉之海,内络于脑,印堂在督脉上,自古有"悬阳"之称,乃阳气汇聚之处。《灵枢识》记载,印堂又名"下极",与心相应,为观察心神强弱之要穴。阳白为足少阳胆经穴,位于两目瞳仁之上,肝胆相表里,且肝开窍于目、藏魂,此穴与眼神有密切关系。阳白顾名思义,也是阳气汇聚之处,少阳胆气足,则诸藏之气安定,不逆乱也。因此,印堂和阳白是人的神气表露之处,故定神针有定神之效。

6. 兼顾腧穴主治异同

十四经穴的主治既各有特殊性,又有共同性。靳瑞根据这一原理,创立了不少行之有效、适应证广泛的三穴处方。例如,足三针,由足阳明胃经的合穴足三里、足太阴脾经的三阴交、足厥阴肝经的原穴太冲组成。胃经主治前额病、口齿咽喉病、胃肠病,其合穴足三里则尤以调整胃肠消化系统功能为特效,所谓"肚腹三里留",是为主穴。三阴交,为足太阴、少阴、厥阴经交会穴,可治疗脾胃病,又可治疗前阴病、妇科病。肝经太冲独取一穴即可治疗肝病,故加强了治疗本经与他经疾病的治疗效果;手三针为曲池、外关、合谷三穴,合谷不仅能治疗手腕部病症,而且还能治疗颈部和头面部病症,是为主穴,所谓"面口合谷收"。由于头部和头面部病症又多因火热上扰,以热证、实证为主,而曲池、外关二穴,一为手阳明大肠经合穴,一为手少阳三焦经络穴,有清利头目,行气止痛等功效,故二穴作为配穴,既可针对病位,又可针对病性,用之统泻手三阳经之火。

7. 融合各种取穴方法

不同的取穴方法,能对同一病症或同一部位产生相同的治疗效应。不同的腧穴所激发的经气不相同,不同的经气抵达病位的方式、时间、产生的效应有一定客观差异,基于此,筛选出最佳穴位及穴组,以适应不同的病情。"靳三针"正是在这种思想指导下,融合了各种取穴方法的优点,逐步确立而成。

三、组方特点

1. 三针为主,辨证配穴

靳瑞悉心钻研了《针灸大成》《针灸资生经》等记述的许多针灸医案和处

方。他认为针灸治病并无绝招,主要特色在于精于辨证,抓住疾病本质,重视经络,选穴简要。受这些学术思想的启发,靳瑞在自组的三针处方中,原则上以三针为主,再根据脏腑及分经辨证施治的原则来配穴,临床上往往能收到满意的疗效。

辨证配穴的关键在于"有是证用是穴"。三针包括主穴、配穴,主次分明,诚如中药处方中的君、臣、佐、使。穴与病相宜,或补主穴、泻配穴,或泻主穴、补配穴,也可基于五输、五行开展补母泻子。"靳氏配穴十法",主要包括滋水济火法、泻南补北法、抑木扶土法、培土生金法、从阴引阳法、从阳引阴法、上病下取法、下病上取法、左病右取、右病左取法、补母泻子法等,均用于临床配穴,完善腧穴处方。

2. 力专效宏,取穴简捷

"靳三针"组方多以3个穴名6个穴或2个穴名3个穴为1组,突破了传统的单、双配对形式,也有异于常规多针取穴。根据针灸处方一穴为主,二穴为次的特点,精取三穴,以突出力专效宏。

3. 分类主治,配穴有度

"靳三针"穴组中,部分为靳瑞自己命名、自己定位的新穴位,部分为各经经穴、特定穴(五输穴、下合穴、原穴、背俞穴、交会穴等)、经验穴、阿是穴等。一方三穴之中,概有该穴组所在的二经或三经主治作用特点,针对某一疾病的本质,以此为主穴,再辨证配穴,法度严谨、灵活变化。

各类三针或在头部、面部,或在躯干,或在手足四肢。例如,四神针配涌泉,为上下相配;取偏瘫对侧颞三针、偏瘫侧肢体的手、足三针,为左右相配,可交经缪刺。背三针配天突、鸠尾、膻中,为前后腹背相配,手三针中合谷与曲池相配为本经配穴,足三针中足三里与三阴交相配为异经(表里)配穴等。

三针分类主治较广,对神经系统、消化系统、运动系统,以及儿科、妇科、骨科等主要的疾病均可选用三针穴为主穴。例如,颞三针主治中风偏瘫,舌三针主治语言障碍,智三针主治智力低下,鼻三针主治过敏性鼻炎,足三针主治下肢运动功能障碍与神经病变、妇科病、前阴病、消化系统疾病等。只要掌握分类主治,配穴又有法度,就有的放矢,进退有方。

4. 共性定式,相互为用

共性定式,是指三针处方既根据疾病的共性,又根据腧穴的共性而组成,这种不变的穴位为定式,缺一不可。相互为用,是指多组三针穴位可以相互为用。

以四神针与手智三针为例,两组穴位既可用于治疗儿童多动症,又可用于治疗儿童智力低下,这是由于两种疾病在某一病理阶段,有着共同的病机基础,两组穴位也均有镇静益智的共性,故可相互为用。现代医学认为儿童多动症是一种边缘性神经精神异常,亦称为轻微大脑功能障碍综合征,往往因长期的多动继发智力低下。而儿童智力低下是多种原因引起的大脑发育障碍性疾病,以智力低下为主要特征,可伴有多动症。靳瑞在寻找这些疾病的因果关系中,找到了两种疾病的病理共性,均为脏腑功能失常,阴阳失调导致烦躁多动,惕动不宁,知觉障碍,注意力涣散的阳证、实证、热证;后期两者又往往兼见脏气虚弱、元神不主的痴呆或发育迟缓,面色㿠白,神疲乏力,手足笨拙,动而不灵的阴证、寒证、虚证。两者的病位均以在脑、心、肾、肝、脾为主。两者的阴阳证候又可互相转化,虚实兼见。因此,靳瑞治疗肾精不足、髓海空虚的智力障碍兼多动的患儿,以四神针为主,适当配合手智三针或水沟。四神针的所在部位为脑,补之有升举人身元阳之气的作用,泻之有镇静安神的功效。若心火亢盛、痰热上扰的多动难静兼神呆烦躁、失眠多汗者,则以手智三针为主,适当配合四神针或足智三针,手智三针以手厥阴心包经、手少阴心经穴为主,泻之则清心火、镇多动,补之则益心气、开心窍。

第二节　常用"靳三针"处方及临床应用

一、颞三针

1. 定位(图 6-1)

于偏瘫对侧颞部,耳尖直上 2 寸处为第 1 针,然后以第 1 针为中点,同一水平前后各旁开 1 寸分别为第 2 针、第 3 针。

2. 主治

中风后遗症、脑外伤所致的半身不遂、口眼㖞斜,耳鸣、耳聋,偏头痛,智力低下儿童运动功能障碍,帕金森病,小儿多动综合征,扭转痉挛综合征。

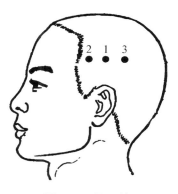

图 6-1　颞三针

3. 针具、进针方向及角度

取 30 号 1.5 寸(儿童用 1 寸)不锈钢毫针于偏瘫对侧颞部耳尖直上 2 寸处,针尖与头部呈 30°朝下刺入,针刺深度占针身 3/4,针至局部有麻胀感或放射至整个头部为度,用同样方法针第 2 针、第 3 针(一般不灸)。

4. 针刺手法

多采用提插捻转手法(提插补泻即针下得气后,先浅后深,重插轻提,提插幅度小、频率慢,操作时间短者为补法;先深后浅,轻插重提,提插幅度大、频率快,操作时间长者为泻法。捻转补泻即针下得气后,捻转角度小,用力轻,频率慢,操作时间短,拇指向前,食指向后为补法;反之,捻转角度大,用力重,频率快,操作时间长,拇指向后,食指向前者为泻法)。根据"虚则补之,实则泻之"的原则,虚证用补法,实证用泻法,虚实不明显者用平补平泻手法。中风偏瘫患者进针后每间隔 5 分钟行针 1 次,半小时后出针,可在针刺过程中令患者配合活动患侧肢体。

5. 配穴

(1) 中风后遗症偏瘫(表 6-1)

表 6-1 颞三针治疗中风后遗症偏瘫配穴

症　　状	配　　穴
肩不能举	肩三针
上肢瘫	曲池、外关、合谷、中渚
下肢瘫	足三里、三阴交、悬钟
痉挛性偏瘫	手挛三针、足挛三针
弛缓性偏瘫	手三针、足三针
脚不能屈伸	膝三针、风市、伏兔
髋不能动	环跳、髀关、委中
指、趾不能动	八邪、八风
语言不利	舌三针、风府、哑门
步履艰难	太冲

症　状	配　穴
血压偏高	四关、悬钟
痰多	丰隆
口角㖞斜	地仓透颊车、牵正
颞三针	颞上三针(脑三针上1寸)

（2）智力低下儿童运动功能障碍（表6-2）

表6-2　颞三针治疗智力低下儿童运动功能障碍配穴

症　状	配　穴
上肢无力	手三针
下肢无力	足三针
偏侧肢体无力	臂臑、手三里、风市、委中
迟立迟行	昆仑、阳陵泉、绝骨
足内翻	飞扬
足外翻	照海

（3）帕金森病：常在配头针舞蹈震颤控制区同用的基础上，加以辨证取穴（表6-3）。

表6-3　颞三针治疗帕金森综合征配穴

症状（证型）	配　穴
肝肾阴虚	太溪、太冲、肝俞、肾俞
阳亢风动	风池、行间、内关、丰隆
气血虚亏	曲池、合谷、足三里、三阴交
面具脸	百会、太冲、足三里

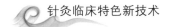

续　表

症状（证型）	配　　穴
搓丸样动作	八邪、中冲
全身强直	可用梅花针叩刺华佗夹脊穴

（4）小儿多动症：加内关（双侧）、神门（双侧）、劳宫（双侧）、涌泉（双侧）。

（5）扭转痉挛综合征（表 6-4）

表 6-4　颞三针治疗扭转痉挛综合征配穴

症　　状	配　　穴
上肢痉挛	极泉、少海、曲池
下肢痉挛	环跳、风市、阳陵泉、太冲

二、智三针

1. 定位（图 6-2）

智 1 针（神庭）：前发际正中直上 0.5 寸；发际不明或变异者，从眉心直上 3.5 寸处取穴。

智 2 针、智 3 针（双侧本神）：在头部，当神庭与头维（头侧部，额角发际上 0.5 寸，头正中线 4.5 寸）连线的内 2/3 与外 1/3 的交点处。

2. 主治

儿童智力低下（大脑发育不全），儿童多动综合征，老年期痴呆（AD 为老年性痴呆；VD 为血管性痴呆），前头痛，或配合用于治疗精神障碍、眼病、神经衰弱、中风后遗症等。

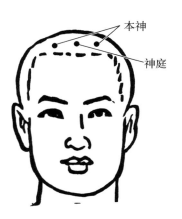

图 6-2　智三针

3. 针具、进针方向及深度

小儿用 1.5 寸 30 号不锈钢毫针，成人用 2～2.5 寸 30 号不锈钢毫针。患者端坐，进针方向有两种；一为向头顶百会方向平刺；二为沿前额皮肤向下平刺。儿童多采用后者，青壮年及老人多采用前者。进针深度在儿童为 1 寸，成年人为 1.5～2 寸。

4. 针刺手法

弱智儿童以快速进针法或"飞针"法进针,也可以快速捻进法,进针后捻转补泻,成年人以缓慢捻进法为主,进针后以捻转结合小幅度提插,务使针感向额部前后左右放散。得气后均留针 30 分钟,间隔 10 分钟行针 1 次,视阴阳的偏盛偏衰而补泻。

5. 常用配穴

(1)智力低下为主配四神针,以此组穴为主,对症或辨证选穴见表 6-5。

表 6-5 智三针辨证(对症)选穴

症状(证型)	配 穴
运动功能障碍	颞三针
颈软无力	颈三针
步履不稳	脑三针
计算能力差	水沟、足三里、三阴交
喜静少动属阴者	神门、水沟
多动难静属阳者	手智三针
语言障碍	舌三针或风府透哑门
迟行迟立	悬钟、阳陵泉
下肢无力	风市、委中、昆仑
上肢无力	曲池、外关、合谷
久病体弱	五脏背俞穴
癫痫	申脉、照海或长强、筋缩
腰软无力或坐不稳	腰三针
高弓足或脚尖着地	足智三针

(2)老年期痴呆伴高血压:配开四关(如属中风后遗症参照"颞三针"治法)。

(3)儿童多动综合征:手智三针与足智三针交替使用。

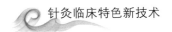
三、脑三针

1. 定位(图 6-3)

脑户：风府穴直上 1.5 寸，一穴。

脑空：风池穴直上 1.5 寸，双侧两穴。

2. 主治

帕金森病，智力低下，运动功能障碍，小脑部疾病引起的共济失调（脑性瘫痪），眼底病变如视神经萎缩等。

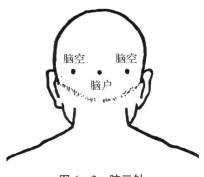

图 6-3　脑三针

3. 针具、进针方向及深度

取 30 号 1.5～2 寸不锈钢毫针，针尖顺着头皮向下刺入，第一针脑户向后发际正中方向捻进 1.5 寸，然后分别向双侧风池方向取左、右侧脑空穴，深度 1.5 寸。

4. 针刺手法

采用缓慢捻进法，得气后少提插，多捻转，以针感向脑后放散为度，留针 30 分钟，间隔 5～10 分钟行捻转补泻 1 次，以补为多。

5. 配穴(表 6-6)

表 6-6　脑三针配穴

症　　状	配　　穴
舌颤或语音不利	舌三针
手颤	曲池、阳池、少海、小海、神门、内关
足颤	阳陵泉、太冲、太溪、足临泣
儿童智力低下伴运动功能障碍	手足三针
脑性瘫痪共济失调	申脉、照海、太冲

四、四神针

1. 定位(图 6-4)

四神 1 针(前顶)：在头部，百会前 1.5 寸。

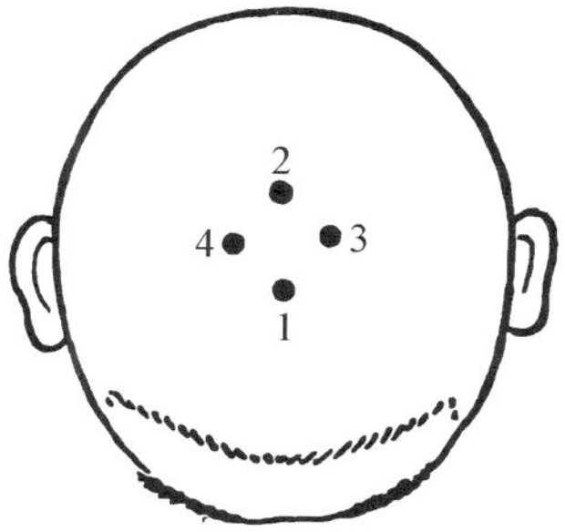

四神 2 针(后顶):在头部,百会后 1.5 寸。

四神 3 针:在头部,百会向左旁开 1.5 寸。

四神 4 针:在头部,百会向右旁开 1.5 寸。

2. 主治

① 智力低下、脑瘫、精神发育迟缓、孤独症、多动症、失眠、健忘;② 偏瘫,癫痫;③ 巅顶头痛,眩晕症(梅尼埃综合征),鼻炎;④ 脱肛等。

图 6-4　四神针

3. 针具、进针方向及深度

取 30 号 1.5 寸针(儿童用 1 寸),入针 1～1.2 寸。根据不同的疾病使用不同的针法:① 治疗精神发育迟缓儿童、脑瘫、孤独症、眩晕等病症,四针向外平刺,此刺法刺激面广;② 治疗癫痫、失眠、健忘、多动症等症时,四针向百会穴方向平刺,此刺法刺激比较集中;③ 四针向病灶侧平刺,多用于中风偏瘫及肢体感觉异常的患者;④ 治疗鼻炎时,前穴向前平刺,后穴向后平刺,左右两穴向通天穴方向平刺。

4. 针刺手法

得气后行捻转补泻,即用食、中指挟持针柄,拇指推前退后,补法捻转角度小于 90°,频率慢,100～150 次/分,用力轻、泻法捻转角度大于 90°,频率快,150～200 次/分,用力重,据病情虚实区别应用。

5. 配穴(表 6-7)

表 6-7　四神聪配穴

症　　状	配　　穴
智力低下	智三针
巅顶痛	涌泉、开四关
前额痛	印堂、足三里
侧头痛	率谷透天冲

五、定神针

1. 定位(图 6-5)

定神 1:在印堂直上 0.5 寸。

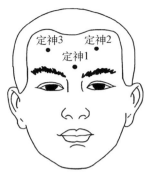

图 6 - 5　定神针

定神 2：在左阳白直上 0.5 寸。

定神 3：在右阳白直上 0.5 寸。

2. 主治

注意力不集中、斜视、前额头痛、眼球震颤、多动症、眩晕、视力下降等。

3. 针具、进针方向及深度

取 30 号 1～1.5 寸不锈钢毫针，提捏局部皮肤，从上垂直向下平刺，0.3～0.8 寸，针至局部有麻胀感或放射至整个前额部为度。定神 1 针向印堂穴平刺达鼻根部，定神 2、3 针可达眉上，三针均向下平刺。额前表皮的血管丰富，针刺定神 2、3 针时注意避免引起皮下出血，若出现出血，要及时、妥当处理。

4. 针刺手法

得气后行捻转补泻，即用食、中指挟持针柄，拇指推前退后，补法捻转角度小于 90°，频率慢，100～150 次/分；用力轻，泻法捻转角度大于 90°，频率快，150～200 次/分，用力重，据病情虚实区别应用。

5. 配穴（表 6 - 8）

表 6 - 8　定神针配穴

症状（证型）	配　　穴
眼底病变	眼三针
肝郁脾虚	太冲、足三里
肝郁痰火	太冲、期门、膻中、丰隆
心脾两虚	神门、足三里
心肝火旺	行间、劳宫

六、眼三针

1. 定位（图 6 - 6）

眼 1：晴明穴上 0.1 寸，眶内缘、目内眦内上方 0.2 寸处。

眼 2：即承泣穴，目下 0.7 寸，瞳孔直下，当眼球与眶下缘之间。

眼3：目外眦旁0.1寸，上0.1寸处，当眶上缘与眼球之间。

2. 主治

视神经萎缩、视网膜炎、色盲、近视、远视、斜视、弱视、视黄斑变性、早期青光眼、白内障等。

3. 针具、进针方向及深度

取30号1.5～2寸不锈钢毫针，采用轻捻缓进法进针，将针尖先置于眼皮肤上，再用腕力和指力捻针进皮，眼1直刺1.5寸。眼2在进针后直刺5分，然后使针尖朝眶内刺入1寸，共刺入

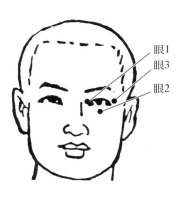

图6-6 眼三针

1.5寸深；眼3在进针后针尖向内，使针身与两眼连线的夹角为60°，进针0.5寸后，使针身与双眼连线的夹角为45°～50°，再刺入1寸许，共入针1.5寸。

4. 针刺手法

上穴在针刺中务使患者眼球内有得气感，得气大多以胀、酸、麻为主，偶有轻微疼痛。寻得针感后应留针30分钟，其间每隔10分钟轻捻或插针1次，忌大幅度提插捻转，以防出血或伤及眼球，出针时以棉球轻压针孔。

5. 配穴(表6-9)

表6-9 眼三针配穴

证 型	配 穴
肝肾阴亏	光明、太溪
心阴不足	内关、神门
气血两虚	养老、三阴交、足三里
肝阳偏盛	太冲、光明、风池
气滞血瘀	膈俞、行间、血海

七、鼻三针

1. 定位(图6-7)

迎香：鼻翼外缘中点，旁开0.5寸，当鼻唇沟中。

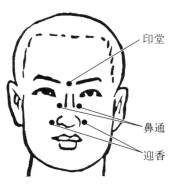

图 6-7　鼻三针

鼻通：鼻唇沟上端尽处。

印堂：两眉头连线的中点。

2. 主治

（1）过敏性鼻炎（鼻鼽）。

（2）急慢性鼻窦炎（鼻渊）。

3. 针具、进针方向及深度

以 30 号短毫针，新病迎香穴针尖向鼻翼水平进针约 0.3 寸，久病向鼻柱方向进针约 0.5 寸，印堂穴针尖向鼻柱方向平刺入针 0.5 寸，鼻通穴针尖向鼻根部方向斜刺 0.5～0.8 寸。

4. 针刺手法

过敏性鼻炎以补法为主，急、慢性鼻窦炎以泻法为主，迎香应有局部发胀、发热的感觉，可即时缓解鼻塞。先取鼻通穴，针尖向鼻根部方向斜刺，次取迎香至得气后局部胀痛。实证可用雀啄法，致眼流泪为度；虚证用轻捻转手法。后取印堂，针感向鼻尖方向及鼻翼两侧放射，虚补实泻。

5. 配穴（表 6-10）

常配合四神针使用，取"鼻通于天气"之意（表 6-10）

表 6-10　鼻 三 针 配 穴

症　状	配　穴
鼻流清涕量多	丰隆、（灸）百会
鼻塞甚	风池、合谷
鼻流浊涕	阳陵泉、太冲
头痛	上星、太阳
鼻病日久	肺俞、大椎（针后加灸）

八、耳三针

1. 定位（图 6-8）

完骨：在乳突后下方凹陷中。

听宫：耳屏前，下颌骨髁状突的后缘，张口呈凹陷处。

听会：在耳屏间切迹前，下颌骨髁状突后缘，张口有孔。

2. 主治

神经性耳鸣、耳聋和听力下降等疾病。

3. 针具、进针方向及深度

取 30 号 1.5～2 寸（儿童 1 寸）不锈钢毫针，取病侧耳三针，先针完骨，直刺或向下斜刺 1～1.2 寸，针感向颈后放射，次针听宫和听会，二穴均张口取穴，深度 1～1.5 寸。

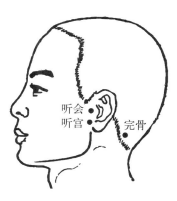

图 6-8　耳三针

4. 针刺手法

完骨穴快速进针后，捻转得气后再行提插捻转 3～5 次，听宫及听会以缓慢用力捻转进针的方法，至所需深度后以刮针法为主配合小幅度捻转法，虚补实泻。

5. 配穴

虚证耳聋耳鸣：配太溪（双侧）、三阴交（双侧）、足三里（双侧）、百会或肾俞（双侧）、气海。

实证耳聋耳鸣：配中渚（双侧）、外关（双侧）、合谷（双侧）、太冲（双侧）、风池（双侧）。

九、舌三针

1. 定位（图 6-9）

舌 1 针：即上廉泉穴，在廉泉穴上 1 寸，或于前正中线颌下 1 寸，当舌骨与下颌缘之间凹陷处。

舌 2 针：上廉泉穴向左旁开 0.8 寸。

舌 3 针：上廉泉穴向右旁开 0.8 寸。

2. 主治

中风语言謇涩，弱智儿童流涎，语言发育迟缓，语不连贯，发音不清，哑不能言，暴喑，吞咽障碍等。

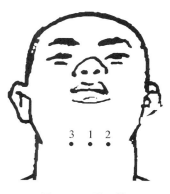

图 6-9　舌三针

3. 针具、进针方向及深度

用 30 号 1~2 寸不锈钢毫针,患者头部稍仰,针尖向舌根方向呈 45~60°针刺,儿童进针深度约 0.8 寸;成人 1~1.2 寸,以患者舌根部出现麻木感为佳。

4. 针刺手法

平补平泻手法。

5. 配穴

语言謇涩或语不连贯、语言发育迟缓,配风府、哑门;流涎,配地仓、颊车(二穴透刺);中风失语症,配颞三针。

十、面瘫针

1. 定位(图 6-10)

翳风:在耳垂后方,当乳突与下颌角之间的凹陷处。

地仓:在面部,目正视,瞳孔直下,口角旁开 0.4 寸。

颊车:在面颊部,下颌角前上方约一横指,当咀嚼时咬肌隆起处。

四白:在面部,目正视,瞳孔直下,当眶下孔凹陷处。

迎香:详见"鼻三针"。

阳白:在前额部,当瞳孔直上,眉上 1 寸。

太阳:在颞部,当眉梢与目外眦之间,向后约一横指的凹陷处。

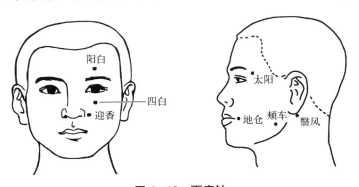

图 6-10 面瘫针

2. 主治

临床主要用于面神经麻痹、中风之口眼㖞斜。

3. 针具、进针方向及深度

用 30 号 1~2 寸不锈钢毫针,具体操作:① 翳风穴直刺 0.5~1 寸,针刺翳风前先揣穴,注意力度不可过大,因周围性面瘫患者此穴通常有明显压痛感,此穴可灸;② 地仓透颊车,斜刺或平刺1～1.5寸,看针柄是否与嘴线呈一线来检测地仓定位是否正确;③ 四白直刺0.3～0.5寸,或向外上方斜刺0.5寸入眶下孔;④ 阳白向下平刺0.3～0.5寸;⑤ 太阳穴直刺或斜刺0.3～0.5寸。急性期患者通常不电针,对于发病时间较长或经久不愈的患者,多用电针的疏密波。

4. 针刺手法

捻转平补平泻手法,以患者出现明显的酸、麻、胀感为度,急性期手法宜轻,避免加重对面神经的损伤。

5. 配穴(表6-11)

表6-11　面瘫针配穴

症状(证型)	配　　穴
风寒证	风池、列缺
风热证	外关、曲池
气血不足证	足三里、气海
人中沟㖞斜	水沟
鼻唇沟浅	迎香
颏唇沟㖞斜	承浆
流泪	承泣
舌麻、味觉减退	廉泉
听觉过敏	听宫、中渚
眼睑闭合不全	阳白、四白、太阳
口角㖞斜	迎香、口禾髎
面肌痉挛	地仓透颊车、口禾髎、迎香

十一、颈三针

1. 定位(图6-11)

颈百劳:在颈部,当大椎穴直上2寸,后正中线旁开1寸。

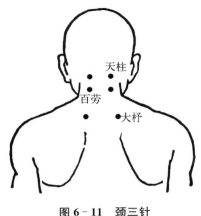

图 6-11 颈三针

大杼：在背部，当第1胸椎棘突下，后正中线旁开1.5寸。

天柱：在项后部，斜方肌外缘之后发际凹陷中，约当后发际正中旁开1.3寸。

2. 主治

颈椎病、颈项强痛、眩晕等。

3. 针具、进针方向及深度

取1.5寸30号不锈钢毫针。天柱穴直刺1寸，不可向延髓方向刺；针刺大杼时，注意深度，多往脊柱方向斜刺，直刺不可超过1寸。

4. 针刺手法

常用疾徐补泻手法及刺痹法结合，以捻转进针法缓慢进针，捻针时腕、指要使劲用力，进皮后先在浅层候气，再缓慢推内于所需深部，待有针感后，留针30分钟，留针时间隔5分钟行针1次。

5. 配穴（表6-12）

表 6-12 颈三针配穴

症　　状	配　　穴
痹证	曲池、后溪
痰瘀交阻	中脘、内关、足三里
肝肾不足	太溪、行间、肝俞、肾俞
眩晕	百会、翳风
头痛	外关、合谷
耳鸣	中渚、听宫
心悸	内关、间使
上肢麻木	手三针

十二、背三针

1. 定位（图6-12）

大杼：第1胸椎棘突下，旁开1.5寸。

风门：第 2 胸椎棘突下，旁开 1.5 寸。

肺俞：第 3 胸椎棘突下，旁开 1.5 寸。

2. 主治

（1）支气管哮喘、过敏性哮喘、喘息性支气管炎、过敏性鼻炎等肺系疾病，以及胸背痛症。

（2）各种疑难杂症、癌症，用经络注血疗法。

3. 针具、进针方向及深度

取 30 号 1.5 寸不锈钢毫针，患者取

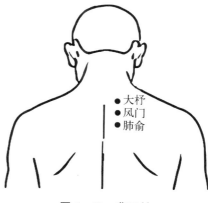

图 6 - 12 背三针

俯卧或侧卧位，常规消毒后，针尖向下与背部皮肤表面呈 45°角斜向脊柱方向慢慢捻转而入，进针深度为 0.5～0.8 寸。

4. 针刺手法

得气后虚则补之，实则泻之。寒证明显者针后加温针灸，热证可不留针。

哮喘发作时加上脉冲电流，必要时在背部三穴行挑治疗法，哮喘缓解时可酌情用艾炷直接灸或化脓灸背三针各穴。

5. 配穴（表 6 - 13）

表 6 - 13 背 三 针 配 穴

症状（证型）	配　穴
寒饮伏肺	列缺、尺泽
痰热	大椎、丰隆、孔最
糖哮	脾俞
盐哮	肾俞
虚喘	定喘、膏肓俞、脾俞、肾俞，配合直接灸、温和灸、拔罐疗法
寒热不明显者	鱼际
过敏性鼻炎、哮喘等	背三针，配合经络注血疗法或天灸疗法

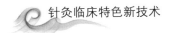

十三、腰三针

1. 定位(图 6-13)

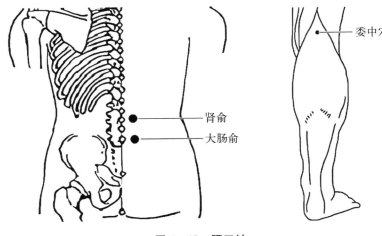

图 6-13 腰三针

肾俞:在腰部,当第 2 腰椎棘突下,左右各旁开 1.5 寸。

大肠俞:在腰部,当第 4 腰椎棘突下,左右各旁开 1.5 寸。

委中:在腘横纹中点,当股二头肌肌腱与半腱肌肌腱的中间。

2. 主治

急慢性腰痛(包括急性腰扭伤、腰肌劳损、肾结石、肾绞痛所致的腰部放射痛、腰椎间盘脱出、腰椎关节功能紊乱、腰椎退行性变等),以及性功能障碍、遗精、阳痿、月经不调。

3. 针具、进针方向及深度

以 30 号 2 寸不锈钢毫针,取肾俞、大肠俞时患者俯卧,针尖向脊椎方向斜刺 0.8~1 寸,或直刺 1~1.5 寸;委中穴宜采用相对较浅的刺法,使之易于得气,务必使针感向腰部或下肢传导。

4. 针刺方法

常采用《黄帝内经》疾徐补泻和捻转补泻手法(同前,见颞三针)。若急性腰扭伤等痛甚者,针后连接电针仪,选用疏密波或连续波,以患者能耐受为度,每次加电 20 分钟。

艾灸法:艾条悬灸 15 分钟;或涂以万花油,艾绒麦炷灸 5~7 壮。

5. 配穴(表 6-14)

表 6-14　腰三针配穴

证型(症状)	配　穴
寒湿腰痛	命门、腰阳关,配合灸法或温针灸
肾虚腰痛	志室、太溪
瘀血腰痛	膈俞、次髎或双侧委中穴,可配合刺血拔罐
闪挫腰痛	水沟、腰痛点、后溪

十四、乳三针

1. 定位(图 6-14)

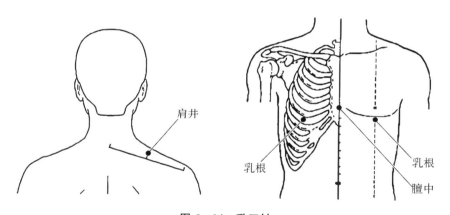

图 6-14　乳三针

乳根:在胸部,当乳头直下,乳房根部,第 5 肋间隙,前正中线旁开 4 寸。

肩井:在肩上,当大椎与肩峰最外侧点连线的中点。

膻中:在胸部,前正中线上,平第 4 肋间,两乳头连线的中点,若女性两乳下垂,则从锁骨往下摸至第 4 肋间骨处之胸骨中央,即是本穴。

2. 主治

乳腺增生、乳汁不足、乳腺的良性肿块、乳痈等乳房疾病。

3. 针具、进针方向及深度

(1) 用 30 号 1～1.5 寸不锈钢毫针。

(2) 乳根穴须在肋间进针,沿肋骨下刺入,忌直刺,针感向肋间放射为佳。

(3) 膻中穴平刺或斜刺 0.3～0.5 寸,入针后针尖向下斜刺。

(4) 肩井穴向肩后斜刺、浅刺 0.5～0.8 寸,不可向正中深刺,防止气胸;若针刺肩井穴后患者出现胸闷、气促、呼吸困难等情况,应立即出针,急诊就诊。

4. 针刺手法

阳证、实证、热证用泻法,阴证、虚证、寒证用补法,用捻转补泻为主。

5. 配穴

气血不足者,配脾俞、足三里,可灸;肝气郁结者,配内关、太冲;痰浊阻滞者,中脘、丰隆,可灸。

十五、手三针

1. 定位(图 6-15)

曲池:屈肘,成直角,当肘横纹外端与肱骨外上髁连线的中点。

外关:腕横纹上 2 寸,桡骨与尺骨之间。

合谷:手背第 1、2 掌骨之间,第 2 掌骨中点处。

2. 主治

(1) 上肢运动及感觉障碍,如瘫痪、肌肉关节疼痛。

(2) 头、颈、肩、上肢疼痛。

(3) 外感发热及时行寒热。

(4) 头面部疾病等。

3. 针具、进针方向及深度

用 30 号 1.5～2 寸不锈钢毫针,按常规进针方向及深度针刺。

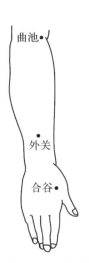

图 6-15 手三针

4. 针刺手法

根据"盛者泻之""虚者补之""不盛不虚,以经取之"原则,常用捻转提插补泻法,据证候虚实而施行补泻或同经导气法。

5. 配穴(表 6 - 15)

表 6 - 15 手 三 针 配 穴

症　　状	配　　穴
外感热病	大椎
前额痛	印堂
侧头痛	太阳
鼻塞	迎香
上肢痿痹不用	肩髃
口角歪斜	地仓、颊车
手腕下垂	腕三针
手指麻木	同经脉井穴点刺放血或用麦粒灸

十六、手智三针

1. 定位(图 6 - 16)

内关:腕横纹上 2 寸,掌长肌腱与桡侧腕屈肌腱之间。

神门:腕横纹尺侧端,尺侧腕屈肌腱的桡侧凹陷中。

劳宫:第 2、3 掌骨之间,握拳、中指尖下是穴。

2. 主治

小儿精神发育迟缓,智力低下伴多动,小儿多动症,癫痫,失眠等。

3. 针具、进针方向及深度

30 号 1 寸不锈钢毫针,内关穴采用"正指直刺"的方法,针尖略向肘尖方向刺入 0.8 寸,使针感往上传,神门向间使方向斜刺 0.8 寸,劳宫以屈食、中二指时中指尖下是穴,直刺 0.5 寸。

4. 针刺手法

阳证、实证、热证用泻法,阴证、虚证、寒证用补法,用捻转补泻为主。

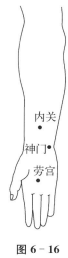

内关

神门

劳宫

图 6 - 16
手智三针

5. 配穴

弱智儿童辨证,配智三针、四神针。

小儿多动症重者,配水沟、涌泉或足智三针。

十七、足三针

1. 定位(图 6 - 17)

足三里:犊鼻穴下 3 寸,胫骨前嵴外约一横指处。

三阴交:内踝高点上 3 寸,胫骨内侧面后缘。

太冲:足背第 1、第 2 跖骨结合部之前凹陷中。

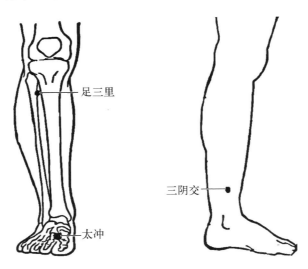

图 6 - 17　足三针

2. 主治

(1)腹部疾病之主方,临床用于胃脘疼痛、消化不良、泄泻、痢疾。

(2)神经衰弱、失眠、健忘症,以及肝病、前阴病、妇科病等诸症。

(3)下肢感觉、运动障碍,如麻木、疼痛、无力、肌肉萎缩等。

3. 针具、进针方向及深度

取 30 号 1.5～2 寸不锈钢毫针,端坐取穴或仰卧体位,先取足三里,次取三阴交,后取太冲,每穴均刺入 0.5～1.2 寸。

4. 针刺手法

足三里针尖向上,可使针感明显传向腹部,针尖向下可使针感传到下肢足背及趾间,用捻转提插补泻手法,得气后实则泻之,虚则补之或同精导气法。

5. 配穴(表 6-16)

表 6-16　足三针配穴

症状(证型)	配穴
胁肋疼痛	阳陵泉、日月、期门
痢疾、泄泻	天枢、中脘
遗精阳痿、不孕不育	气海、关元
肾虚	太溪、复溜
闭经、月经不调、痛经	中极、归来
崩漏、带下、寒疝	百会(可灸)
神经衰弱、失眠	太溪、内关、印堂

十八、足智三针

1. 定位(图 6-18)

涌泉:于足底(去趾)前 1/3 处,足趾跖屈时呈凹陷处。

左泉:涌泉穴与足跟连线的中点向外 1 寸。

右泉:涌泉穴与足跟连线的中点向内 1 寸。

2. 主治

儿童智力低下,多动烦躁,孤独症,多静少言,哑不能言,巅顶头痛,高弓足(足跟不着地,脚尖着地),癫痫,昏迷,咽喉肿痛等。

3. 针具、进针方向及深度

取 30 号 1 寸毫针,先针涌泉,次针左、右泉,以飞针法快速入皮,进皮后以捻转法进针 0.5～0.8 寸;针感放散至整个足底或局部胀痛。

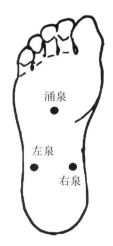

涌泉

左泉

右泉

图 6-18　足智三针

4. 针刺手法

多以泻法为主,留针后可用刮柄法以加强针感。出针后按压针孔,以防出血。以患者觉得足底发热,或整个下肢有股热流在走动为佳。

5. 配穴

与脑三针、颞三针、智三针、四神针、手三针、足三针、手智针相配,称靳氏"脑瘫八项",可治疗小儿脑瘫或精神发育迟缓。

十九、腕三针

1. 定位(图 6 - 19)

阳溪:在腕区,腕背侧远端横纹桡侧,桡骨茎突远端,手拇指向上翘起时,当拇短伸肌腱与拇长伸肌腱之间的凹陷中。

阳池:在腕后区,腕背侧远端横纹上,指伸肌腱的尺侧缘凹陷中。

大陵:在腕前区,腕掌侧远端横纹中,掌长肌腱与桡侧腕屈肌腱之间。

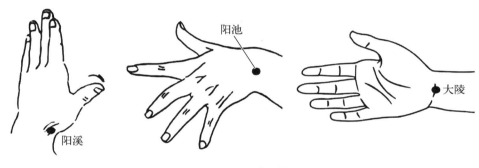

图 6 - 19 腕三针

2. 主治

治疗腕关节肿痛,症见腕关节活动障碍、感觉障碍等。

3. 针具、进针方向及深度

选 30 号 0.8~1 寸不锈钢毫针,直刺进针,深度 0.3~0.5 寸。

4. 针刺手法

捻转进针,捻转补泻为主,得气后三穴均可留针 30 分钟,可用艾条悬灸 15 分钟或温针灸 5 分钟;若是局部肿痛、静脉曲张,可加用刺络拔罐。针刺时需注意:① 阳溪穴沿可骨缝进针 0.5~0.8 寸;② 不宜做瘢痕灸,以免影响关节的活动功能;③ 大陵穴不宜行大幅度手法操作,以免损伤其下的正中神经,若有放电感应立即退针。

5. 配穴

上肢弛缓性偏瘫可加用手三针。

上肢痉挛性偏瘫可加用手挛三针。

若上肢麻木可在十宣点刺出血。

二十、肩三针

1. 定位(图 6 - 20)

肩 1 针：肩中穴，在肩峰下的凹陷中。

肩 2 针：肩前穴，在第 1 针的前方旁开约 2 寸处，即肩关节前凹陷处。

肩 3 针：肩后穴，在第 1 针的后方旁开约 2 寸处，即肩关节后凹陷处。

2. 主治

肩痹(肩周炎、肩关节炎、颈肩综合征等)，症见上肢瘫痪、肩不能举。

3. 针具、进针方向及深度

取 30 号 1.5～2 寸不锈钢毫针，第一针向肩关节方向直刺或斜刺，并可采取恢刺的方法，改变角度和方向后再固定，深度为 1.2～1.5 寸。肩髃前后两针采用前后对刺，深度

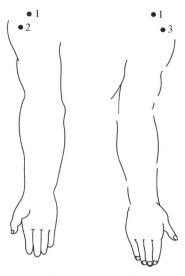

图 6 - 20　肩三针

0.8～1.2 寸。也可针尖与穴位成 90°角，直刺 0.8～1 寸。注意不要刺入胸腔。

4. 针刺手法

肩三针均以泻法为主，捻转进针，得气后三穴均可留针 30 分钟，可用艾灸悬灸 15 分钟或温针灸 5 分钟。

5. 配穴

上肢麻木，兼取手三针。

颈部疼痛，兼取颈三针。

久病痿证者，需深刺，并配关元、中脘、脾俞、肾俞。

二十一、膝三针

1. 定位(图 6 - 21)

血海：髌骨内上缘上 2 寸。

梁丘：在髂前上棘与髌底外侧端连线上，髌底上 2 寸。

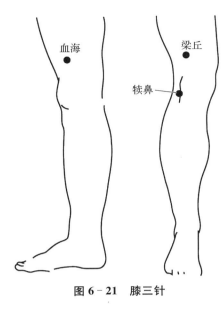

图 6 - 21　膝三针

犊鼻：髌骨下缘，髌韧带外侧凹陷中。

2. 主治

风湿性膝关节炎，类风湿性膝关节炎（历节风），膝关节创伤性滑膜炎，早期髌骨软化症，膝关节骨质增生，膝扭伤等所致的膝关节疼痛、肿胀或无力等。

3. 针具、进针方向及深度

取 30 号 1.5～2 寸不锈钢毫针。屈膝取穴，取仰卧位针治时，可以在患者膝下垫一个高枕，使患者双膝呈自然屈膝状。犊鼻每次取双穴，进针后针尖向膝关节方向刺入 0.8～1 寸，血海、梁丘均直刺或斜刺，0.8～1 寸深。

4. 针刺手法

据病证寒热虚实施行补泻，寒证宜针后加艾灸或温针灸，热证在膝三针部位用浅刺，并加电针仪治疗 30 分钟。

5. 配穴（表 6 - 17）

表 6 - 17　膝三针配穴

症状（证型）	配　　穴
关节红肿热痛	太冲、曲池、合谷
寒湿较重，下肢沉重麻木，遇冷痛剧	阴陵泉、足三里
压痛明显	阿是穴
骨质增生所致	悬钟、大椎
肝肾阴亏，伴下肢痿软	阳陵泉、太溪、悬钟
瘀血明显	膈俞

二十二、踝三针

1. 定位（图 6 - 22）

解溪：在足背与小腿交界处的横纹中央凹陷中，当踇长伸肌腱与趾长伸肌腱之间。

太溪：在足内侧，内踝后方，当内踝尖与跟腱之间的凹陷处。

昆仑：在足部外踝后方，当外踝尖与跟腱之间的凹陷处。

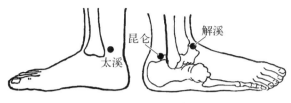

图 6-22 踝三针

2. 主治

用于治疗踝关节肿痛、活动障碍、足跟痛，以及小儿脑瘫的足跟不着地。

3. 针具、进针方向及深度

选 30 号 0.8～1 寸不锈钢毫针，直刺进针，深度 0.5～1 寸。

4. 针刺手法

捻转进针，捻转补泻为主，得气后三穴均可留针 30 分钟，可用艾条悬灸 15 分钟或温针灸 5 分钟；若是局部肿痛、静脉曲张，可加用刺络拔罐。针刺时需注意：① 取解溪穴时，先按压探穴，探准凹陷处入针，可刺 0.8～1 寸深，针感以放射至踝关节左右或周围者为佳；② 透刺昆仑穴和太溪穴，太溪穴的针感往往传到足底部，而昆仑穴的针感可以传到足趾端；③ 昆仑穴孕妇禁用。

5. 配穴

下肢弛缓性偏瘫，配足三针。

下肢痉挛性偏瘫，配足挛三针。

二十三、痿三针

1. 定位

（1）上痿三针（图 6-23）

合谷：第 1、2 掌骨间，第 2 掌骨桡侧的中点。

曲池：肘横纹外侧端，屈肘，当尺泽穴与肱骨外上髁连线中点。

尺泽：肘横纹中，肱二头肌腱桡侧凹陷处。

（2）下痿三针（图 6 - 23）

足三里：小腿前外侧，当犊鼻穴下 3 寸，距胫骨前缘一横指（中指）。

三阴交：内踝直上 3 寸，胫骨内侧面后缘。

太溪：内踝后方，当内踝尖与跟腱之间的凹陷处。

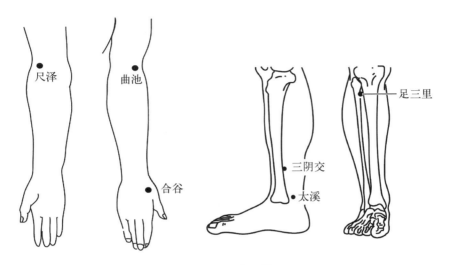

图 6 - 23　痿三针

2. 主治

痿证（肢体肌肉萎缩、无力、活动障碍、截瘫、瘫痪），属现代医学的小儿麻痹后遗症、脊髓炎、多发性神经炎、癔性瘫痪等病范畴。

3. 针具、进针方向及深度

选 30 号 1.5 寸不锈钢毫针，常规进针，深度约 1.2 寸。

4. 针刺手法

初期，体质尚好，肌肉萎缩不甚，肌张力未松弛，可用较强、较重、捻转角度较大的刺激手法或用泻法。

后期，体质衰弱，肌肉萎缩，肌张力松弛，用较轻、较弱、捻转角度较小的刺激或用补法。

5. 配穴

常用辅穴：环跳、委中、风市、阳陵泉、解溪、臂臑。

特殊配穴：具体见表 6 - 18。

表 6-18　痿三针特殊配穴

作 用 分 类	配　　穴
治筋骨穴	阳陵泉、悬中
治肝肾穴	肝俞、肾俞
助阳气穴	命门、大椎、腰阳关
八脉交会穴	申脉、照海、内关、外关
痿证新穴	健膝(髌骨上缘正中上 3 寸,治抬腿困难)
	胫下(解溪穴上 3 寸,胫骨外缘旁开 1 寸,治下垂足)
	纠内翻(承山穴外开 1 寸,治内翻足)
	纠外翻(承山穴内开 1 寸,治外翻足)
	举臂(肩峰前下 3.5 寸,治举臂困难)
	肱中(天泉穴下 2.5 寸,治肘伸屈无力)

二十四、颞三针

1. 定位(图 6-24)

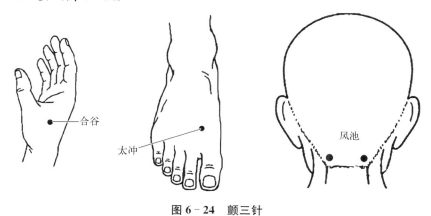

图 6-24　颞三针

四神针:详见"四神针"部分。

四关(双侧合谷、双侧太冲):合谷:在手背,第 1、2 掌骨间,第 2 掌骨桡侧中点处。

太冲：在足背，第1、2跖骨间，跖骨底结合部前方凹陷中，或触及动脉搏动。

风池：在颈后区，枕骨之下，胸锁乳突肌上端与斜方肌上端之间的凹陷中。

2. 主治

用于治疗原发性震颤、帕金森病等以震颤为主要症状的疾病。

3. 针具、进针方向及深度

选30号1～1.5寸不锈钢毫针，具体操作：① 四神针可用1寸针毫针快速刺入达帽状腱膜下，平刺0.5～0.8寸；② 合谷、太冲直刺0.5～1寸，需注意孕妇不宜针刺合谷穴；③ 针刺风池穴针尖微向下，向鼻尖方向斜刺0.8～1.5寸，或平刺透风府穴。

4. 针刺手法

捻转进针，平补平泻，得气后三穴均可留针30分钟，可用艾条悬灸15分钟或温针灸5分钟。

5. 配穴（表6-19）

表6-19 颤三针配穴

症状（证型）	配　穴
患肢震颤	手三针、足三针
平衡功能不佳	脑三针
肾阴不足、肝阳偏旺	太溪、行间
心脾气虚	三阴交、足三里
湿热内蕴、痰火扰心	少府、丰隆

靳瑞简介

靳瑞（1932～2010），广东广州人，毕业于广州中医药大学前身广东中医专科学校，著名针灸学家，广东省名中医，岭南针灸新学派"靳三针"疗法创始人。曾任广州中医药大学首席教授、博士生导师、广州中医药大学针灸推拿学院首任主任（院长）、针灸推拿学科带头人、全国老中医药专家学术经验继承工作指导老师，出版专著30余部，发表学术论文近百篇，培养研究生近百人。

20世纪60年代，靳瑞教授在海南从事脑型疟疾研究时，当地由于气候、环境的影响，患过敏性鼻炎的患者甚多，靳瑞常以迎香、鼻通、印堂三个穴位为主穴，患者大都3次以内便能基本痊愈。因此，患者便送给靳瑞"靳三针"的雅号。20世纪80年代，靳瑞集古代针灸医家的针灸处方精华，结合自己长期的临床经验，精选出最常用的3个穴位，作为自己的常用固定处方，自此靳三针渐成体系；后经靳瑞的数十位博士、硕士研究生的共同努力，使"靳三针"疗法成为一个新的针灸体系，其疗效显著，应用广泛，影响深远，从而成为岭南针灸治疗新学派，是岭南针灸的一面旗帜。

参 考 文 献

柴铁劬.靳三针临症配穴法(第2版)[M].北京：人民卫生出版社,2018.

陈秀华,陈全新.靳三针法[M].北京：人民卫生出版社,2014.

靳瑞.靳瑞针灸传真[M].北京：人民卫生出版社,2007.

庄礼兴.靳瑞学术思想及靳三针疗法经验集成[M].北京：人民卫生出版社, 2016.

庄礼兴.靳三针穴组使用图册[M].北京：中医医药科技出版社,2021.

（张瑜 蔡少忍）

第七章　岭南火针疗法

第一节　概　　述

一、概念

岭南火针疗法是一种针对岭南地区疾病特点的中医火针外治疗法。岭南地区，高温多湿，人体易阳浮而阴闭，体质多偏于湿热，临床治疗多以"温、通、补、清、消"为主导。基于此创立的岭南火针疗法，是将钨锰合金火针烧红，迅速刺入人体一定部位或穴位，并迅速退出或停留数秒，以治疗岭南常见疾病的有效方法。

二、理论渊源

岭南火针历史底蕴深厚，起源于《黄帝内经》"九针"中的"大针"。火针属于"燔针""焠刺"范畴，岭南火针疗法是在传统火针疗法的基础上，结合岭南地区气候及疾病特点，形成的极具岭南特色的一种疗法。

晋代岭南名医葛洪及妻鲍姑，均擅长以火灸疗法治疗岭南地区潮湿温热疾病，并推广使用，这是岭南火针疗法的始源。唐代孙思邈《千金要方》提到："学人深须解用针，燔针、白针皆须妙解，知针、知药固是良医"，表明火针得到了临床极大的重视；明代高武于《针灸聚英》中对火针针具、针刺法和针刺深度、火针疗法的适应证及禁忌证进行详细的说明；清代岭南名医陈复正在《幼幼集成》中强调"火功为幼科第一要务"，并采用火针治疗小儿谷道不通，"又有生下无谷道者……或以火针刺穿，但不可深"。这是岭南医籍中首次记载火针治疗疾病，打破了岭南地区火针疗法有法传而无书传的状况，岭南火针的流传以此为正式开端。

经过多位岭南针灸名家的流传，岭南火针的传承谱系逐渐形成并不断增加。岭南火针疗法传承至今已超百年历史，传承已有五代。第一代，民国初岭南医家周仲房(1881—1942),推广针灸,教书育人,著有《针灸学讲义》,对火针进行详细记载;曾天治(1902—1948),远赴江浙,拜师承淡安先生,在岭南针灸中融入澄江学派思想,创新与发展岭南针灸,著有《科学针灸治疗学》。第二代,现代岭南针灸名家司徒铃(1914—1993),与第三代针灸名家张家维(1937—2017),承前启后,结合岭南气候及岭南人的体质特点,善用火针、灸法,使得岭南火针得到传承,并形成独具岭南特色的火针疗法。第四代,代表性传承人林国华(1964—2022),主要传承人庄礼兴、李艳慧、李丽霞,先后师承司徒铃、张家维,总结岭南针灸学术经验,完善本法理论体系,著书育人,加快本法发展与传播。培养了以李巧林、李茜、赵兰凤、林诗雨、张英、曾婧纯等为代表的第五代传承人,后备传承梯队仍在逐步扩大。

2018 年,岭南火针疗法被列入广东省非物质文化遗产代表性项目名录。

三、作用原理

岭南火针的治病机制在于"温热",人身之气血喜温而恶寒,温则流而通之。主要治法为"温、通、补、清、消",其中"温、通、补"的作用是其本质,贯穿始终,而其特质,在于"火郁发之""以热引热",即以温热之法治疗各种热性疾病,引热外达、托热外出,达到"清""消"的作用。

1. 温阳散寒

火针具有温热作用,温热属阳,阳为用,温热可以助阳。人体如果阳气充盛,则温煦有常,脏腑功能得以正常运转。明代张景岳云:"燔针,烧针也。劫刺,因火气而劫散寒邪也。"故火针可以驱散寒邪,治疗阳虚导致的虚寒证,如中焦虚寒证,火针可振奋脾胃阳气,改善其消化功能;肾阳不足证,火针可益肾壮阳,治疗肾虚腰痛、阳痿、遗精;阳虚气陷证,火针可升阳举陷,治疗目下垂、阴挺。阳气充足,则气化有权,水液运行无碍,从而痰饮得化,水肿得消。

2. 疏通经络

《景岳全书》云:"凡大结大滞者,最不易散,必欲散之,非藉火力不能速也。"而火针通过针体的烧红加热,起到温通经络之效。"不通则痛",经络不通,气血阻滞,可引起疼痛。火针可以温通经脉,使得气畅血行,"通则不痛",因此可以治疗各种痛症。经络阻滞,气血运行受阻,筋肉肌肤失于涵养,则可出现痉挛、抽搐、麻木、瘙痒诸症,火针疗法温煦机体,疏通经络,鼓舞气血运行,使得筋肉得养,故具有解痉、除麻、止痒之功。

3. 补养气血

火针通过温补阳气、引阳达络而补养气血，能使气至血通，气机疏利，起到养血祛风止痒之功，治疗以瘙痒、麻木为主要症状的各种皮肤病，如神经性皮炎、牛皮癣等。火针可以温补肺气，治疗肺气不足之咳嗽、喘息、自汗等病证。火针可以补益心气，益气养血，治疗心气不足、心阴血虚之心悸气短等证。火针可以补益中气，健脾养胃，治疗胃中虚寒，或纳少腹胀、大便溏泄的脾胃虚弱之证。火针通过补益阳气，升阳举陷，调节脏腑，收摄止泻，临床上常用此法治疗中气下陷引起的子宫下垂、胃下垂、肾下垂、久泻、久痢，肾阳不足所致遗精早泄、痛经、月经不调、腰膝酸软及脏腑亏虚所致的各种痿证等。

4. 祛邪清热

火针通过灼烙人体腧穴腠理而开启经脉之外门，予邪气以出路。《针灸聚英》云："盖火针大开其孔，不塞其门，风邪从此而出。"火针借助火力，灼烙腧穴，出针后其针孔不会很快闭合，且其为较粗的针具，加大针孔，则痈脓、瘀血、痰浊、水湿等有形之邪，以及风、寒、暑、湿、燥、火等外邪，均可从针孔直接排出体外，使痼疾顽症得以治疗。除此之外，火针也可透火热之力"以热引热"将热邪排出。如龚居中《红炉点雪》所说："热病得火而解者，犹暑极反凉，有火郁发之之义也……实病得火而解者，犹火能消物，有实则泻之之义。"《医学入门》也曰："热者灸之，可引郁热之气外发，火就燥之义也。"皆有"以热引热"的记载，而火针也确是如此，其以火力强开其门，使壅结的火毒直接外泄，同时火针温通经脉，助血气运行，血气行，则火毒随之消散。

5. 消症散结

《针灸聚英》曰："破瘤、坚积结瘤等，皆以火针猛热可用。"因此，火针可治疗瘀血、痰浊、水湿等积聚凝结而成的肿物、包块，并通过其独特的开门祛邪之法，在借火助阳、鼓舞脏腑经脉功能、扶正益本的同时又可直接排除有形之邪，疾病因此而好转或治愈。对于一些久治难愈的疮口，如慢性溃疡、破溃的瘰疬、臁疮等，火针可起到独特的生肌敛疮之效，因火针温通经络，益气活血，使疮口周围瘀滞的血液因畅通与加速运行而消散，病灶组织周围营养得到补充，从而可以促进组织再生，加快疮口愈合。

四、特色

岭南火针的独特之处，便是以火热之法，治疗岭南地区温热潮湿引发的疾病,对岭南地区湿热气候下的顽疾痼疾有明显的治疗优势。岭南火针集针与火的特点,是一种复合技法,其操作关键是"红、准、快",要求针体烧至所需热度后,迅速准确地刺入穴位或者烙刺点。

岭南火针最能体现中医"简、便、效、廉"的特色,是中华民族火与工具相结合以治疗疾病的智慧结晶,突破单纯火攻或单纯工具治疗的局限性。借"火"之力而取效,集毫针激发经气、火气温阳散寒的功效于一体,通过借火助阳、温通经络、开门驱邪、以热引热等机理起作用,而"借火助阳"便是其作用的根本。

第二节　针具及刺法

一、火针针具

岭南火针使用的针具为钨锰合金金属针具。具有耐高温、硬度高、不易变形、加热均匀的特点,针柄具有隔热不烫手的特点。具体规格:细火针 0.4 mm×13 mm、粗火针 0.7 mm×50 mm、长火针 0.7 mm×80 mm。

二、火针刺法

根据点刺速度、深度、范围、留针时间及治疗目的,可将岭南火针分为点刺法、散刺法、密刺法、快针法、慢针法、烙刺、脉刺等多种操作手法。

1. 点刺法

点刺法是最常用、最基础的岭南火针刺法,即将岭南火针烧到所需热度后迅速刺入选定穴位或部位的方法,其他火针刺法多以点刺法为基础。根据点刺频率不同,分频频浅刺及速刺;根据针刺深度不同,又分为浅刺、皮刺、肉刺、筋刺、骨刺法。根据病变部位的不同,需选择不同的火针针刺深度。

(1)浅刺:亦即频频浅刺,针刺深度约为 0.05 寸(约 1.25 mm),操作频率为 180 次/分,每次连续点刺 7 下,重复 3 次。该刺法多用于面部及四肢末端穴位,如治疗面瘫、面肌痉挛、黄褐斑、干眼症等病;又如点刺少商、少泽、至阴、太渊等穴。

(2)皮刺:亦可行频频刺之,针刺深度约为 0.15 寸(约 3.5 mm),频率与频数同浅刺法。该刺法多用于躯干部、四肢肘膝关节以下肌肉较丰厚的穴位。

（3）肉刺：针刺深度为0.5寸（约12.5 mm），此刺法多速刺而不留针，烧针后刺入病位，而后立即出针，即后述快针法。该刺法多用于点刺前臂及大腿部肌肉丰厚处的穴位，或顽固性面瘫、面肌痉挛的细火针深刺治疗。

（4）筋刺：针刺深度为1.0寸（约25 mm），此刺法多速刺而留针，烧针后刺入病位，留针5秒再出针，即后述慢针法。

（5）骨刺：针刺深度为1.5寸（约40 mm），多以慢针法操作。筋刺及骨刺多用于骨关节病变的治疗，如肱骨外上髁炎、膝骨关节炎、痛风性关节炎、腱鞘囊肿等病，需深刺至筋或至骨，必要时亦可延长留针时间，方能取效。

根据针刺密度及范围，可分为密刺法、围刺法及散刺法，此类手法多应用在皮肤病，多数病损部位多、范围大，或有明显边界；亦可应用于全身性疾病，如中风偏瘫、颈腰腿痛等，需循经或循络点刺。

2. 密刺法

密刺法是以岭南火针密集地刺激病变局部，针刺间隔一般为0.5～1 cm，病情重者或范围较窄者可相应缩小针刺间隔。针刺深度以针尖透过皮肤病变组织，刚好接触正常组织为宜，故宜根据皮肤厚薄及角质层的硬度来选择针具，皮肤厚硬处宜选用粗火针，反之亦然。密刺法多用于增生性及角化性皮肤病变，如神经性皮炎、带状疱疹、湿疹等（图7-1）。

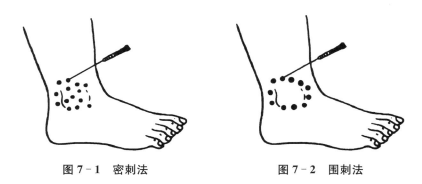

图7-1　密刺法　　　　　　　　　图7-2　围刺法

3. 围刺法

围刺法是以岭南火针围绕病变部位边界移行处针刺，一般选用粗火针，针刺间隔以1～1.5 cm为宜。对于局部红肿热痛者，可直接用岭南火针刺络放血，可用于臁疮、丹毒、压疮疾病（图7-2）。

4. 散刺法

散刺法是以岭南火针疏散地于病变部位上针刺，一般选粗火针，每隔1.5 cm一针，以浅刺或皮刺为宜。此法可以疏通局部气血，具有除痹止痒、解痉止痛的功用，可用于治疗四肢麻木、躯体痛痒、肢体拘挛、疼痛等病症(图7-3)。

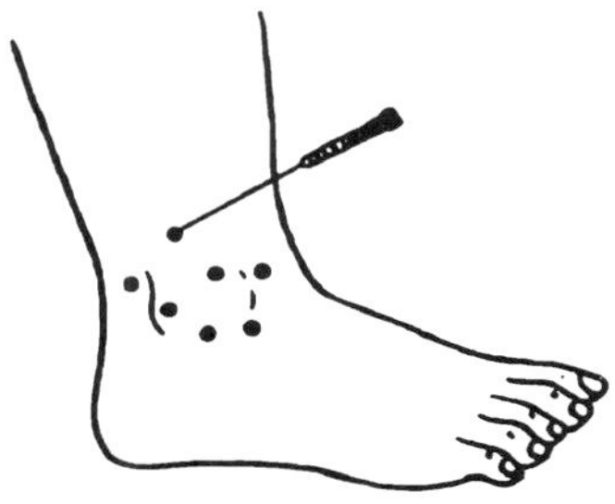

图7-3　散刺法

5. 快针法

快针法指进针达适合深度后迅速将针提出，整个过程约0.5秒，速刺而不留针，根据进针深度又可分为深速刺、浅点刺，与前面提及皮刺、肉刺法相结合使用。操作结束后局部常有灼热感，有时还向远端放射。

6. 慢针法

慢针法又称深留刺，快速将岭南火针刺入一定深度后，留针5秒，然后再出针。此法针感除局部灼热感外，常有强烈酸麻胀感，此法主要用于顽症痼疾，如三叉神经痛、肱骨外上髁炎、半月板损伤等疾病。

7. 烙刺

烙刺多选用粗火针，选穴以阿是穴为主，针对皮肤赘生物治疗为主，如寻常疣、痣、鸡眼。将粗火针在酒精灯外焰上烧至白亮后，对着赘生物根部进行透刺，以横透刺穿根部为度，治疗后待赘生物根部自行结痂掉落。若未完全掉落，待痂皮完全掉落后，重复治疗3～5次。

8. 脉刺

此以刺络放血为目的，根据瘀络深浅、粗细，而灵活选用细火针或粗火针。病位较深、瘀络较粗者，多用粗火针，如下肢静脉曲张、痛风发作、膝骨关节炎等。病位较浅、瘀络较细者，则选细火针。

第三节　选穴原则

火针疗法临床注重辨病与辨经，其选穴方法概括起来，有"辨病取穴""辨痛取穴""辨经取穴""辨症取穴""辨证取穴"以及"神经节段取穴"六法。

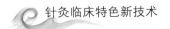

一、辨病取穴

根据疾病的类型,确定火针治疗的部位或腧穴,此法选穴的根据是"病",所以应用好此法关键在于辨病要准确。根据火针治疗的适应证,可概括为以下 5 种类型。

1. 肿块类疾病

肿块类疾病是指分布在体表或体内,以局部肿块为主要体征的一类疾病。根据肿物性质的不同,可分为实质性、囊性、脓性,以及弥漫性肿胀等。

对于实质性肿物的治疗,可根据肿物位于体表、体内的不同分别选穴。生长于体表者,大都选择肿物基底部为穴,根据肿物大小,分别取基底上、下、左、右各 4 穴,以及肿物中心 1 穴;如瘰疬硬结期结块大者,在结块基底选 2～4 穴,用中号点刺火针向其中刺,再选结块中心 1 穴垂直刺;如为体表带蒂肿物,则选其基底部断其蒂;如果生长于体内者,可选择其于体表的投影区的周边穴与中心穴;如果在体表可以触及者,则直接选肿块部位,注意应尽量选在投影区的经穴或奇穴;如子宫肌瘤、前列腺肥大者常于下腹部选择关元、归来、中极、子宫以及背部的相近穴位。

对于囊性肿物,位于体内者,选穴同实质性肿物,如卵巢囊肿选穴基本同子宫肌瘤。体表可见的囊性肿物则选囊肿低垂处为穴,用粗火针,使囊液外流。如腱鞘囊肿常选其基底部,用粗火针刺入囊腔,挤压排出囊液,并加压包扎;对于腔室积水等也常采用此法选穴。

对于脓性肿物,此类肿物往往发展有一过程,早期未成脓可直取肿物之上为腧,直刺肿物;如已成脓,则应选脓肿低垂处为穴,用火针针刺排脓。例如,乳腺炎的局部肿物,初期常选择肿块之上,直刺肿块,如已成脓则选择底部用火针针刺排脓。

弥漫性肿胀,此病病变部位广泛,肿胀弥散,可沿肿胀部位,散在选择有关经穴和奇穴。如中风后手足肿胀,可选择八邪、八风等。

综上,肿块类疾病以选取病灶局部穴位为主。实质性肿物选穴以断其气血,阻止其生长;囊性肿物选穴则以排放囊液或囊内容物,所选穴位以利于囊液排出为准;脓性肿物根据是否成脓分别选择;弥漫性肿胀部位广泛,沿其肿胀部位进行选穴。

2. 皮肤疾病

皮肤疾病即发生在皮肤上的各种皮损、瘙痒、疼痛、溃疡、疮疡等。主要选取病灶局部为穴,即于局部病灶上散在一定距离选择若干点,用点刺火针散刺或密刺、浅刺。例如,带状疱疹早期选择疱疹为穴,神经性皮炎选择皮损处若干点为穴。全身泛发性皮肤病,大多以活血祛风为主,选用曲池、合谷、列缺、膈俞、中脘、气海、风市、血海、足三里、三阴交、委中等,并结合辨证选穴选取有关的穴位。溃疡早期多选溃疡周边为穴,围刺溃疡。如溃疡周边疼痛减轻,其中肌肉红活,则选溃疡面上若干点为穴。疮口、窦道、毛孔疾病,选择其孔口为穴,刺入其中,并选择孔口周边若干点,向孔口中心刺。如腋臭则选择发病的大汗腺孔为主穴,再于患孔旁选2~4点为配穴。

3. 脏腑病变

此类疾病大都由于脏腑功能失调所致,选取相关脏腑的背俞穴、募穴,以及相应夹脊穴和背部的压痛点为主穴,而原穴、络穴、合穴为配穴。如胃脘痛的治疗常选中脘、梁门、脾俞以及腹部或背部的压痛点为主穴,足三里、三阴交、内关为配穴。

4. 官窍病变

主要选官窍周围穴,以及相应脏腑经脉的穴位,或所过经脉的远端穴。

5. 关节及周围组织病

此类疾病早期以疼痛为主时,多用毫针取远端穴;中后期痛减而以功能障碍为主,火针取穴选局部阿是穴以及关节周围的穴位,如肩关节病取肩三针等。

二、辨痛取穴

选取病变阿是穴。病变阿是穴以痛点为多,还有移痛点、异物点等。

1. 局部压痛点

许多病变都可在其局部寻找到压痛点。寻找压痛点时,注意按压指力要均匀,要反复对照,仔细观察患者反应,寻找其中最明显的若干个点作为进针穴位,肌肉、肌腱的起止部位是压痛点的好发部位。

2. 远端压痛点

许多病变不但在局部,而且在远端也有反应其病变的压痛点。这些压痛点往往是缓解病变的有效点。例如,肩关节病变反应在阴陵泉下1寸左右的压痛点;肠病反应于足三里下的压痛点等。

3. 局部动痛点

即关节运动到某一个位置时，所出现的痛点。常需反复活动后确定，固定好体位后选用。对于关节的功能活动有促进作用。

4. 移痛点

局部压痛点、动痛点相对应的健侧部位，常常具有移痛止疼的作用。用其为腧，能缓解患侧对应部位的疼痛。

5. 局部异物点

即选取病变局部或背部异物为腧。在病变的局部或背部寻找皮下的结节、瘀点、条索状物等作为刺激点。例如，胃病时寻找胃俞、肝俞、膈俞周围皮下的条索状、结节样物为腧，能调理脏腑。

三、辨经取穴

经脉在人体的生理、病理，以及疾病的治疗方面都有着重要的作用，如《灵枢·经别》云："夫十二经脉者，人之所以生，病之所以成，人之所以治，病之所以起。"《灵枢·经脉》云："经脉者，所以决死生，处百病，调虚实，不可不通。"说明了经络系统的重要性。《灵枢·海论》说："夫十二经脉者，内属于腑脏，外络于肢节。"人体的整体活动主要是依靠经络系统的沟通联络而实现的。《灵枢·本脏》言经络"行气血而营阴阳，濡筋骨，利关节者也"，说明经络有运行气血及协调阴阳的作用。《灵枢·官能》说："审于调气，明于经隧。"就是说，应用针灸等治法要讲究调气，要明了经络的通路。可见，经络的作用广泛，医者必须明白辨经取穴，正如《医学入门》云："医而不明经络，犹人夜行无烛。"

1. 经脉循行取穴法

经脉循行取穴法紧密结合经脉的循行，体现了"经脉所过，主治所及"的治疗规律。临床上应用广泛，如选用四肢肘、膝关节以下的穴位，用于治疗头面、五官、躯干、内脏病证，"四总穴歌"之"肚腹三里留，腰背委中求，头项寻列缺，面口合谷收"，乃经脉循行取穴法的典范。《针灸大成·看部取穴》言"人身上部病取手阳明经，中部病取足太阴经，下部病取足厥阴经，前膺病取足阳明经，后背病取足太阳经。取经者，取经中之穴也。一病可用一二穴"，亦是对经脉循行取穴法的概括。

2. 标本根结取穴法

该法是一种特殊的辨经取穴方法。依据标本、根结的理论，头面五官的疾病,选取相关的经脉"根穴"进行治疗。"根穴"均是经脉的井穴。井穴位于四肢末端,是阴经和阳经经气流注交接的重要部位,是各经经气所出之源泉,主治全身性疾病。如"头面之疾针至阴"就是源于太阳经结于头面,而根于小趾的道理。正如《灵枢·邪气脏腑病形》云:"十二经脉,三百六十五络,其血气皆上于面而走空窍,其精阳气上走于目而为睛。"

头面部疾患,应用火针局部治疗时要谨慎。《针灸大成·火针》说:"人身诸处,皆可行火针,惟面上忌之。"火针针刺后,操作不慎则可能遗留有小瘢痕,因此治疗头面五官疾病时,除治疗面部痣、斑点、扁平疣外,一般不在面部进行局部治疗,多采用标本根结取穴法治疗。

眼、耳、鼻、喉、齿与经络关系密切,而标本根结理论又加强了四肢末端与头面五官的联系,扩大了五官科疾病的取穴范围。《灵枢·根结》的"根",是指四肢末端的井穴,"结"是头、胸、腹的一定部位,是突出各经从四肢上达头胸腹的联系特点,其中与五官科疾病相关的是三阳经和少阴经,《灵枢·根结》云:"太阳根于至阴,结于命门,命门者,目也;阳明根于厉兑,结于颡大,颡大者,钳耳也;少阳根于窍阴,结于窗笼,窗笼者,耳中也;……太阴根于隐白,结于太仓;少阴根于涌泉,结于廉泉;厥阴根于大敦,结于玉英,络于膻中。"十二经脉的标本根结理论,在诊断疾病性质及辨证选穴中,有着重要意义。正如《灵枢·卫气》所谓:"能知六经标本者,可以无惑于天下";《标幽赋》曰:"更穷四根三结,依标本而刺无不痊",均说明了经脉标本根结理论在治疗上的重要作用。

头面五官科疾病,主要指眼科、耳鼻喉科疾病,包括风牵偏视、风热赤眼、耳鸣、耳聋、鼻渊、喉痹、乳蛾、牙痛及头面部疮疡等。临床上发现,其主要病因病机多是由风热毒邪外袭,上犯头面,经脉气机不利而致局部气血瘀滞;或素有内热,火郁不得宣泄,上逼头面而致病。所谓"热""郁"致病。根据《灵枢·卫气》云:"上盛则热痛。"火针治疗时多取相应经脉的井穴点刺,以达火热下泻,风热外疏;同时可使郁热随血而出,经气得以畅通。因经脉的井穴,具有疏通经络、开窍泄热的功能,而又与头身特定部位有着密切的关系。其主要理论源于《灵枢·根结》,对于针灸临床选穴有着重要的指导作用。

总之,五官科疾病特点为多由"热""郁"致病,使用井穴点刺出血或火针针刺均有较好的解热化郁的效果。因此,头面五官科疾病火针治疗时以标本根结理论指导取穴可取得良好疗效。

四、辨症取穴

症,指患者主观能感觉到的单个症状,如头痛、胸闷,是患者就诊时向医生反映的不适症状,其中包括患者感受最主要的痛苦或最明显的症状或(和)体征,是诊断疾病和辨别证候的主要依据,是内在病、证本质的客观反映,离开了症就很难做出病、证的诊断。中医重视整体观与辨证论治,临床诊治过程容易忽略了辨症论治。许多情况下,患者的不适症状即是疾病的外在反应,即"有诸形于内,必形于外"。辨症取穴是根据患者不适症状而取的穴位,通过针灸这些穴位,解除患者的症状,通过穴位、经络的作用,从而治疗内在疾病。

辨症取穴的用穴多来源于临床经验,很多时候为经验用穴或特效穴,如"独穴疗法",属辨症取穴的范畴,用穴少而精,疗效确切,临床上常可达一针即验的疗效。许多临床经验总结的针灸歌赋中穴位的主治作用均体现了该取穴法,《百症赋》云:"痉病非颅息而不愈,脐风须然谷而易醒""湿寒湿热下髎定,厥寒厥热涌泉清"。《肘后歌》曰:"鹤膝肿劳难移步,尺泽能舒筋骨疼;更有一穴曲池妙,根寻源流可调停。"《玉龙赋》云:"二白医痔瘘……天井治瘰疬瘿疹。"临床上点刺大、小骨空治疗眼疾,肘尖治疗瘰疬,大陵治疗踝关节疼痛等均是经验效穴的灵活运用。

五、辨证取穴

辨证取穴是指针对某些全身症状或疾病的病因病机而选取穴位,结合气血阴阳、脏腑经络辨证,是内科、妇科、男科、儿科等疾病的重要取穴原则,可去除病因,从根本上解除疾患。如热证取荥穴,气虚用补气穴位,寒证用温补穴位等。《针灸大成·行针指要歌》云:"或针风,先向风府百会中。或针水,水分侠脐上边取。或针结,针着大肠泄水穴。或针劳,须向膏肓及百劳。或针虚,气海丹田委中奇。或针气,膻中一穴分明记。"临床上火针治疗的配穴也是根据辨证取穴法的原则取穴,如咳嗽属热证加鱼际、阳明胃热加内庭、肾虚加肾俞、气虚加气海等。

六、神经节段取穴

所谓神经节段,即是在人类胚胎早期,胚胎由一系列均等排列的体节组成。每一体节分为三部分:躯体部形成未来的皮肤肌肉和骨骼;内脏部形成未来的内脏；神经节段形成未来的神经系统。躯体和内脏的神经分布，保持原来的节段支配。相应的内脏和躯体，形成穴位-经络-内脏间的实质联系，如小腿外侧疼痛取第5腰椎夹脊穴，厥阴俞治疗神经源性心律失常等。

第四节　注意事项及火针意外处理

火针使用前必须根据病情的需要选择适当的针具，并在使用前检查针体，并做好针刺部位的消毒处理，使用时将针体烧至透亮，若患者过饥、过劳、精神过度紧张或患有糖尿病、血友病或其他重大疾病者禁用或慎用火针。火针治疗后忌辛辣发散及生冷之品，并注意针口清洁且保持干燥，治疗当日针口禁止碰水。下列为火针临床中常见的问题及解决方法。

一、晕针

火针需要用火烧针，一些患者紧张或畏火，且火针痛感强于毫针，所以会有晕针现象出现。晕针后，医生应立即停止针刺，使患者去枕平卧，头低脚高，松解衣带，同时注意保暖，一般饮温开水或糖水，静息片刻后即可恢复，严重者要配合其他急救措施。为避免不必要的意外事故发生，在治疗前，要做好解释工作，消除患者恐惧心理，同时应注意患者的体质、神志等情况，对于过度饥饿、劳累、紧张或畏惧火针者，暂不使用火针。初次接受火针治疗者，取穴不宜多，手法不宜重。

二、滞针、弯针、折针

火针治疗出针时针体和所刺穴位滞涩在一起，以致出针困难或不顺利为滞；针体弯曲为弯针；针体断裂为折针。这3种情况的出现与医患均可能相关，或患者紧张，局部肌肉痉挛，或针刺过深，或火针未完全加热，或针体老化、锋利不足，或医生指力不足、进针太慢，或用力角度错误等。若出现滞针或弯针，嘱患者放松，一般可顺利沿原路出针。若出现折针，先安慰患者，嘱其保持原体位。如皮肤尚露残端，可用镊子钳出，若残端与皮肤相平，折面仍可见，可用左手拇指、食指在针旁按压，使之下陷，使残端露出皮肤，右手持镊子轻巧拔出，如残端没入皮内，需视所在部位，采用外科手术切开寻取。为避免此类情况发生,这就要求医生治疗前做好患者思想工作,使其充分放松;注意针具的选择,随时更换老化的火针,并注意指力及进针速度的训练;治疗中火针要充分加热,不可刺入过深,熟练掌握火针操作要领。

三、疼痛

火针治疗中及针刺后,可有轻微灼痛出现,且很快消失,若疼痛剧烈持久,则属异常。疼痛严重者与医生针具选择不当,烧针温度不够,动作缓慢及出针后未及时处理有关。医生应注意在针刺面部及肌肉较薄部位时,要选择细火针;火针要充分加热后方可使用,进针时要果断迅速;出针后用干棉球按压针孔,以减轻疼痛。

四、出血、血肿

火针具有开大针孔的作用,常常可被用作放血排邪的有效工具,这种情况下的出血属正常情况,勿止,待血色转鲜红,其自止。如下肢静脉曲张,由于瘀血内阻,火针针出而暗褐色血液随之喷射而出,此时不必止血,轻轻按压放血针孔周围,待其出尽为宜。若火针针刺过深伤及血脉时,可能造成皮下出血,出现皮下或组织间肿胀、疼痛或皮肤青紫的现象,此时可用酒精棉球轻压外敷,12小时后肿胀局部可用热毛巾热敷。若血肿已成则需要1~2周方可消散吸收。

五、感染

火针疗法本身是一种良性的局部轻度烧伤,会引起局部无菌性炎症反应的表现,如针刺局部小红肿、轻微的瘙痒,也可能会有轻微的恶寒发热等全身反应,均属于正常现象。如局部感染,发生较严重的红肿热痛,则需要予抗菌消炎处理。医生在火针治疗前必须严格消毒火针部位,针刺后若针孔瘙痒,嘱患者不必担心,不可搔抓,当日伤口禁止碰水,忌食或少食辛发之物,宜食清淡,并注意休息,勿过劳。

林国华简介

林国华(1964~2022),广东海丰人,广州中医药大学教授、主任中医师、博士生导师、博士后合作教授。曾任广州中医药大学第一附属医院针灸推拿康复中心主任,针灸推拿康复教研室主任,中国针灸学会火针专业委员会副主任委员,广东省针灸学会针法专业委员会主任委员。国家级重点专科(针灸科)、区域诊疗中心(针灸科)负责人,全国名老中医张家维教授学术经验传承人,广东省非物质文化遗产项目——针灸(岭南火针疗法)的"代表性传人",并获得"岭南名医""广东省针法名匠""羊城好医生"等称号。

林国华基于《黄帝内经》《难经》,结合司徒铃、张家维等岭南针灸名家经验,挖掘总结出中医针灸学中"理-法-经-穴-术"的内涵深义,融会贯通,传承创新出传统诊疗体系。经过近30年抢救性挖掘与传承"岭南火针疗法",使濒临灭绝的疗法得以发展、推广。

参 考 文 献

广东省针灸学会团体标准.岭南特色针灸技术操作规范:岭南火针疗法技术(T/GDZJ 4004－2022)[M].广州:广东省针灸学会,2022.

林国华,李丽霞.火针疗法[M].北京:中国医药科技出版社,2012:21－70.

林诗雨,李晶晶,裴文娅,等.岭南火针源流与应用述略[J].针灸临床杂志,2017,33(9):69－71.

韦永政,钟沛丽,詹莎,等.林国华运用岭南火针疗法治疗分泌性中耳炎经验[J].广西中医药,2022,45(5):50－52.

冼绍祥,林国华.常见心脑血管疾病的中医外治法[M].广州:广东科学技术出版社,2019:48－58.

(刘莹 陈晓辉)

第八章 平衡针疗法

第一节 概 述

一、概念

平衡针疗法一种是单穴疗法,运用独有的平衡穴位,以快速针刺为主要手段使患者产生强烈针感,以平衡阴阳为目的。该疗法由王文远创立,具有一病一穴、快速针刺、副作用少等特点。

二、发展概况

王文远经过 20 多年的潜心研究和临床实践,在继承和发展中医学的基础之上,创立了平衡针疗法。

平衡针疗法的研究始于 1970 年,从那时起至 1988 年,为单穴疗法研究阶段。主要以肩痛为重点研究对象,研究"中平"穴的作用规律,在 8 省市 11 家医院观察了 2 000 多例患者,研究成果获军队科技进步奖二等奖。

1989~1994 年,为整体平衡针疗法的研究阶段。在成功观察总结了"中平"穴作用规律的基础上,展开了一百多种疾病的单穴治疗研究,系统化了约30 个平衡穴,形成了平衡针灸学理论。在此期间,举办了 50 多期学习班。

1994 年以后,为推广与发展阶段。由王文远牵头,召开了平衡针灸学学术会议,成立了中国老年学学会平衡针灸专委会、全军平衡医学培训中心,并积极发展其他平衡疗法,如平衡火罐、平衡推拿、平衡心理疗法、平衡保健等。

三、疗法特色

1. 强调人体自身平衡

平衡针能激活人体内的自我调控功能,通过调整、完善、修复人体的自我平衡系统,来激发、调动机体内的物质、能量,促进病理状态下机体的良性转归,使人体达到动态的内外平衡。

2. 单穴疗法

平衡针疗法原则上是一病一穴、一症一穴,80％以上的病症均只采用一个穴位进行治疗。不同于传统针灸学,平衡针疗法有自己的独特穴位体系。该体系不涉及经络系统,只是单纯的穴位应用。

平衡针疗法共 38 个穴位,穴位名称通俗易懂,常以其部位、功能、主治来命名,如头痛穴、腰痛穴、偏瘫穴等。平衡针灸不过于强调穴位的定位,而是要求针刺到相应的穴位范围内,出现针感即可,利用针体的提插从左右或上下方向来寻找针感,如肩痛穴针刺的范围在腓浅神经上下 10 cm 内均可。

3. 三快针法

三快针法即进针快、得气快(提插手法)、出针快,整个针刺过程控制在 3 秒之内。通过快速的提插手法,使患者产生强烈的针感,强烈的针感是衡量平衡针法疗效的重要标志。

4. 相对安全、不良反应少

传统针刺最为常见的针刺意外是晕针,而平衡针治疗的最长时间不超过 3 秒,减少了晕针的发生率;针刺过程中可能的医疗事故之一是刺伤脏器,而平衡穴位多均分布于四肢部位,相对安全。

第二节　常用穴位及针刺方法

一、头颈部

1. 升提

【定位】头顶正中,前发际正中直上 5 寸,同传统针灸学中的百会穴(图 8-1)。

【主治】脱垂性疾病:脱肛、子宫脱垂、胃下垂;男性生殖系统疾病:阳痿、早泄、遗尿、前列腺炎;心脑血管疾病:中风偏瘫。

【针刺方法】28 号 3 寸针,向前平刺 2 寸。

2. 腰痛

【定位】神庭与印堂连线中点(图 8-2)。

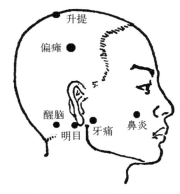

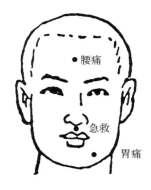

图 8-1　侧头部平衡穴　　　　　图 8-2　面部平衡穴

【主治】各种腰痛：急性腰扭伤、腰肌劳损、腰椎间盘脱出、强直性脊柱炎、腰骶部软组织损伤等。

【针刺方法】治疗两侧腰痛或腰部正中疼痛,用 3 寸针向下透印堂,治疗腰部左(右)侧疼痛,用 3 寸针 90°向右(左)平刺 2 寸。

3. 急救

【定位】位于人中沟与鼻中隔连线的中点(图 8-2)。

【主治】休克、晕车、晕船、晕机等。

【针刺方法】向上斜刺,进针约 0.5 寸。

4. 胃痛

【定位】承浆穴旁开 2 寸(图 8-2)。

【主治】消化系统疾病：急慢性胃炎、消化道溃疡、急性胃痉挛、膈肌痉挛、胆囊炎、胰腺炎、肠炎;晕车、晕船、晕机、小儿消化不良;妇科疾病：原发性痛经。

【针刺方法】男左女右或左右交替取穴。3 寸针透承浆。

5. 明目

【定位】耳垂后,下颌角与乳突中的凹陷处,同传统针灸学中的翳风穴(图 8-1)。

【主治】眼睛疾病：近视、白内障、青光眼、电光性眼炎、急性角膜炎、老花眼、沙眼;颜面部疾病：面神经麻痹、面肌痉挛、流行性腮腺炎、下颌关节炎。

【针刺方法】交叉取穴,左(右)病右(左)取,3 寸针斜向对侧内眼角方向刺入 2 寸左右。治面瘫,向内上方平刺 2 寸;治聋哑,向内下方平刺 2 寸。

6. 偏瘫

【定位】耳尖直上 3 寸(图 8-1)。

【主治】各类瘫痪：偏瘫、面瘫；神经系统疾病：偏头痛。

【针刺方法】交叉取穴，3寸针针刺。可向下平刺透率谷、向前下平刺透悬厘、向后下平刺透浮白。每次治疗时，可交替针刺或顺序针刺。

7．鼻炎

【定位】颧骨直下，平迎香处，同传统针灸学中颧髎穴（图8-1）。

【主治】鼻部疾病：鼻炎、过敏性鼻炎；面部疾病：三叉神经痛、面瘫、面肌痉挛、下颌关节炎。

【针刺方法】交叉或交替取穴，3寸针透迎香。治三叉神经痛，针尖略向下平刺2寸；治下颌关节炎、牙痛，直刺1寸。

8．牙痛

【定位】耳垂前凹陷处（图8-1）。

【主治】牙齿疾病：龋齿、牙外伤、牙齿感觉过敏、急慢性牙髓炎；面部疾病：面瘫、面肌痉挛、流行性腮腺炎、下颌关节炎。

【针刺方法】交叉取穴。2寸针直刺0.5～1寸。

9．醒脑

【定位】翳风与风府连线中点，同传统针灸学中的风池穴（图8-1）。

【主治】神经系统、呼吸系统、消化系统、内分泌系统、运动系统的功能紊乱，更年期综合征、老年前期综合征、疲劳综合征、高血压、低血压、神经衰弱、糖尿病、慢性肝炎、慢性肾炎、慢性支气管炎等。

【针刺方法】拇指指腹置于穴位上，瞬间（3～5秒）用力点压。

二、上肢部

1．臀痛

【定位】肩峰至腋后皱襞终点连线中点（图8-3）。

【主治】主要表现为臀部疼痛的疾病：坐骨神经痛、梨状肌损害、腰椎间盘脱出、腰肌劳损、急性腰扭伤、臀部软组织损伤。

【针刺方法】交叉取穴。3寸针向腋窝中心斜刺2寸。

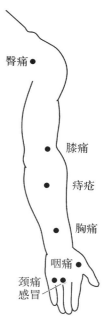

图8-3　上肢外侧平衡穴

145

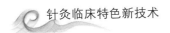

2. 膝痛

【定位】手心向下,上臂伸直,肘横纹外侧端与肱骨外上髁连线的中点,即手臂伸直取曲池穴(图 8 - 3)。

【主治】主要表现为膝部疼痛的疾病:膝关节软组织损伤、骨性关节炎、髌骨软化症、风湿性关节炎、类风湿关节炎;皮肤病:神经性皮炎、急性荨麻疹、牛皮癣;下肢疾病:下肢瘫痪、腓肠肌痉挛。

【针刺方法】治疗下肢疾病交叉取穴。3 寸针直刺 2 寸。

3. 胸痛

【定位】前臂外侧,腕关节与肘关节连线下 1/3 处,尺、桡骨之间(图 8 - 3)。

【主治】主要表现为胸部疼痛的疾病:胸部软组织损伤、肋间神经痛、非化脓性肋软骨炎、胸膜粘连、心绞痛、带状疱疹;其他疾病:急性腰扭伤、肾病综合征、经前期紧张综合征、腕管综合征。

【针刺方法】交叉取穴。3 寸针向上 45°斜刺 2 寸。

4. 痔疮

【定位】前臂外侧,腕关节与肘关节连线上 1/3 处,尺、桡骨之间(图 8 - 3)。

【主治】各类痔疮:内痔、外痔、便秘;主要表现为胸部疼痛的疾病:肋间神经痛、胸部软组织损伤;其他疾病:嗜睡、中风失语、急性腰扭伤。

【针刺方法】男左女右取穴。3 寸针向上 45°斜刺 2 寸。

5. 踝痛

【定位】内侧腕横纹中点,同传统针灸学中的大陵穴(图 8 - 4)。

【主治】主要表现为踝部疼痛的疾病:踝关节软组织损伤、踝关节扭伤、跟骨骨刺、足跟痛、足趾痛;手腕部疾病:腕管综合征、腕关节腱鞘炎;心血管疾病:心律不齐、心动过速、心动过缓、顽固性失眠。

【针刺方法】治疗下肢疾病交叉取穴,治疗上肢疾病同侧取穴,治疗心神疾病男左女右或左右交替取穴。1 寸针直刺 0.3~0.5 寸。

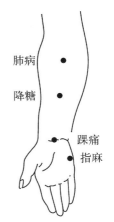

图 8 - 4 掌部平衡穴及上肢内侧平衡穴

6. 咽痛

【定位】第 1、2 掌骨间,近第 2 掌骨中点处,同传统针灸学中的合谷穴(图 8 - 3)。

【主治】各类咽喉疾病：急慢性咽喉炎、扁桃体炎、上呼吸道感染；颜面、颈部疾病：面神经炎、牙痛、三叉神经痛、单纯性甲状腺肿大；妇产科疾病：急性乳腺炎、滞产、产后缺乳。

【针刺方法】交叉取穴或男左女右或交替取穴。3寸针透后溪。

7. 感冒

【定位】握拳，手背第3、4掌指关节之间前0.5寸(图8-3)。

【主治】上呼吸道疾病：感冒、流行性感冒、鼻炎、过敏性鼻炎；腰部疾病：腰肌劳损、坐骨神经痛。

【针刺方法】男左女右取穴。3寸针直刺2寸。

8. 颈痛

【定位】握拳，手背第4、5掌指关节之间前0.5寸，同传统针灸学中的液门穴(图8-3)。

【主治】主要表现为颈(颈肩、头颈)部疼痛的疾病：颈部软组织损伤、落枕、颈肩背肌筋膜炎、急性乳突炎、颈性头痛、肩周炎；其他神经痛：肋间神经痛、眶上神经痛、三叉神经痛、坐骨神经痛。

【针刺方法】交叉取穴。3寸针直刺2寸。

9. 指麻

【定位】半握掌时，位于第五掌骨中点处(图8-4)。

【主治】末梢神经炎引起的手指麻木等。

【针刺方法】平刺，向掌心方向刺入1～1.5寸。

10. 降糖

【定位】位于前臂掌侧，腕关节至肘关节连线的下1/3处，掌长肌腱之间(图8-4)。

【主治】糖尿病、高血压病、高脂血症等。

【针刺方法】平刺，进针1.5～2寸。

11. 肺病

【定位】位于前臂掌侧，腕关节至肘关节连线的上1/3处，掌长肌腱之间(图8-4)。

【主治】支气管炎、支气管肺炎、过敏性哮喘、过敏性鼻炎、上呼吸道感染等。

【针刺方法】平刺，进针1.5～2寸。

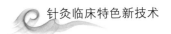
三、下肢部

1. 肩背

【定位】尾骨尖下旁开2寸(图8-5)。

【主治】上肢疾病:颈肩综合征、颈肩筋膜炎;下肢疾病:梨状肌损伤、坐骨神经痛、腓肠肌痉挛;神志疾病:精神分裂症、癫痫、癔症性昏厥。

【针刺方法】治疗上肢疾病交叉取穴;治疗下肢疾病同侧取穴;治疗神志疾病,男左女右或左右交替。4~5寸针直刺3寸。

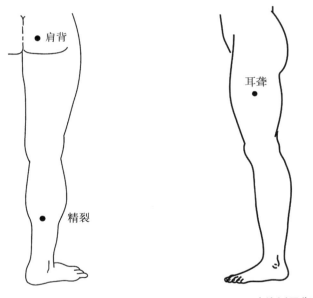

图8-5　下肢后侧平衡穴　　　　图8-6　下肢外侧平衡穴

2. 耳聋

【定位】下肢外侧,髋关节与膝关节连线中点(图8-6)。

【主治】耳部疾病:神经性耳聋、爆震性耳聋、梅尼埃病;其他疾病:股外侧皮神经炎、急性荨麻疹、丹毒。

【针刺方法】交叉取穴,或同侧取穴治疗下肢疾病。3寸针向下斜刺2寸以上。

3. 肘痛

【定位】屈膝,在膝部髌骨与髌韧带外侧凹陷中,同传统针灸学中的犊鼻穴(图 8-7)。

【主治】主要表现为肘部疼痛的疾病：肘关节软组织损伤、网球肘；下肢疾病：膝关节软组织损伤、骨性关节炎、踝关节扭伤。

【针刺方法】治疗上肢疾病交叉取穴，治疗下肢疾病同侧取穴。屈膝 90°,3 寸针直刺 1～2 寸。

4. 肩痛

【定位】屈膝，髌骨与髌韧带外侧凹陷中下 5 寸,外 1 寸（图 8-7）。

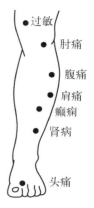

图 8-7 下肢前侧平衡穴

【主治】主要表现为肩（颈肩）部疼痛的疾病：肩周炎、颈椎病、肩关节软组织损伤、颈肩筋膜炎、落枕；其他疼痛：偏头痛、急性腰扭伤、肋间神经痛；心血管疾病：冠心病、心绞痛、高血压；胆道疾病：胆囊炎、胆道蛔虫病；耳部疾病：神经性耳鸣、耳聋；其他疾病：癔症性昏厥、带状疱疹、上肢瘫痪。

【针刺方法】交叉取穴。3 寸针直刺 2 寸。

5. 腹痛

【定位】屈膝，髌骨与髌韧带外侧凹陷中下 3 寸、外 1 寸（图 8-7）。

【主治】主要表现为腹部疼痛的疾病：急性胃炎、胃痉挛、肠炎、阑尾炎、胰腺炎、胆囊炎、肠梗阻；其他消化系统疾病：慢性肝炎、肝硬化；心血管疾病：高血压、低血压、高血脂、白细胞减少症；皮肤病：荨麻疹、牛皮癣；其他疾病：过敏性哮喘、糖尿病。

【针刺方法】男左女右或双侧取穴。2 寸针直刺 0.5～1 寸。

6. 精裂

【定位】小腿后面，当腓肠肌两肌腹之间顶端，同传统针灸学中的承山穴（图 8-5）。

【主治】精神神志疾病：精神分裂症、癔症、癫痫、休克、昏迷、中暑；腰及下肢疾病：急性腰扭伤、腰肌劳损、腓肠肌痉挛、踝关节软组织损伤；其他疾病：痔疮、头痛。

【针刺方法】左右交替取穴。3 寸针直刺 2 寸。

7. 头痛

【定位】足背第 1、2 跖骨之间，行间与太冲之间（图 8-7）。

【主治】主要表现为头部疼痛的疾病：偏头痛、神经性头痛、血管性头痛、颈性头痛、高血压头痛、低血压头痛、副鼻窦炎引起的头痛、耳源性头痛、外感性头痛；眼部疾病：假性近视、青光眼、沙眼、花眼、结膜炎；其他疾病：偏瘫、急性肝炎、神经衰弱、血小板减少、手指震颤。

【针刺方法】偏头痛交叉取穴，其他男左女右或左右交替取穴。3 寸针向上平刺 2 寸。

8. 过敏

【定位】位于屈膝位的髌骨上角上 2 寸处，股四头肌内侧隆起处（图 8-7）。

【主治】支气管哮喘，急性荨麻疹，风疹，湿疹，皮肤瘙痒，牛皮癣，神经性皮炎，月经不调，痛经，闭经，功能性子宫出血，泌尿系感染，慢性肾炎。

【针刺方法】上下提插。对体虚患者可配合捻针滞针。

9. 癫痫

【定位】位于胫骨与腓骨之间，髌骨下沿至踝关节连线的中点（图 8-7）。

【主治】癫痫，癔症性昏厥，精神分裂症，神经衰弱，急性胃炎，消化道溃疡，痛经，肩周炎，晕车、晕船、晕机。

【针刺方法】上下提插。

10. 肾病

【定位】位于外踝高点之上 8 cm，腓骨内侧前缘，即腓骨小头至外踝连线的下 1/3 处（图 8-7）。

【主治】急慢性肾炎，肾盂肾炎，膀胱炎，尿道炎，睾丸炎，阳痿，早泄，遗尿，疝气，血栓闭塞性脉管炎，糖尿病，荨麻疹，顽固性失眠。

【针刺方法】交替取穴，上下提插，以针刺腓总神经后出现的针感为宜。

11. 降压

【定位】位于足弓，划一个"十"字，交点即为此穴（图 8-8）。

【主治】高血压，临床还可用于治疗休克、昏迷、高热、精神分裂症、癫痫、癔症性瘫痪、神经性头痛、偏瘫。

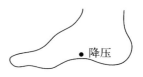

图 8-8　足内侧平衡穴

【针刺方法】交替取穴，上下提插，对急性患者可以留针。

四、胸腹部

1. 痛经

【定位】在胸部,当前正中线上,平第4肋间,两乳头连线的中点,同传统针灸学的膻中穴(图8-9)。

【主治】妇科疾病:原发性痛经、经前期紧张综合征、盆腔炎、阴道炎;其他疾病:慢性结肠炎、泌尿系感染。

【针刺方法】向下平刺2寸。

2. 面瘫

【定位】锁骨外1/3斜上1～2寸处(图8-9)。

【主治】面部疾病:面瘫、面肌痉挛、流行性腮腺炎、乳突炎。

【针刺方法】交叉取穴。1寸针向颈部斜刺0.5～1寸。

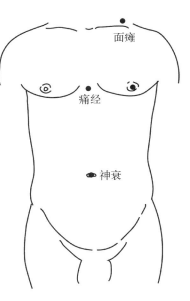

图8-9　胸腹部平衡穴

3. 神衰

【定位】肚脐中央,同传统针灸学中神阙穴(图8-9)。

【主治】神志疾病:神经衰弱、更年期综合征;消化道疾病:慢性肝炎、肝硬化,其他疾病:糖尿病、慢性支气管炎、过敏、晕船、晕车。

【针刺方法】双手并拢,掌心相对,利用食、中、无名指进行瞬间点压;或两手相叠,掌心贴于此穴,随腹式呼吸有节律地按压49次。

五、脊背部

1. 痤疮

【定位】第7颈椎棘突下,同传统针灸学中的大椎穴(图8-10)。

【主治】颜面部皮肤病:痤疮、脂溢性皮炎、面部疖肿、色素沉着、毛囊炎;其他皮肤病:湿疹、荨麻疹;头面部疾病:急性结膜炎、口腔炎、副鼻窦炎、扁桃体炎;其他疾病:急性淋巴结炎、上呼吸道感染。

【针刺方法】三棱针点刺,挤出3～5滴血或加罐。

2. 疲劳

【定位】在肩上,当大椎穴与肩锋端连线的中点,同传统针灸学中的肩井穴(图8-10)。

【主治】各类综合征:疲劳综合征、老年前期综合征、更年期综合征、腰背肌综合征、神经衰弱。

【针刺方法】拇指指腹瞬间用力点压。

3. 乳腺

【定位】在肩胛部,当冈下窝中央凹陷处,与第4胸椎相平,同传统针灸学中的天宗穴(图8-10)。

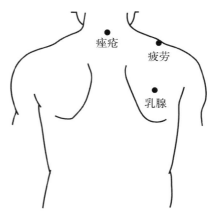

图8-10　背部平衡穴

【主治】乳腺疾病:急性乳腺炎、乳腺增生、产后缺乳、乳房胀痛;胸部疾病:胸部软组织损伤、肋间神经痛;其他疾病:神经性皮炎、颈部淋巴结核。

【针刺方法】同侧取穴。3寸针向肩胛骨内下缘平刺2寸。

4. 肩背穴

【定位】位于尾骨旁开3寸处(图8-5)。

【主治】颈肩综合征、颈肩肌筋膜炎等。

【针刺方法】直刺,进针2~3寸。

第三节　操　作　方　法

一、操作器材

多用28号3寸毫针。

二、操作方法

常规消毒,快速进针;行提插手法、提插幅度相对较大,务必使患者产生强烈针感,针感最好放射;产生针感后即刻出针。常用的针刺手法如下。

1. 提插手法

提插手法包括上提和下插两个部分。操作中通过改变针尖的方向、角度、深浅以获得针感。主要适用于有特殊针感要求的平衡针穴位，如降压穴、降脂穴、肩痛穴等。

2. 强化针感手法

强化针感手法指针刺深度达到要求后采用的一种捻转手法。通过拇指与食指按顺时针方向旋转捻动针体发生滞针，然后再按逆时针方向旋转捻动针体并出针。主要适用于病情较重、有特殊针感要求的平衡针穴位，如偏瘫穴、面瘫穴、胸痛穴、胃痛穴等。

3. 一步到位手法

一步到位手法指针刺深度在 1 寸以内的针刺手法，适用于比较浅表的穴位，进针后即可出针，原则上不提插、不捻转。例如，明目穴、牙痛穴、踝痛穴等，症状较重时可给予轻度提插、捻转。

4. 两步到位手法

两步到位手法指针刺深度在 2 寸以内的针刺手法，第一步将针尖刺入体内，第二步将针体刺入达到要求的深度。进针后即可出针，不提插、不捻转。例如，耳聋穴、过敏穴、痔疮穴、胸痛穴等。

5. 三步到位手法

三步到位手法指针刺深度在 3 寸以内的针刺手法，第一步将针尖刺入体内，第二步将针体刺入达 1～2 寸，第三步再将针体刺入达 2.5 寸左右即可。不提插，不捻转，达到一定深度后即可出针。例如，臀痛穴、肩背穴、抑郁穴、偏瘫穴等。

三、注意事项

（1）使用的毫针需针体较长。

（2）手法要快，突出进针快、行针快、出针快三快手法；在较大的穴区范围内反复试针 3 次，若仍没有针感产生，该次治疗就放弃此穴。

【附】平衡火罐

平衡火罐是王文远倡导的一种火罐疗法，以不同的火罐形式实施不同的手法，达到治愈疾病及调节、保健之目的。

行罐要求持久、有力、均匀、柔和,施术顺序为"轻-中-重-中-轻"。除留罐外,每种手法均重复2次。主要手法如下。

(1) 留罐:留罐5～15分钟。密排罐距＜4 cm,疏排罐距＞7 cm。

(2) 闪罐:沿神经走行或经络走行快速拔罐、取罐、再拔罐、再取罐,30次/分钟。

(3) 摇罐:留罐时用手摇罐底,可旋转或上下、左右摇动,120次/分钟。

(4) 摩罐:涂润滑剂于皮肤,让罐在一定范围内作环旋运动。

(5) 抖罐:涂润滑剂于皮肤,让罐垂直于经络或神经来回快速抖动,120次/分钟。

(6) 擦罐:涂润滑剂于皮肤,让罐顺着经络或神经走行来回摩擦,30次/分钟。

(7) 拉罐:涂润滑剂于皮肤,单方向拉动火罐,30次/分钟。

(8) 振罐(提、按罐):提、按火罐后静止性用力,让罐产生震颤,200次/分钟。

(9) 弹罐:提起一侧罐壁,利用另一侧弹拨脊柱旁韧带、神经,120次/分钟。

适应证主要包括肩周炎、落枕、急性腰扭伤、便秘、痛经、腰肌劳损、坐骨神经痛、中风后遗症、疲劳综合征、类风湿性关节炎、胃脘痛、上呼吸道感染、神经衰弱等。

王文远简介

王文远(1945～),山东临沂人,毕业于中国人民解放军军医学院,解放军292医院主任医师,陆军总医院专家组专家,全军平衡针灸中心主任。兼任北京中医药大学教授,中国针灸学会常务理事,中华中医药学会民间疗法专业委员会副主任委员,中国保健科技学会平衡医学研究会理事长、中国老年学学会平衡针灸学委员会主任委员。荣立二等功2次、三等功3次,被评为全军中医药先进个人、全军中医技术能手、中华中医药学会首届传承先进个人、北京军区文职干部标兵、育才有功专家、优秀共产党员、科技先进个人、北京市精神文明先进个人、军警民先进个人、全国首届百名敬老志愿者标兵,享受国务院特殊津贴。

经潜心研究,及大量临床经验,创立平衡针疗法。同时,大力发展平衡心理、平衡推拿、平衡火罐等系列疗法。先后开展新技术500余项,获军地科技成果奖20余项,主持国家重点基础研究发展计划(973计划),国家卫生部、国家中医药管理局农村与社区适宜技术推广项目。主编出版了《中国平衡针灸》(北京科学技术出版社,1998年)、《王文远平衡针治疗颈肩腰腿痛》(中国中医药出版社,2010年)、《平衡针法临床精要(第2版)》(中国中医药出版社,2013年)、《王氏平衡针疗法》(中国中医药出版社,2016年)。

参 考 文 献

庞嵲,时枫,覃小兰.平衡针疗法治疗高血压急症 38 例[J].辽宁中医杂志,
　　2006,33(11)：1488.

宋冠军,黄艳.平衡针治疗 200 例颈肩综合征观察[J].颈腰痛杂志,2006,
　　27(6)：518.

王君鳌,陈文治,杨志敏.平衡针疗法治疗急性腰扭伤 40 例[J].中国民间疗法,
　　2007(2)：16－17.

王文远,王晓辉,刘文华,等.现代平衡针灸创新技术有关情况介绍[J].人民军
　　医,2021,64(12)：1241－1242.

王文远,王晓辉,于波,等.现代平衡针灸理论根源及理论体系综述[J].人民军
　　医,2021,64(12)：1243－1244.

王文远.平衡针法临床精要[M].北京：中国中医药出版社,1994.

王文远.王氏平衡针疗法[M].北京：中国中医药出版社,2016.

王文远.中国平衡针灸[M].北京：北京科学技术出版社,1998.

徐国峰,李敏,覃小兰.平衡针疗法治疗急性腹痛 63 例[J].中国针灸,2007,
　　27(2)：155－156.

赵帅,陈博来.平衡针结合斜扳手法治疗急性腰扭伤 72 例[J].按摩与导引,
　　2007(6)：36－37.

赵帅,林定坤.平衡针配合孙式手法治疗落枕 48 例疗效观察[J].新中医,2007
　　(8)：50－51.

（邱晓科　姜雪梅）

第九章 腕踝针疗法

第一节 概　　述

一、概念

腕踝针疗法是在腕部或踝部特定部位进行皮下针刺以治疗全身疾病的一种方法,由张心曙创立。

二、发展简史

腕踝针疗法是由中国人民解放军第二军医大学附属长海医院张心曙创立和发展起来的。腕踝针的探索早在 20 世纪 60 年代就已经开始,而正式作为一种疗法提出并在临床上推广应用,则是在 20 世纪 70 年代初期。

近 20 年来全国各地针灸学者所共同积累的经验表明,腕踝针在不少病症中效果是肯定的,治疗疼痛性疾病效果确切、起效迅速,同时具有取穴简单,操作简便,对机体损伤微小及安全无针感的特点。

三、特点和优点

1. 特点

(1)身体 6 个纵区,明确病位:身体两侧各分 6 个纵区,用数字 1～6 编号,用于症状定位。

(2)腕踝 6 个点,用于针刺:腕踝部各定 6 个针刺点,也用数字 1～6 编号,与纵区编号相同,各点都在腕和踝的各区内,应用时按疾病的症状和体征所在区选取编号相同的针刺点。针刺点位置只作相对固定,可根据不同情况移位,并不影响疗效。因此,与"穴"不同。

(3)皮下针刺:皮下针刺要求尽可能表浅,不出现酸、麻、胀、重等感觉。

2. 优点

（1）简单易学：疾病的症状所在区与针刺点位置都用相同编号标明，各点的皮下针刺方法相同，因此易学易懂，适合中医学者学习、应用。

（2）安全方便：在腕部和踝部行皮下针刺，这些部位没有重要组织和器官，不会发生针刺意外，针刺时一般无痛感，患者对针刺的恐惧感少，也感到安全。治疗时露出腕和踝，不需要脱衣服，不受时间、季节、环境限制，针刺后留针期间肢体活动不受影响，颇为方便。

（3）治疗面广：针刺部位虽只限在腕和踝，治疗范围却能遍及身体各部的多种病症。不仅治疗面广，疗效亦佳。

第二节　分区与主治病症

身体分成两部分：① 躯干：包括头、颈、躯干；② 肢体：包括上肢、下肢。臂干线和股干线作为上下肢和躯干的分界，臂干线环绕肩部三角肌附着缘至腋窝；股干线自前面的腹股沟至后面的髂骨嵴。

一、头颈和躯干分区

在身体前后面中央各画一条前中线和后中线，中线将身体分为两侧，每侧由前向后分 6 个纵区，用数字 1～6 编号，其中 1、2、3 区在前面，4、5、6 在后面。以前后正中线为标线，将身体两侧面由前向后划为 6 个纵行区（图 9－1、图 9－2、图 9－3）。

1 区：中线两侧的区域，在头面部自前中线至以眼眶外缘为垂直线之间的区域，包括额部、眼、鼻、舌、咽喉，颈部沿气管、食管；胸部自前正中线至胸骨缘，包括胸肋关节、食管、气管、乳房近胸骨缘、心区右侧部分；腹部之前正中线至腹直肌缘区域，包括胃、胆囊、脐部、膀胱、子宫、会阴部。主治病症：前额痛、目赤痛、鼻塞、流涎、咽喉肿痛、咳喘、胃脘痛、心悸、痛经、白带、遗尿等。

2 区：躯体前面的两旁（1 区的两侧），包括颞前部、颊部、后牙、颌下部；胸部沿锁骨中线向下区域，包括锁骨上窝、上胸部、乳中部、前胸、肺、肝、侧腹部。主治病症：后牙痛、哮喘、乳房胀痛、胸胁痛、侧腹痛等。

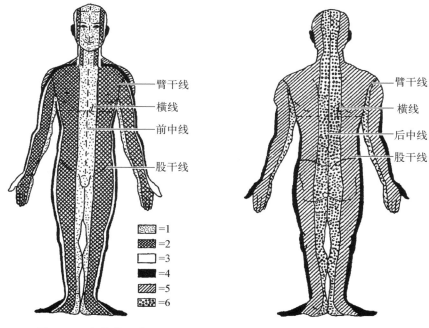

臂干线
横线
前中线
股干线

臂干线
横线
后中线
股干线

▦=1
▩=2
□=3
■=4
▨=5
▨=6

图 9-1 身体前面分区

图 9-2 身体后面分区

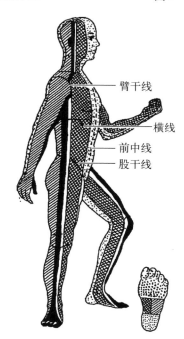

臂干线
横线
前中线
股干线

图 9-3 身体侧面分区

3 区：躯体前面的外缘（2 区的外缘），范围狭窄，包括沿耳郭前缘的头面部、胸腹部、沿腋窝前缘向下的垂直线。主治病症：颞浅动脉痛，沿腋前缘垂直线部位的胸痛或腹痛（本区病症较少）。

4 区：躯体前后面交界处，包括头项、耳及腋窝垂直向下的区域。主治病症：头顶痛、耳鸣；耳聋，腋中线部位的胸腹痛。

5 区：躯体后面的两旁（与 2 区相对），包括头、颈后外侧、肩胛区、躯干两旁、下肢外侧。主治病症：颈后部痛、落枕、肩背部痛、侧腰痛等。

6 区：躯体后正中线两侧的区域（与 1 区相对），包括后头部、枕项部、脊柱部、骶尾部、肛门等。主治病症：后头痛、项强痛、腰脊痛等。

概括这 6 个区，可以记作：沿中线两侧，前面为 1 区，后面为 6 区；前后面交界处为 4 区；紧靠 4 区的前面为 3 区；两旁的，前面在 1 区与 4 区之中间为 2 区，后面在 4 区与 6 区之中间为 5 区（图 9-4）。

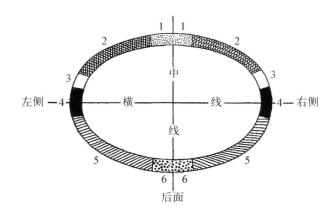

图 9-4　身体分区横断面观

二、四肢分区

当两上、下肢处于内侧面向前的外旋位、两下肢靠拢时，四肢的内侧面相当于躯干的前面；外侧面相当于躯干的后面；前面靠拢的缝相当于前正中线；后面靠拢的缝相当于后正中线，这样四肢的分区就可按躯干的分区类推。

三、上下分区

以胸骨末端和肋弓交界处为中心画一条环绕身体的水平线，称横膈线，将

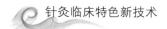
身体6区分成上下两半,横膈线以上各区加"上"字,横膈线以下各区加"下"字,如上1区、下1区,以此类推,用于称呼各区。

第三节　进针点及其适应证

按分区查明病症所在区,即在腕踝部选取相应同一区的进针点。腕与踝部各有6个点,分别代表上下6个区。下面将各点位置以及适应证介绍如下。

一、腕部

进针点共6个,约在腕横纹上二横指(内关、外关)一圈处。从掌面尺侧至桡侧,再从腕背桡侧至尺侧,依次称作为上1、上2、上3、上4、上5、上6。各点位置与皮下结构解剖关系(图9-5、图9-6)。

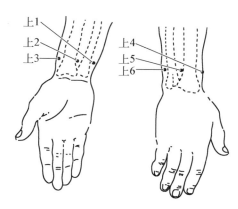

图9-5　腕部进针点

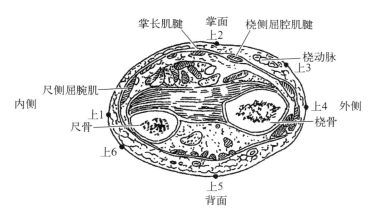

图9-6　右侧腕部横断面,示腕部进针点与深层解剖关系

1. 上1

【位置】在小指侧的尺骨缘与尺侧屈腕腱的凹陷处。术者用左手拇指端内侧缘摸到尺骨缘后,向掌心侧轻推,点的位置在骨缘和肌腱缘之中间的最凹陷处。此点最常用,除用于上 1 区病症外,还用于不能定位的一类病症。

【适应证】前额部、目疾、鼻疾、面神经炎、前牙肿痛、咽喉肿痛、咳喘、胃脘痛、心悸、眩晕、盗汗、失眠、郁证、癫痫等。

2. 上 2

【位置】在腕掌侧面的中央,掌长肌腱与桡侧腕屈肌腱中间,即内关穴。突起的肌腱不宜看清时,嘱患者紧握拳,此时即可摸清突起的两条肌腱。针刺时要注意避开血管,必要时针刺点位置要在两肌腱之间适当上移,针刺方向也要循腱之间隔略有偏斜。

【适应证】上 2 区病症,如颌下肿痛、胸闷、胸痛、回乳、哮喘等。

3. 上 3

【位置】靠桡动脉外侧,距桡骨缘 1 cm,或在桡骨缘和桡动脉中间。此点较少用。

【适应证】上 3 区病症,如高血压、胸痛等。

4. 上 4

【位置】手掌向内,在拇指侧的桡骨内外两缘中间。患者手的掌面向内竖放。术者用双手食指夹桡骨的内外两侧,针刺点位置在其中间。此处若有较粗血管,点的位置要适当上移。

【适应证】治疗上 4 区病症,如头顶痛、耳疾、颞下颌关节炎、肩周炎、胸痛等。

5. 上 5

【位置】腕背的中央,即外关穴。

【适应证】上 5 区病症,如后颞部痛、肩周炎、上肢麻木、痹证、上肢运动障碍、肘、腕和指关节痛等。

6. 上 6

【位置】距小指侧尺骨缘 1 cm。此处因有隆起的尺骨小头,为针刺方便,针刺点也要适当上移。

【适应证】上 6 区病症,如后头痛、枕项痛、脊柱(颈胸段)痛。

二、踝部

踝部进针点共有 6 个。约在内、外踝最高点上三横指(悬钟、三阴交)一圈处,从跟腱内侧起向前转到外侧跟腱依次为下 1、下 2、下 3、下 4、下 5、下 6。各点位置和皮下结构关系见图 9-7、图 9-8。

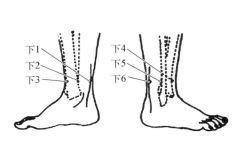

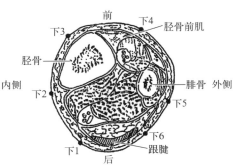

图 9-7　踝部进针点位置　　　　图 9-8　右侧踝部横断面示踝部
　　　　　　　　　　　　　　　　　　　　　　进针点与深层解剖关系

1. 下 1

【位置】靠跟腱内缘。患者仰卧,足处外展位置。术者用左手拇指端内侧缘由踝部中央向跟腱方向触摸,触及跟腱内缘处。或置拇指的指掌关节于内踝上,拇指以 45°朝向跟腱,指端触及跟腱之内缘处。

【适应证】下 1 区病症,如上腹部胀痛、脐周痛、痛经、白带多、遗尿、阴部瘙痒症、足跟痛等。

2. 下 2

【位置】在内侧面中央,靠胫骨后缘。患者足处外展位。术者用拇指端由跟腱向踝部中央触摸,触及骨之内缘处。

【适应证】下 2 区病症,如肝区痛、侧腹痛、腹股沟淋巴结痛、大腿内侧痛、膝内侧痛、内踝关节痛。

3. 下 3

【位置】胫骨前缘向内 1 cm 处。患者足趾朝上处正前方,术者用拇指端触及胫骨前嵴,向内侧 1 cm 处。

【适应证】下 3 区病症,如髋关节痛、踝关节扭伤等。

4. 下 4

【位置】胫骨前缘与腓骨前缘的中点。患者足趾朝上处正前方,术者用双手拇指端摸准胫骨前嵴和腓骨前缘,针刺点处在嵴和缘之间的正中。

【适应证】下 4 区病症,如股四头肌部痛、膝关节炎、下肢痿痹证、下肢瘫痪、趾关节痛。

5. 下 5

【位置】在外侧面中央,靠腓骨后缘,在骨缘和腓骨长肌腱间浅沟处。患者侧卧,使针刺部位踝的外侧面朝上,术者用左手拇指端摸外踝后侧,沿腓骨后缘而上,针刺点在骨之后缘与邻近肌腱所形成的狭窄浅沟处正中。

【适应证】下 5 区病症,如髋关节痛、踝关节扭伤等。

6. 下 6

【位置】靠跟腱外缘,患者俯卧,术者用左手轻托受针刺的踝部向上,用拇指端触及跟腱外缘,针刺点在紧靠外缘处。

【适应证】下 6 区病症,如急性腰扭伤、腰肌劳损、骶髂关节痛、坐骨神经痛、腓肠肌痉挛、脚前掌趾痛。

第四节 操 作 方 法

腕踝针的针刺法中对病症的症状定位准确,针刺点选择到位,是针刺获得疗效的前提。针刺法是 3 个治疗步骤中的关键,针刺不合要求也不能达到疗效的最佳状态。在腕踝各点针刺要求都一致:① 针沿皮下浅刺;② 除针尖刺过皮肤时可有轻微刺痛外,针刺入皮下要求不出现酸、麻、胀、重等感觉,也要求原有症状部位不出现麻木、沉重、闷、心区不适、疼痛症状向旁转移等新的感觉;③ 针刺入后,原有疼痛及压痛症状完全或基本消失;④ 针刺期间肢体活动不受影响。这种针刺方法独具特殊性,有多方面的要求。

一、刺前准备

1. 针具

为使针能刺进皮下且便于操作,针的硬度、粗细和长度十分重要。通常采用粗细(0.32~0.28)mm×(25~40)mm 不锈钢毫针。儿童多用 25 mm 长的毫针。

2. 患者体位

视患者情况及病情决定。针腕部时坐位,针踝部时最好取仰卧位、侧卧位或俯卧位。针刺部位肌肉尽量放松。

3. 针刺方向

腕踝针要沿皮下表浅刺针,因此就有针刺方向问题,刺前应考虑好针刺的方向。针刺方向通常朝向病症所在一端,即病症在针刺部位以上时,针朝向心端,若病症在手足部位,如腕关节和踝关节痛,手背或足部痛,针朝离心端,这时针刺点位置要向近心端移位,以免针尖刺至关节。

4. 进针点位置及调整

一般按针刺点定位方法,但有时要根据针刺局部情况及针刺方向适当调整。

(1)针尖刺入皮肤处刺痛显著。

(2)针刺局部有较粗静脉、瘢痕、伤口。

(3)局部有骨粗隆不便刺针。

(4)针刺方向要朝离心端时。

在以上情况下,针刺点都要沿纵轴朝向心端方向移位,但勿向旁移位,即针刺点位置虽移动,其定位方法仍不变。

5. 消毒

用75%酒精棉球擦净进针点周围皮肤并消毒。皮肤的消毒区域应较大,以免针体卧倒贴近皮肤时受污染。已消毒的针体持针时勿再接触手指。

二、进针方法

对初次接受针疗的患者,不论以往是否其他针刺法治疗,针刺前都要说明本针刺疗法特点,大意是这是一种皮下针刺法,与别种针刺法不同,除针尖刺入皮肤时可能出现轻微刺痛外,针刺进时要求没有酸、麻、胀、重、痛感觉,如有出现要立即提出,以便纠正。

1. 持针手势

持针时要求不用手指接触已消毒的针体,可用刺手三指夹住针柄,拇指关节微屈,指端置在针柄下,食指和中指端节中部在针柄上,无名指在中指下夹住针柄,小指在无名指下。

2. 针尖过皮

为使针刺入皮下尽可能表浅,针尖刺入皮肤的角度很重要。最合适的角度为30°(图9-9),将持针手的小指抵住皮肤表面,恰能使针达到所需角度。此角度若过小,针

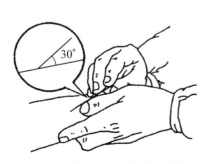

图9-9 针尖刺入皮肤手势示意图

易刺入皮内不易进入皮下,患者感到疼痛;角度若过大,针易刺入肌膜下达肌层,显得过深,影响疗效。针刺时要保持针体正直,不能用力推针致针体弯曲向下影响角度。为使针尖较易刺痛皮层,可用左手拇指按在针下方拉紧皮肤,右手拇指端快速轻旋针柄(转动不超过180°),食指和中指保持不动,使针尖刺入皮内时摆动幅度不会过大。这样,针尖容易通过皮层也可减少疼痛。针尖刺入皮层达到皮下的标志如下。

(1)针尖阻力由紧转松。

(2)针尖刺入皮肤皮层时患者常会有刺痛感,刺过皮层痛感消失。

(3)放开持针手指,针自然垂倒贴近皮肤表面,针尖将皮肤挑起一小皮丘,此时将针沿皮下轻推,手指不感有阻力,表示针尖已恰好刺入皮下。若针垂倒不能贴近皮肤且形成角度,表示针刺入过深,超过肌膜进入肌层,要将针稍退出,针能卧倒后,再刺入。

以上3个标志中(3)最重要。

3. 针刺进皮下

针尖刺过皮层后,将针循纵轴沿皮下尽可能表浅缓慢推进,要感到轻松没有阻力,表面皮肤不随针移动或出现皱纹,不必捻转针。若患者诉说有酸、麻、胀、重、痛感觉,或出现在针刺局部,或在原有症状部位出现沉重、麻木、疼痛转移、胸前闷等新的感觉,均表示针刺较深,要将针稍退,待这些感觉消失后,将针尖更表浅沿皮下刺入。在针刺点1或6针刺时,由于腕和踝部上端较下端粗,为保证针刺在皮下,要使针刺入方向与腕和踝内缘平行,不然易刺入肌层。针刺入进皮下的长度一般为38 mm(图9-10),有的患者可能在未刺入此长度时症状已消失;也有症状尚无变化,若将针推进到40 mm,症状可能即刻消失。所以针刺进皮下的长度也因人而异,并非固定不变。

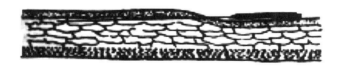

图9-10 针体紧贴真皮下示意图

腕部和踝部各针刺点在针刺时的位置及进针后针的位置见图9-11、图9-12。

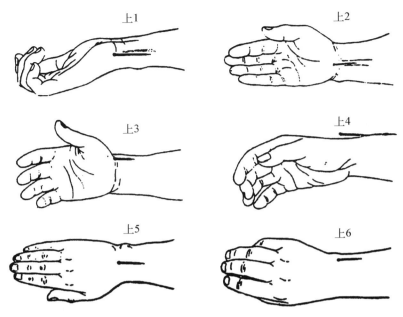

图 9-11　腕部各点进针后针位示意图

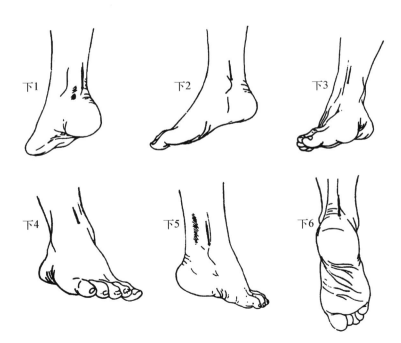

图 9-12　踝部各点进针后针位示意图

三、调针

对如疼痛、压痛、麻木、瘙痒等感觉症状和与痛有关联的一些运动症状，一次针疗常能立即获得疗效，达到完全消失或显效。若针刺后感觉症状未能改善或改善不全，除疾病本身原因外，往往与针刺时体位不正、针刺点位置在区内不够居中、针刺进皮下不够表浅、方向不够正直、刺入长度不适当等因素有关，有时些微之差都会影响疗效，因此，针刺的各步骤都要注意。如属针刺方法问题，要在针尖退至进针点处皮下，酌情纠正后再进针，此为调针。调针是重要步骤，但非必要。对当时无法判断疗效的运动障碍、睡眠障碍、精神症状等，无须调针。

四、留针

有些症状如顽固性疼痛、头昏、麻木、哮喘、精神症状等，在针刺入后的留针过程中才缓慢显示疗效，故针刺入后不论反应快或慢都需留针，使针的刺激持续保持，促使病态机能逐渐恢复。但留针时间不宜过长，以免多次长时间留针刺激，引发组织排斥反应而结疤，影响对后续治疗的灵敏度。留针时间一般为半小时，也可根据病情调整，如于患者急性期、病期长、症状严重，适当延长留针时间至1～2小时，但最长不超过24小时，待症状好转后缩短留针时间。留针期间不作捻针等加强刺激，以尽量减少针刺对组织损害为前提。若有疼痛的患者，当针刺入及调针后疼痛消除，留针期间痛又出现，可能是由于肢体活动使针自动稍退出有关，若将针推进，症状即消失。

五、出针

用消毒干棉球压住针刺部位，迅速拔针，按压要稍久，防止皮下出血，在确定无出血后才让患者离开。

第五节　临床治疗

一、身体各区、针刺点及主治病症

身体各区、针刺点及主治病症见表8-1。

表 8-1　身体各区、针刺点及主治病症

身体各区及 针刺点	主　治　病　症
上 1	前额痛、眼睑肌痉挛、结膜炎、眼球胀痛、视力障碍、鼻塞、流涕、三叉神经痛、面瘫、前牙痛、舌痛、流涎、咽痛、扁桃体炎、感冒、胸闷、顿咳、心悸、恶心、呕吐、厌食、失语、胸肋关节痛等。 全身或不能定位病症：一侧或全身感觉麻木、全身皮肤瘙痒、寒战、潮热、多汗或无汗、睡眠障碍、精神障碍等。
上 2	颞前痛、后牙痛、颌下淋巴结痛、乳腺炎、乳房痛、胸痛、哮喘、手心痛、掌侧指端麻痛等。
上 3	耳前痛、腮腺肿痛、胸前侧壁痛等。
上 4	头顶痛、耳痛、耳鸣、幻听、颞颌关节痛、肩关节前侧痛、胸侧壁痛、肘关节痛、拇指关节痛等。
上 5	头昏、头晕、眩晕、颈背痛、晕厥、肩部酸痛、肩关节痛、上肢感觉和运动障碍、腕关节痛、手背及指关节痛等。
上 6	颈、胸椎及椎旁痛、后头痛、肩关节后侧痛、小指关节痛、小指侧手背冻疮等。
下 1	胃区痛、胆囊部痛、脐周痛、下腹痛、遗尿、尿频、尿潴留、尿失禁、痛经、白带多、阴痒、膝窝内侧痛、腓肠肌内侧肌痛、足跟痛等。
下 2	肝区痛、侧腹痛、腹股沟淋巴结痛、大腿内侧痛、膝内侧痛、内踝关节痛等。
下 3	髌骨内侧部位痛、内侧楔骨突痛等。
下 4	侧腰痛、大腿前侧肌酸痛、膝关节痛、下肢感觉及运动障碍、足背痛、趾关节痛等。
下 5	腰背痛、臀中点痛、腿外侧痛、外踝关节痛等。
下 6	腰椎及椎旁痛、沿坐骨神经痛、尾骶部痛、痔疮、便秘、膝窝外侧痛、脚前掌痛等。

二、针刺点的选择

临床治疗时候针刺点的选择要有针对性，每选一个点要考虑其依据，点尽可能少，逐步熟悉各点治疗效应。下列针刺点的选择是从实际工作中归纳的，供选点时参考。

（1）根据疾病的各个症状所在区选择编号相同的针刺点。

（2）以前后正中线为界,针刺点选在症状的同一侧。

（3）以横线为界,症状位在横线以上针腕部,在横线以下针踝部。

（4）症状恰在中线位置不能定属于哪侧时,若位在横线以上针两侧上 1 或上 6,位在横线以下针两侧下 1 或下 6。

（5）症状虽位在中线,倘有其他症状可作定侧时,可先针一侧 1 或 6,视疗效决定是否再针另一侧。

（6）有多种症状同时存在时,要分析症状主次,若症状中有痛,以痛为主要症状,并尽可能查出压痛点,根据其所在区选取针刺点,针刺使压痛点消失后,若有其他症状未能消除,则另选针刺点。

（7）症状发生在身体一侧,如脑卒中时瘫侧身体麻木,针麻木侧上 1。

（8）肢体有感觉或运动障碍,发生在上肢针上 5,下肢针下 4。

（9）全身或不能定位症状,针两侧上 1。

在实际应用中,"区"和"点"可视作同一概念,定出症状所在区也就定出针刺点。

三、针刺治疗次数

视病情而定,急性重症病例可每日针 1 次,但不宜持续过久,因每次针刺一般都在相同部位,1 次针后局部组织因损伤易发生水肿,有时出现疼痛,故应有针刺间隔时间让其恢复。待病情有缓解,宜延长间隔时间,一般可间隔 1～2 日针 1 次,需多次治疗时,可以 10 次为一疗程。治疗效果缓慢的病例酌情增加疗程,疗程间不必间隔。

四、禁忌证

一般无绝对禁忌证。妇女正常月经期、妊娠期 3 个月内者,不宜针两侧下 1。

五、疗效表现方式

各病症针疗过程中疗效表现不一,疗效与疾病性质有关,与病期不一定有关,虽属同一类病症疗效也不一致,疗效常见表现方式大致有以下几种。

（1）经1次治疗症状即消失。

（2）经几次治疗，症状逐次减轻至消失。

（3）每次针时症状消失，但拔针后不久又出现，继续治疗过程中症状波动，逐渐减轻至消失。

（4）初几次针时症状减轻，以后反而加重，继续治疗才逐渐好转。

（5）针时有短暂疗效，拔针后症状如旧，虽多次治疗，无明显改变。

第六节　不　良　反　应

临床不良反应主要有皮下出血及晕针。

一、皮下出血

腕和踝是活动较多的部位，又处于四肢末端，血液供应丰富，皮下静脉网多。皮下脂肪层薄者且静脉较粗尚能看清，针刺时应尽量避开，但脂肪层较厚者皮下血管多不易辨认，难免伤及血管导致皮下出血这种情况可以控制，方法有3种。

（1）选择针刺点位置时，要仔细观察针要通过的皮下有无较粗血管。

（2）进针要缓慢，针尖要刺至血管必会出现疼痛，要立即退针或更换针刺点。

（3）针刺入皮下，若发现针尖部缓慢隆起，表示已有出血，应立即拔针并压迫止血，如已有皮下出血时，要向患者说明以消除顾虑。

二、晕针

晕针虽属偶见，因其出现较迅速且有时表现严重，故要注意防范并及时处理。晕针易发于个别敏感患者，以青年女性较多，多在针腕部时出现。可发生于初次针刺治疗时，也可发生于初次针疗之后；可发生于针刺当时，或调针连续多次时，也可发生于留针期间。以往体针时有过晕针的病例，腕踝针治疗时不一定发生晕针，但也需慎重，可卧床针刺。晕针的发生主要与椎基底动脉发生痉挛引起一时性脑干缺血有关，患者先感到头晕、恶心、耳鸣、视力模糊或眼前发黑、面色变苍白、出冷汗，继之呼吸表浅、口唇发绀、不能站立而倒地，处于休克状态。此时应立即出针,让患者平卧,解开衣领,注意血压变化。有时再针刺两侧上1能迅速解除晕针。

张心曙简介

　　张心曙(1923~2014),浙江宁波人,毕业于中国人民解放军第二军医大学,教授,主任医师,腕踝针创始人。长期工作于中国人民解放军第二军医大学附属长海医院神经科,退休后在长海医院中医科悉心指导腕踝针的应用与研究。1966年起,经过反复实践,于1972年摸索出只在腕部和踝部的6个点做皮下针刺,用来治疗全身各部位某些病症的一种新的针刺疗法,1975年正式定名为"腕踝针",并于1976年将其发表在《人民军医》杂志。1997年主编出版了《腕踝针》(人民军医出版社出版),2002年主编出版了《实用腕踝针疗法》(人民卫生出版社)。

参 考 文 献

兰蕾,张国山.腕踝针疗法[M].北京:中国医药科技出版社,2012.

张心曙,凌昌全,周庆辉.实用腕踝针疗法[M].北京:人民卫生出版社,2002.

张心曙.腕踝针[M].第三版.北京:人民军医出版社,1997.

张心曙.腕踝针疗法[M].北京:人民军医出版社,1990.

（刘华聪　黄泳）

第十章　醒脑开窍针法

第一节　概　　述

一、概念

"醒脑开窍针法"是著名针灸专家、中国工程院院士石学敏于 1972 年创立的一种针刺疗法，专门针对中风病的治疗。基于对中风病"窍闭神匿、神不导气"总病机的理解，石学敏院士精选穴位处方，并明确规定腧穴的进针方向、深度，以及采用的手法和刺激量，逐步建立了醒脑开窍针法体系。

二、"醒脑开窍"含义

1. "醒"

"醒"的本意指睡眠状态的结束；与"睡"相对，其引申义如下。

（1）"清醒"：指思维意识的正常状态。

（2）"苏醒"：指思维意识由昏聩、蒙眬逐渐转为清醒状态。

（3）"复苏"：指曾经一度受抑、受损、受挫的功能活动的重新恢复。

醒脑开窍针法的"醒"字主要有复苏的意义。

2. "脑"

中医学所论述的脑，是奇恒之腑之一，是人体重要的脏腑结构之一，其功能特点如下。

（1）为元神之腑："元"通"原"，有本始、起始之义。

元神，指本始的神气，也即人体与生而来的神气。"府"即处所。"元神之府"即是指出，脑是贮纳人体与生而来的神气的处所。诸如人体的本能活动，如吮吸、哭笑、各种感官等，即是元神之所为。

（2）为髓之海：《灵枢·海论》篇："脑为髓之海，其输上在于其盖，下在风府。"很明确地指出了脑的解剖位置。功能上认为："髓海有余,则轻劲多力,自过其度;髓海不足,则脑转耳鸣,胫酸眩晕,目无所见,懈怠安卧",指明脑与身体的运动机能、感觉功能、视、听、平衡等器官有重要关系。

脑髓的形成是以人体先天之精为物质基础的。《灵枢·经脉》篇说:"人始生,先成精,精成而脑髓生。"

(3)神明之体:明末清初著名医家汪昂指出:"人之记性,皆在脑中……凡人外见一物,必有一形影留于脑中。"清代医家王清任指出:"灵机记性不在心在脑。"清代王士雄指出:"脑为主宰,觉悟动作之司,一身之灵在脑。"这些论述继承了李时珍倡导的"脑为元神之府"之说,大胆直言脑在人体生命活动中的特殊地位,这对于长期以来的"心主神明"之说而言,是一个冲击,也一个进步。近代临床医家张锡纯为了缓和脑、心与神明之争,巧妙提出:"盖神明之体藏于脑,神明之用发于心。"尽管曲折迂回,但总是承认了脑为神明之体,即脑是精神意识思维活动的物质结构。

明、清以后,越来越多中医学家肯定了脑在人体生理、病理方面的重要作用。石学敏院士认为应该充分肯定脑在中医脏腑学说中这一重大发展,继承关于脑的理论,并进一步提高完善其学说。

由于脑与神的密切关系,所以"醒脑"亦可称为"醒神"。

3."开"

"开",有启闭、开发之意。

4."窍"

《黄帝内经》中"窍"有两个含义:其一为《素问·至真要大论》言:"窍泻无度",《素问·阴阳应象大论》所言:"清阳出上窍,浊阴出下窍"等。此窍,皆指"孔窍"而言,如口鼻、前后阴等;其二多为后世医论中如"心窍""脑窍""神窍"。有"通路""关口"之义。多指人体中具有重要作用的脑、心、肺的通路,用以说明其传导、支配作用通畅与否。

"醒脑"包括醒神、调神之双重含义,醒神调神为"使",启闭开窍为"用",中风皆可运用"醒脑开窍"而治。而"滋补肝肾"则是针对肝肾亏虚这一最常见、最重要的证型基础而设。另外,脑窍闭塞,瘫痪之后,患侧肢体活动受限,必然导致气血运行不畅,经络阻滞,"疏通经络"可运行气血,加快肢体功能的恢复。

总之,醒脑开窍针法从字词含义理解,是指通过针刺以复苏人体脑窍及其连属组织的受抑、受损、受挫的功能,开发、恢复其具有主宰传导、联络和支配

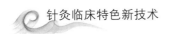

作用的治疗方法。

醒脑开窍针法是一个针刺大法，它汲取古代医家之精华，并经过长期的医疗实践，不断总结、不断完善。醒脑开窍针法的构成有 3 个部分：其一是由若干特定腧穴的有机组合而形成的严格的"处方"；其二是方穴刺法具有科学的手法量学标准；其三是有规范的腧穴加减应用。这 3 个部分共同构成醒脑开窍针法，缺一则不能命为本法。

三、作用原理

1. 针刺法则的确立

中风病是一种以半身不遂、口舌㖞斜、偏身麻木、舌强语謇或不语，以及神志障碍为主要症状的疾病。石学敏院士认为，其治则为"醒脑开窍、滋补肝肾为主，疏通经络为辅"。

《灵枢·本神》云："凡刺之法，先必本于神。"石学敏院士通过对中风病因病机的深刻分析，认为中风病的总病机是"窍闭神匿、神不导气"。无论何种类型的中风，其病因病机发展都会经历这一总病机。中风病患者平素多存在下焦肝、肾等脏的阴阳失调，又受到外界诸多诱因的影响，以致积损正衰，气血运行不畅，挟痰浊上扰清窍。或精血不足，阴虚阳亢，阳化风动，血随气逆，挟痰挟火，横窜经络，上蒙清窍；或外伤跌仆，气血逆乱，上冲巅顶，闭阻清窍，窍闭神匿，则神志惯乱，突然昏仆，不省人事。神不导气，则筋肉、肢体活动不利，口僻不遂，日久气血涣散，筋肉失濡，故肢体痿软废用，经脉偏盛偏衰，故拘急僵硬。因此，只有"醒神、调神或开窍启闭"，才可以使诸脏恢复功能，筋、脉、肉、皮、骨才能恢复正常的生理状态。

同时，石学敏院士在认识病因病机发展过程中充分注意到，虽然其起病突然，发病迅速，但其病理基础与长期起居失宜、情志不调、饮食不节、劳逸无度而造成下焦肝肾亏虚，阴阳失调有关，在此基础上，或有积损正衰，或有阴虚阳亢，并进一步发展至窍闭神匿、神不导气而成中风。因此，从辨证论治的观点出发，石学敏院士又十分注重肝肾亏损这一最常见、最重要的证型基础，从而同时确立了"滋补肝肾"这一治则。

2. 针刺腧穴的选择原则

传统治疗中风多遵循活络之法，明显受"治痿独取阳明"理论的影响，选穴是以阳经穴为主，特别是多气多血之阳明经，选用肩髃、曲池、合谷、环跳、悬钟、解溪、足三里等穴。而石学敏院士根据新的针刺治疗法则及中风病病情重、并发症多、病程长、病位深的特点，选择有开窍启闭作用的腧穴，即以阴经穴为主，阳经穴为辅，改变了过去常规取穴，选用内关、水沟、三阴交为主穴，极泉、尺泽、委中等为副穴的配方，并随证加减。

醒脑开窍针刺法之所以有效的重要原因之一，是其有严格的组方原则，尤其在操作上有着特殊的规定。临床上应用有"大醒脑"和"小醒脑"两种方法。"大醒脑"取主穴双侧内关、水沟、三阴交，副穴患肢极泉、尺泽、委中。配穴吞咽障碍加风池、翳风、完骨；手指握固加合谷；语言不利加上廉泉，另加金津、玉液放血；足内翻加丘墟透照海。主要用于心神昏瞀，意识丧失及某些疾病的急性期，因患病初期，患者精神紧张，神不守舍，故应调整心神，以利疾病的治疗，如中风的闭证、惊悸、癔症、癫狂痫、中暑、中毒导致神志昏迷等。同时根据各种疾病的临床症状不同，进行临床辨证辅穴随证加减。"小醒脑"取上星、百会、印堂、双侧内关、三阴交，主要用于中风病的恢复期、后遗症期既宁心安神，又减少了反复针刺水沟穴的疼痛不适。

3. 针刺手法的确定原则

"虚则补之，实则泻之"是中医治疗大法，也是针刺手法的基本原则。由于针刺治疗的特殊性，同一选穴配方的进针方向、深度及施术手法的不同，其针刺效应也有差异。历代医家在漫长的临床实践中，不断总结创立了很多古典的针刺手法及对穴位深浅、方向的具体要求，大多数至今仍为针灸临床沿用。但是，应当看到，由于历史条件的限制和各种因素的影响，有些内容还不尽完善。石学敏院士通过对中风病之特点、所选腧穴的特异性的分析和临床实践的不断探索，对这一针刺治疗方法的穴位在进针方向、针刺深度和施术手法等方面做了重大创新，使之操作严格规范，有量学指标，临床可重复性极强，这样有补有泻、补泻兼施，可收标本兼顾而明显提高临床疗效。

这种以"醒脑开窍、滋补肝肾为主，疏通经络为辅"的治疗法则，具有科学的针刺配方和手法量学操作，主要用以治疗中风的针刺大法，醒脑开窍针刺法的疗效关键在于其严格的针灸处方、配穴、针刺量学手法，以及其多层次、多靶点的作用途径，能够促进脑组织的代谢修复，改善大脑生理功能，在提高康复率、减少致残率、降低死亡率等方面疗效显著。

值得强调的是，醒脑包括醒神、调神的含义。将这种治疗方法命名为"醒脑开窍"，即在醒神的基础上增加了定位的含义，又避免了传统认为"心主神明"而带来的干扰,故谓之"醒脑开窍针法"。

四、特色

1. 开创了中风病因、病机及治则的第三阶段

中医治疗中风的发展经历了数千年,有文字记载就已有两千余年,但对中风的病因、病机及治则上大体只经历了两个阶段。上至岐黄,下至明清,两千多年对中风病的病因病机认识上历经沧桑,胶着"风"之一字上,莫衷一是。

第一阶段以唐宋以前的"外风"学说为主。《灵枢·刺节真邪》认为真气不足而邪气独留。《金匮要略》亦认为是经络空虚,风邪乘虚入中。尽管将中风又分为中经络、中脏腑等不同的类型,但治则上还是以疏风祛邪、扶助正气为主。

第二阶段以唐宋以后的"内风"学说为主。这在中风的病因学说上可以说是一大转折。不论是刘河间的"心火暴甚",或是李东垣的"正气自虚",还是朱丹溪的"痰湿生热",最终都引动了"内风",正如清代叶天士总结的"精血衰耗,水不涵木……肝阳偏亢,内风时起"。治则上当然是滋液熄风,补阴潜阳为主。尽管到了晚清和近代,有些医家如张伯龙、张山雷、张寿甫等也提出过中风的发病与肝阳化风、气血并逆、直冲犯脑有关,但限于当时的历史条件,均未能完整、系统地进行描述。

石学敏院士总结了前人的经验,结合现代医学知识,经过了长期大量的临床观察后认为"主不明则十二官危",中风之所以出现神志、肢体等障碍的主要病理机制是窍闭神匿、神不导气。《灵枢·本神第八》云:"凡刺之法,先必本于神",石学敏院士遵循中风发病的内因说并认识到"证是上实,而上实由于下虚",再结合对脑与神的更新认识,提出"窍闭神匿"为中风病的总病机。窍闭乃脑窍闭塞神之大府受罹,其病机在于阳化风动,血随气逆,冲脑达巅,或挟痰、火、血、气,上扰清窍,窍闭神匿,神不导气发为中风。而日久气不帅血,筋肉失濡,故肢体痿软为用或筋脉拘急僵硬(中风后遗症),手足麻木,胫膝酸软,眩晕昏花,乃中风之渐也。这均责之脑窍闭塞对神的失导,神伤不能使气,致意识精神溃乱,全身各种功能活动失常。醒脑开窍针法就是立足于"醒神""调神"。从中医治疗中风历史发展来看,如果说"外风""内风"学说是第一、二阶段的主流,那么立足于"醒神""调神"的醒脑开窍针法则开创了中医治疗中风的第三阶段。

2. 选穴配方上的创新

《素问·痿论》有"治痿独取阳明"，既往针灸治疗中风偏瘫历来以阳经腧穴为主，譬如肩髃、曲池、外关、环跳、足三里、解溪、昆仑等穴。也有治疗中风多宗散风活络之法，常遵循阳明多气多血之经取之，以阳明主一身之宗筋及治痿独取阳明的理论。而这种选用阳经腧穴的治法仍载于现代中医教科书中，并为医家广泛采用，俗称常规取穴，言之为传统取穴。

石学敏院士认为，所谓"独取阳明"，是指对痿证中的部分患者采用补益后天的治疗原则，而非单取阳明经而言。据此，醒脑开窍针法大胆地打破常规，改变了历代沿用的以阳经为主的选穴配方原则，而醒脑开窍针法的主、副穴中，内关、水沟、三阴交、极泉、曲泽、委中等，是以阴经穴为主，而副穴主要达到疏通经络之目的。

3. 针刺操作上手法的创新

针刺手法是针灸治疗学中重要的组成部分，与临床效果直接相关。"虚则补之，实则泻之"，是中医学辨证论治之大法，即"损其有余，益其不足"，针刺治疗亦是遵循这个道理。由于针刺疗法的特殊性，同一选穴配方、进针方向与深度、施行手法及其手法量学的不同，其效果也有差异。例如，《素问·刺要论》云："病有沉浮，刺有浅深，各至其理，无过其道……浅深不得，反为大贼"；《素问·宝命全形论》云："刺虚者须其实，刺实者须其虚。"

所谓针刺手法应该包括进针方向、针刺深度、具体手法种类的选择、施手法的时间、留针时间的长短等诸多内容。其中的任一内容操作不合理都会影响针刺的治疗效果。尤其值得提出的是关于手法"量学"的概念，醒脑开窍针法治疗中风除了注意治疗大法、选穴配方外，还对其配方组穴，从进针方向、深度及所要采用的手法，通过实验确定做了相应规定，并且从手法量学上提出所要达到的指标，从而达到了醒脑开窍针法的可操作性、可重复性及其科学性，使醒脑开窍针法的操作趋于科学化、规范化及实用化，这种规范操作临床可重复性极强，也是提高临床疗效的关键。这种发展与创新，无疑也成为醒脑开窍针法的重要组成部分，这也是醒脑开窍针刺的特点之一。

4. 醒脑开窍针法和传统针灸的比较

（1）治则不同：传统针灸以行气活血，疏通经络为主；醒脑开窍以醒神、调神，滋补肝肾为主。

（2）取穴不同：传统针灸取四肢外侧阳明经和胆经穴位为主；醒脑开窍用四肢内侧阴经穴位和督脉穴位为主。

（3）醒神穴位施用时间不同：传统针灸在中脏腑闭证神志昏迷时，用水沟等醒神穴位急救，一旦患者苏醒，就停止使用这一类穴位；醒脑开窍针法认为中风是"窍闭神匿、神不导气"，神不仅指精神、意识、思维活动，也应包括五脏六腑和肢体功能。针灸醒神治疗，不仅指苏醒神志，还包括恢复脏腑和肢体功能，所以在脏腑、肢体功能恢复以前均需予醒神治疗。中经络并不是痰瘀直接闭阻半侧肢体，主要病灶在脑，中经络也应该用醒神、调神的方法来恢复脏腑和肢体的功能，所以中经络、中脏腑都可用醒脑开窍治疗。

第二节 穴位、处方组成和针刺方法

"醒脑开窍针法"之所以有效的重要原因之一，是其有严格的组方原则，尤其在操作上有着特殊的规定。临床上应用有两组主方（也称大醒脑、小醒脑），分别介绍如下。

一、主方一

1. 腧穴组成

（1）主穴：双侧内关、水沟、患侧三阴交。

【内关】前臂掌侧，当曲泽与大陵的连线上，腕横纹上2寸，掌长肌腱与桡侧腕屈肌腱之间（图10-1）。

【水沟】在面部，又称"人中"，当人中沟的上1/3与中1/3交点处（图10-2）。

【三阴交】在小腿内侧，当足内踝尖上3寸，胫骨内侧缘的后方（图10-3）。

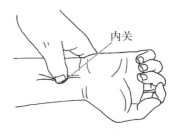

图10-1 内关穴

（2）副穴：患侧极泉、尺泽、委中。

【极泉】在腋窝顶点，腋动脉搏动处（图10-4）。

【尺泽】在肘横纹中，肱二头肌腱桡侧凹陷处（图10-5）。

【委中】在腘横纹中点，当股二头肌腱与半腱肌腱之间（图10-6）。

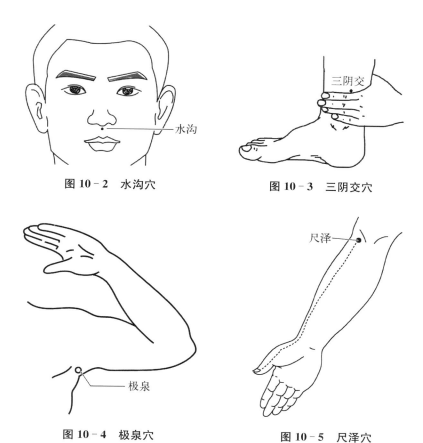

图 10 - 2　水沟穴

图 10 - 3　三阴交穴

图 10 - 4　极泉穴

图 10 - 5　尺泽穴

（3）配穴：根据合并症的不同，配以不同的穴位。

吞咽障碍：双侧风池、双侧翳风、双侧完骨。

手指握固：患侧合谷。

（4）方义

水沟穴作为醒脑急救之要穴，为历代医家所推崇，是督脉、手阳明大肠经、足阳明胃经的交会穴。督脉起于胞中，上行入脑达巅，故泻水沟可调督脉，开窍启闭，健脑安神。

内关穴为八脉交会穴之一，通于阴维，属厥阴心包经之络穴，具有养心安神、通调气血之功。

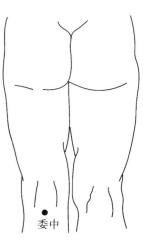

图 10 - 6　委中穴

三阴交系足太阴脾、足厥阴肝、足少阴肾经之交会,可补三阴,益脑髓,调气血,安神志。

极泉、尺泽、委中可疏通经络,运行气血,改善肢体运动功能。其中,水沟为君,内关、三阴交为臣,极泉、尺泽、委中为佐使,以调元神,使之达明;顺阴阳,使之平衡,理气血使之冲和;通经脉,使之畅达。

2. 操作方法

主穴:先刺双侧内关,直刺 0.5～1 寸,采用提插捻转结合的泻法,施手法 1 分钟;继刺水沟,向鼻中隔方向斜刺 0.3～0.5 寸,采用雀啄手法(泻法),以流泪或眼球湿润为度。再刺三阴交,沿胫骨内侧缘与皮肤成 45°斜刺,针尖刺到原三阴交穴的位置上,进针 0.5～1 寸,采用提插补法,针感传到足趾,下肢出现不能自控的运动,以患肢抽动 3 次为度。

副穴:极泉穴,在原穴沿经下移 2 寸的心经上取穴,避开腋毛,术者用手固定患肢肘关节,使其外展,直刺进针 0.5～0.8 寸,用提插泻法,患者有手麻胀并抽动的感觉,以患肢抽动 3 次为度。

尺泽穴取法应屈肘为内角 120°,术者用手托住患肢腕关节,直刺进针 0.5～0.8 寸,用提插泻法,针感从肘关节传到手指或手动外旋,以手动 3 次为度。

委中穴,仰卧位抬起患肢踝关节,以医者肘部顶住患肢膝关节刺入穴位后,针尖向外 15°,进针 1～1.5 寸,用提插泻法,以下肢抽动 3 次为度。

二、主方二

在长期大量的中风临床工作中,如果每日针刺内关、水沟穴过久,随着病情的好转,患者意识、运动及感觉功能的恢复,有些患者因为疼痛而拒绝再继续针刺内关、水沟穴;同时如果针刺次数过多,上述二穴的皮肤、肌肉组织增生,局部变红、变硬,更加重针刺时的疼痛,也影响施针。于是石学敏院士又提出了第二组主方,主要作为主方一的替换穴位使用。比较而言,主方二更多用于中风的恢复期、后遗症期。

1. 腧穴组成

主穴:上星、百会、印堂、双侧内关、患侧三阴交。

【上星】在头部,当前发际正中直上 1 寸(图 10 - 7)。

【百会】在头部,当前发际正中直上 5 寸(两耳尖连线的中点处)(图 10 - 7)。

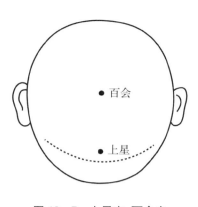

图 10 - 7　上星穴、百会穴

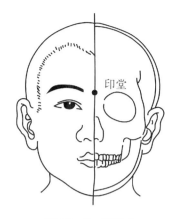

图 10 - 8　印堂穴

【印堂】在额部,当两眉头之间(图 10 - 8)。

【内关】前臂掌侧,腕横纹上 2 寸,掌长肌腱与桡侧腕屈肌腱之间(图 10 - 1)。

【三阴交】内踝尖直上 3 寸,胫骨内侧面后缘(图 10 - 3)。

副穴及配穴同主方一。

2. 方义

印堂为督脉,属于头面,位于头正中线,具有醒神清窍之功能。中医认为人头形圆像天,上星穴居头上,如星在天而得名,与百会穴同属督脉,百会穴在头的巅顶部,是足三阳经、肝经、督脉等多经之交会部位。督脉循行入脑,上巅与肝经相会,且督脉与任脉相接与冲脉同出一源,故针上星透百会可调阴阳、平肝熄风、填精补髓、益气养血、醒神开窍。

3. 操作方法

主穴:先刺印堂穴,刺入皮下后使针直立,采用轻雀啄手法(泻法),以流泪或眼球湿润为度。继之,选 3 寸毫针由上星穴刺入,沿皮刺至百会穴后,针柄旋转 90°,转速 120～160 次/分,行手法 1 分钟。内关、三阴交穴及副穴、配穴手法同主方一。

三、醒脑开窍针法主方一的量学规定

本针法主要应用捻转、提插和雀啄手法,所有手法操作均对最佳的刺激量和患者气至病所的客观反应进行了规范和量学的规定。

1. 主穴的量学规定

内关穴：采用捻转和提插相结合的泻法。针深 1～1.5 寸，得气后施捻转提插泻法，即左右手分别持患者左侧和右侧的针柄，左手拇指、食指呈顺时针捻转（此时拇指所施作用力的方向为离心），右手拇、食指呈逆时针方向捻转（此时拇指所施作用力的方向为离心），并配合提插泻法。捻转的角度＞180°，频率为 50～60 转/分，手法持续操作 1～3 分钟。

水沟穴：用雀啄手法。向鼻中隔方向斜刺 0.3～0.5 寸，将针向一个方向捻转 360°，采用雀啄手法，以患者眼球湿润或流泪为度。

三阴交穴：采用提插补法。针沿与胫骨后缘皮肤呈现 45°方向斜向后刺入，深 1～1.5 寸，行重插轻提之补法，以患者下肢连续抽动 3 次为度。

2. 副穴的量学规定

极泉穴：直刺进针 1～1.5 寸，用提插泻法，以上肢抽动 3 次为度。

尺泽穴：同极泉穴。

委中穴：患者仰卧位直腿抬高取穴，深 1～1.5 寸，用提插泻法，以下肢抽动 3 次为度。

3. 配穴的量学规定

吞咽障碍：风池针向结喉，进针 2～2.5 寸，采用小幅度（＜90°）、高频率（＞120 转/分）的捻转补法 1～3 分钟。翳风、完骨的操作同风池穴。

手指握固：合谷穴针向三间穴，进针 1～1.5 寸，采用提插泻法，以食指抽动为度。

每日 2 次，10 次为一疗程，一般需要治疗 3～4 个疗程。

第三节　注　意　事　项

醒脑开窍可以用于中风急性期、恢复期和后遗症期，宜早期应用。醒脑开窍针法可单独应用，也常配合头针和传统针法共同运用，在运用过程中应注意以下几个方面。

一、急性期应用

中风急性期指发病两周之内，这时运用醒脑开窍针法，特别在弛缓型瘫痪时应用,效果较好。在肌力低或下,如肌力在 0、1、2 级情况下运用,要求针刺时肢体有抽动感,肌力提高较快。但当肌力恢复一定程度后,不要求肢体有抽动感。

二、恢复期应用

恢复期指发病 2 周至半年之内,该时期常出现肢体强直。根据现代医学理论,要刺激痉挛优势侧穴位,故多用阴经穴位如三阴交、极泉、尺泽。

三、后遗症期应用

后遗症期为发病半年后,需配合传统阳明经治疗以补益气血。中风后遗症期一般都有不同程度的肌肉萎缩,故要用阳明经穴位补益气血,或加用灸法,或用患肢阳明经排刺,以促进肌肉的再生。

【按语】

醒脑开窍针法由石学敏院士创立,学术精髓包括以下几个方面:在病机上认为中风病的主要病理机制是"窍闭神匿,神不导气",致元神无所附,肢无所用;在治疗上以醒脑开窍为大法;在处方上以阴经穴为主,选用水沟、内关、三阴交为主穴,极泉、尺泽、委中为辅穴;在手法操作上基于中风"神窍匿闭"病机学说和"启闭开窍"针刺法,先刺双侧内关,直刺 1～1.5 寸,采用捻转提插泻法,施术 1 分钟。继刺水沟,用雀啄手法,至流泪或眼球周围充满泪水为度。三阴交沿胫骨后缘进针,针尖向后斜刺与皮肤呈 45°进针 1～1.5 寸,采用提插补法,使患侧下肢抽动 3 次为度。辅穴极泉、委中、尺泽操作也以肢体抽动为度。

醒脑开窍针法治疗中风,是一个科学的、系统的、规范的治疗体系,在此基础上,石学敏院士进一步拓展了该针法的应用范围,推广至一切脑性麻痹或瘫痪(如小儿脑瘫、一氧化碳中毒、脑外伤后等)、严重的疼痛(如神经痛、内脏痛、创伤痛、癌瘤痛等)、精神科疾病(如癫、狂、痫、抑郁、百合、癔症等),还有部分其他疾病(如尿崩症、遗尿、二便失控等)的治疗,疗效肯定。

石学敏简介

石学敏(1938～),天津人,天津中医药大学第一附属医院主任医师、教授,针灸学专家,国医大师,第五批国家级非物质文化遗产"针灸"项目代表性传承人,中国工程院院士,中国中医科学院学部委员,天津中医药大学第一附属医院名誉院长。

主编中医针灸著作40余部，发表论文300余篇，主持省部及国家级课题30余项，获省部级以上科研奖励30余项，先后培养硕士、博士、博士后300余名。

石学敏院士从20世纪70年代初开始研究世界公认的三大疑难病之一的中风（脑梗死、脑出血）的针灸治疗，创立"醒脑开窍"针刺法，开辟了中风治疗新途径。20世纪80年代初创建的"针刺手法量学"，填补了针灸学发展的空白，并广泛应用于多种疑难杂症的治疗中。先后研发了"脑血栓片""丹芪偏瘫胶囊"等药品，再结合"醒脑开窍"针刺法针药并用，丰富了"中风单元"疗法，为治疗脑血管病开创了新的思路。

参 考 文 献

石学敏.石学敏实用针灸学[M].北京：中国中医药出版社,2009.

石学敏.石学敏针刺手法[M].福州：福建科学技术出版社,2010.

石学敏.针灸学[M].天津：天津科学技术出版社,1981.

石学敏.中风病与醒脑开窍针刺法[M].天津：天津科学技术出版社,1998.

（吴玥蓓　文凤）

第十一章　督灸疗法

第一节　概　　述

一、概念

督灸,也称"督脉灸""铺灸""长蛇灸",是指在患者背部进行大面积艾炷隔物灸。常以生姜、蒜、葱等为媒介,燃烧大量艾绒,或掺入特殊功效的药粉辅助,刺激面积通常包括背部督脉、夹脊穴、足太阳膀胱经旁开第一、第二侧线。该疗法使用的艾绒量大、刺激的面积较广、结合的药物也多辛香走窜,因此,热效专宏、温通力强、作用显著。

二、历史渊源

督灸疗法是一种古老的中医疗法,其历史可以追溯黄帝时期。《黄帝内经》一书中就有关于督灸的记载,称其为"王灸",并提到了其治疗功能和使用方法。随着时间的推移,督灸疗法得到了广泛应用,并形成了独特的理论和临床应用体系。

唐宋时期,督灸疗法得到了进一步发展和完善。唐代医家孙思邈在《千金方》中详细介绍了督灸疗法的原理和应用,称其为"细针灸",并提出了"神灸""针灸"等不同的灸法类型。唐代医家杨上善在《黄帝内经太素》中则进一步丰富了督灸疗法的理论,提出了"药灸""调灸""胎灸"等不同的督灸方法。

近现代以来,督灸疗法得到了进一步的发展和推广,适应证不断拓展,临床特色也进一步凸显,还出现了不同的流派。

三、督灸疗法临证特色

1. 热力叠加,重在温通

督灸是一种特殊的灸法,其治疗时间长、作用持久、安全有效,集中发挥了经络、腧穴、艾灸、药物的综合优势,具有施灸面积广、艾炷大、火力足、温通力强的特点。

艾叶气香味辛,入肝、脾、肾经,具有振奋元阳、温经散寒、通经止痛、散结消肿的功效。艾在燃烧时温度高达数百度,不仅产生温热效应,还产生了红外辐射效应。施灸时的红外辐射,既能增加血液流动,又可以促进身体代谢,激发阳气,活跃脏腑功能。

生姜性温热、味辛,归肺、脾、胃经,具有解表散寒、温中止呕、温肺止咳的功效,经艾炷加温后其作用可增强数倍。生姜、大蒜、葱、各种铺灸药泥的化学性刺激,均与灸火的温热刺激叠加,协同发挥功效,增加其温通效能。

多种刺激共同作用于施灸部位后,热力更加集中、均衡、温和、持久,渗透到表皮、结缔组织、血管、神经系统,被组织所吸收,借以激发协调各经络、平衡阴阳、抵御病邪、温补督脉、调整虚实,从而达到保健、治疗疾病的目的。

2. 整体调节,针对病因

督灸疗法施灸主要在以督脉为中心的较大区域。督脉总督一身之阳经,六阳经皆与督脉交会于大椎穴,为"阳脉之海",故督脉有调节阳经气血的作用。在督脉铺灸可改善体质,增强抵抗能力,发挥整体调节作用。

足太阳膀胱经与督脉密切相关,《素问·骨空论》云:"督脉者……与太阳起于目内眦,上额交巅上,入络脑,还出别下项,循肩髆内,挟脊抵腰中,入循膂络肾",足太阳膀胱经还与肾经相表里,与肾经的命门之气相通,命门之气通过足太阳膀胱经的气化作用而输布于全身。

督灸还可根据不同部位的病变选择不同的脊柱节段重点灸治,如呼吸消化系统疾病重点灸治背部胸椎节段,泌尿生殖系统疾病重点灸治腰骶部节段。根据每一位患者具体的情况进行个体化的施灸部位选择,更有利于疾病的治疗与恢复。例如,强直性脊柱炎选取督脉,颈椎病选取颈项部,腰肌劳损选取腰部。

3. 择时施治,顺应变通

督灸一般选择在夏季三伏天施术。暑夏三伏天是督灸祛病的最佳季节,盛夏天气炎热,人体阳气最盛,腠理疏松,百脉通畅。督灸以刺激背部督脉为主,借助暑夏之伏天(阳中之阳)炎热之气候,能起强壮真元、祛邪扶正作用,从而鼓动气血流畅,治疗顽疾。当然,督灸的择时也应该结合气候、身体状况和病情变化等多方面因素进行综合考虑。

生姜铺灸是通过刺激皮肤和经络,促进气血运行,达到调节身体平衡的目的。生姜的药性辛散温热,具有活血祛寒、温经散寒的作用,可以用于治疗风寒湿痹等寒性疾病。一般来说,生姜铺灸宜在春、秋季进行。在春季,人体阳气渐长,适合进行温热的治疗;在秋季,人体阳气渐收,适合进行温补的治疗,故这两个季节进行生姜铺灸效果最佳。

蒜泥铺灸刺激性较强,祛邪功效明显,主要用于治疗类风湿性关节炎、脊柱炎、慢性肝炎及顽固性哮喘等疾病。蒜泥铺灸一般每年盛夏铺灸 1 次,连灸 3 年。如果症状严重,也可以在非夏季的时候选择督脉灸,不必拘泥于三伏天,只要天气晴朗,不是天阴下雨、雪雾潮湿即可。

葱泥铺灸适宜在春、秋两季进行。春季气候温和,人体阳气逐渐复苏,适合进行温热的葱泥铺灸,可以帮助增强体质,预防感冒等疾病。秋季气温逐渐降低,人体容易出现寒凉症状,葱泥铺灸可以帮助驱寒暖身,预防感冒等疾病的发生。

4. 优质选材,保障施术

施灸过程中艾绒必不可少,因此选择质量上乘的艾绒至关重要。优质艾绒火力足,性温暖,气味芳香,通透走窜,最适合灸法温通温补的治疗特点,用于铺灸效果最好。

生姜应选择大块的新鲜老姜,沿生姜纤维纵向切取,既能保证生姜药效的达成,又能发挥良好的导热性能。此外,蒜也是常用的灸疗辅料之一,蒜瓣可在灸疗前磨碎或切碎,散发出特殊气味,能起到开窍散寒的作用。在铺灸时,将葱切成细丝,与艾绒、生姜、蒜等一同使用,增强灸疗效果。

督灸时常掺加中药药粉,一是加入能减轻灼痛的止痛药,如乳香、没药、草乌等,这些药物的蒸发物对减轻灸伤疼痛有一定的作用;二是增强温度的渗透力,如加入麝香、沉香、穿山甲等;三是助燃,如松香、硫黄等;四是增大灸灸的作用,如斑蝥、巴豆、皂角等。

总之,艾绒、药物、姜泥等媒介三者协同配合,既可扶正又可祛邪,共同发挥铺灸功效。

第二节　穴位定位及主治

一、概述

督灸取穴主要以督脉为中心,起于"大椎"而止于"腰俞"。督灸治疗时,施灸范围不但涵盖了督脉,还包括了夹脊穴与足太阳膀胱经第一、第二侧线腧穴。督灸治疗时,常根据病情需要选取合适的介质。

二、穴位(图 11－1)

1. 大椎

【定位】在脊柱区,第 7 颈椎棘突下凹陷中,后正中线上。

【主治】① 热病、疟疾、恶寒发热、咳嗽、气喘等外感病证;② 骨蒸潮热;③ 癫狂痫证、小儿惊风等神志病;④ 项强,脊痛;⑤ 风疹,痤疮。

2. 陶道

【定位】在脊柱区,第 1 胸椎棘突下凹陷中,后正中线上。

【主治】① 热病、疟疾、恶寒发热、咳嗽、气喘等外感病证;② 骨蒸潮热;③ 癫狂;④ 脊强。

3. 身柱

【定位】在脊柱区,第 3 胸椎棘突下凹陷中,后正中线上。

【主治】① 身热、头痛、咳嗽、气喘等外感病证;② 惊厥、癫狂痫等神志病;③ 腰脊强痛;④ 疔疮发背。

4. 神道

【定位】在脊柱区,第 5 胸椎棘突下凹陷中,后正中线上。

【主治】① 心痛、心悸、怔忡等心疾;② 失眠、健忘、中风不语、痫证等神志病;③ 咳嗽、气喘;④ 腰脊强,肩背痛。

5. 灵台

【定位】在脊柱区,第 6 胸椎棘突下凹陷中,后正中线上。

【主治】① 咳嗽、气喘;② 脊痛,项强;③ 疔疮。

6. 至阳

【定位】在脊柱区,第 7 胸椎棘突下凹陷中,后正中线上。

【主治】① 黄疸、胸胁胀满等肝胆病证;② 咳嗽、气喘;③ 腰背疼痛,脊强。

7. 筋缩

【定位】在脊柱区,第 9 胸椎棘突下凹陷中,后正中线上。

【主治】① 癫狂痫;② 抽搐、脊强、四肢不收、筋挛拘急等筋病;③ 胃痛;④ 黄疸。

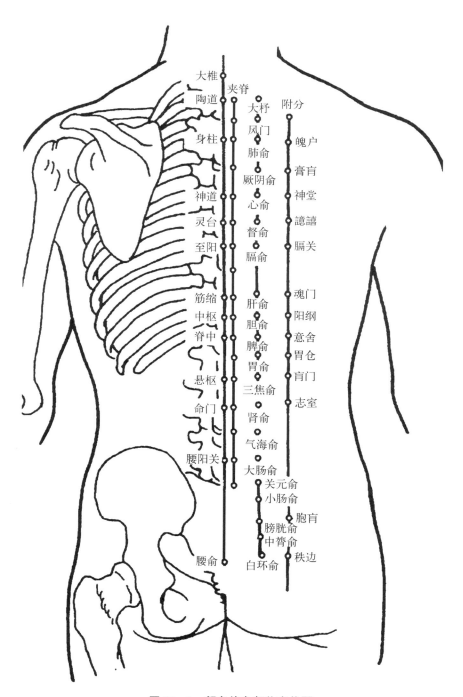

图 11-1　督灸施灸部位穴位图

8. 中枢

【定位】在脊柱区,第 10 胸椎棘突下凹陷中,后正中线上。

【主治】① 黄疸;② 呕吐、腹满、胃痛、食欲不振等脾胃病证;③ 腰背疼痛。

9. 脊中

【定位】在脊柱区,第 11 胸椎棘突下凹陷中,后正中线上。

【主治】① 癫痫;② 黄疸;③ 腹泻、痢疾、痔疮、脱肛、便血等肠腑病证;④ 腰脊痛;⑤ 小儿疳积。

10. 悬枢

【定位】在脊柱区,第 1 腰椎棘突下凹陷中,后正中线上。

【主治】① 腰脊强痛;② 腹胀、腹痛、完谷不化、腹泻、痢疾等胃肠疾患。

11. 命门

【定位】在脊柱区,第 2 腰椎棘突下凹陷中,后正中线上。

【主治】① 腰脊强痛、下肢痿痹;② 月经不调、赤白带下、痛经、经闭、不孕等妇科病证;③ 遗精、阳痿、精冷不育、小便频数等男子肾阳不足病证;④ 小腹冷痛,腹泻。

12. 腰阳关

【定位】在脊柱区,第 4 腰椎棘突下凹陷中,后正中线上。

【主治】① 腰骶疼痛,下肢痿痹;② 月经不调、赤白带下等妇科病证;③ 遗精、阳痿等男科病证。

13. 腰俞

【定位】正对骶管裂孔,后正中线上。

【主治】① 月经不调、经闭等月经病;② 腰脊强痛、下肢痿痹;③ 痫证;④ 腹泻、痢疾、便血、便秘、痔疮、脱肛等肠腑病证。

14. 大杼

【定位】在脊柱区,第 1 胸椎棘突下,后正中线旁开 1.5 寸。

【主治】① 咳嗽,发热;② 项强,肩背痛。

15. 风门

【定位】在脊柱区,第 2 胸椎棘突下,后正中线旁开 1.5 寸。

【主治】① 感冒、咳嗽、发热、头痛等外感病证;② 项强,胸背痛。

16. 肺俞

【定位】在脊柱区,第 3 胸椎棘突下,后正中线旁开 1.5 寸。

【主治】① 咳嗽、气喘、咯血等肺系病证;② 骨蒸潮热、盗汗等阴虚病证;
③ 瘙痒、隐疹等皮肤病。

17. 厥阴俞

【定位】在脊柱区,第 4 胸椎棘突下,后正中线旁开 1.5 寸。

【主治】① 心痛、心悸;② 咳嗽,胸闷;③ 呕吐。

18. 心俞

【定位】在脊柱区,第 5 胸椎棘突下,后正中线旁开 1.5 寸。

【主治】① 心痛、惊悸、失眠、健忘、癫痫等心与神志病证;② 咳嗽,咯血等
肺系病证;③ 盗汗,遗精。

19. 督俞

【定位】在脊柱区,第 6 胸椎棘突下,后正中线旁开 1.5 寸。

【主治】① 心悸,胸闷;② 寒热,气喘;③ 腹胀、腹痛、肠鸣、呃逆等胃肠
病证。

20. 膈俞

【定位】在脊柱区,第 7 胸椎棘突下,后正中线旁开 1.5 寸。

【主治】① 血瘀诸证;② 呕吐、呃逆、气喘、吐血等上逆之证;③ 瘾疹,皮肤
瘙痒;④ 贫血;⑤ 潮热,盗汗。

21. 肝俞

【定位】在脊柱区,第 9 胸椎棘突下,后正中线旁开 1.5 寸。

【主治】① 胁痛、黄疸等肝胆病证;② 目赤、目视不明、目眩、夜盲、迎风流
泪等目疾;③ 癫狂痫;④ 脊背痛。

22. 胆俞

【定位】在脊柱区,第 10 胸椎棘突下,后正中线旁开 1.5 寸。

【主治】① 黄疸、口苦、胁痛等肝胆病证;② 肺痨,潮热。

23. 脾俞

【定位】在脊柱区,第 11 胸椎棘突下,后正中线旁开 1.5 寸。

【主治】① 腹胀、纳呆、呕吐、腹泻、痢疾、便血、水肿等脾胃肠腑病证;
② 多食善饥,身体消瘦;③ 背痛。

24. 胃俞

【定位】在脊柱区,第 12 胸椎棘突下,后正中线旁开 1.5 寸。

【主治】① 胃脘痛、呕吐、腹胀、肠鸣等胃肠病证;② 多食善饥,身体消瘦。

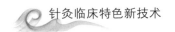

25. 三焦俞

【定位】在脊柱区,第1腰椎棘突下,后正中线旁开1.5寸。

【主治】① 肠鸣、腹胀、呕吐、腹泻、痢疾等脾胃肠腑病证;② 小便不利、水肿等三焦气化不利病证;③ 腰背强痛。

26. 肾俞

【定位】在脊柱区,第2腰椎棘突下,后正中线旁开1.5寸。

【主治】① 头晕、耳鸣、耳聋、腰酸痛等肾虚病证;② 遗尿、遗精、阳痿、早泄、不育等泌尿生殖系统疾患;③ 月经不调、带下、不孕等妇科病证;④ 消渴。

27. 气海俞

【定位】在脊柱区,第3腰椎棘突下,后正中线旁开1.5寸。

【主治】① 肠鸣,腹胀;② 痛经;③ 腰痛。

28. 大肠俞

【定位】在脊柱区,第4腰椎棘突下,后正中线旁开1.5寸。

【主治】① 腰腿痛;② 腹胀、腹泻、便秘等胃肠病证。

29. 关元俞

【定位】在脊柱区,第5腰椎棘突下,后正中线旁开1.5寸。

【主治】① 腹胀,泄泻;② 腰骶痛;③ 小便频数或不利,遗尿。

30. 小肠俞

【定位】在骶区,横平第1骶后孔,骶正中嵴旁开1.5寸。

【主治】① 遗尿、遗精、尿血、尿痛、带下等泌尿生殖系统疾患;② 腹泻,痢疾;③ 疝气;④ 腰骶痛。

31. 膀胱俞

【定位】在骶区,横平第2骶后孔,骶正中嵴旁开1.5寸。

【主治】① 小便不利、遗尿等膀胱气化功能失调病证;② 腹泻,便秘;③ 腰脊强痛。

32. 中膂俞

【定位】在骶区,横平第3骶后孔,骶正中嵴旁开1.5寸。

【主治】① 腹泻;② 疝气;③ 腰骶痛。

33. 白环俞

【定位】在骶区,横平第4骶后孔,骶正中嵴旁开1.5寸。

【主治】① 遗尿,遗精;② 月经不调,带下;③ 疝气;④ 腰骶痛。

34. 附分

【定位】在脊柱区,第2胸椎棘突下,后正中线旁开3寸。

【主治】颈项强痛、肩背拘急、肘臂麻木等痹证。

35. 魄户

【定位】在脊柱区,第3胸椎棘突下,后正中线旁开3寸。

【主治】① 咳嗽、气喘、肺痨等肺疾;② 项强,肩背痛。

36. 膏肓

【定位】在脊柱区,第4胸椎棘突下,后正中线旁开3寸。

【主治】① 咳嗽、气喘、肺痨等肺系虚损病证;② 健忘、遗精、盗汗、羸瘦等虚劳诸证;③ 肩胛痛。

37. 神堂

【定位】在脊柱区,第5胸椎棘突下,后正中线旁开3寸。

【主治】① 咳嗽、气喘、胸闷等肺胸病证;② 脊背强痛。

38. 譩譆

【定位】在脊柱区,第6胸椎棘突下,后正中线旁开3寸。

【主治】① 咳嗽、气喘;② 肩背痛;③ 疟疾,热病。

39. 膈关

【定位】在脊柱区,第7胸椎棘突下,后正中线旁开3寸。

【主治】① 胸闷、嗳气、呕吐等气上逆之病证;② 脊背强痛。

40. 魂门

【定位】在脊柱区,第9胸椎棘突下,后正中线旁开3寸。

【主治】① 胸胁痛,背痛;② 呕吐,腹泻。

41. 阳纲

【定位】在脊柱区,第10胸椎棘突下,后正中线旁开3寸。

【主治】① 肠鸣、腹痛、腹泻等胃肠病证;② 黄疸;③ 消渴。

42. 意舍

【定位】在脊柱区,第11胸椎棘突下,后正中线旁开3寸。

【主治】腹胀、肠鸣、呕吐、腹泻等胃肠病证。

43. 胃仓

【定位】在脊柱区,第12胸椎棘突下,后正中线旁开3寸。

【主治】① 胃脘痛、腹胀、小儿食积等脾胃病证;② 水肿;③ 背脊痛。

44. 肓门

【定位】在腰区,第 1 腰椎棘突下,后正中线旁开 3 寸。

【主治】① 腹痛、胃痛、便秘、痞块等胃肠病证;② 乳疾。

45. 志室

【定位】在腰区,第 2 腰椎棘突下,后正中线旁开 3 寸。

【主治】① 遗精、阳痿等肾虚病证;② 小便不利,水肿;③ 腰脊强痛。

46. 胞肓

【定位】在骶区,横平第 2 骶后孔,骶正中嵴旁开 3 寸。

【主治】① 肠鸣、腹胀、便秘等胃肠病证;② 癃闭;③ 腰脊强痛。

47. 秩边

【定位】在骶区,横平第 4 骶后孔,骶正中嵴旁开 3 寸。

【主治】① 腰骶痛、下肢痿痹等腰及下肢病证;② 小便不利,癃闭;③ 便秘,痔疾;④ 阴痛。

48. 夹脊

【定位】在背腰部,当第 1 胸椎至第 5 腰椎棘突下两侧,后正中线旁开 0.5 寸。

【主治】适应范围比较广,其中上胸部的穴位治疗心肺、上肢疾病;下胸部的穴位治疗脾、胃、肝、胆疾病;腰部的穴位治疗肾病、腰腹及下肢疾病。

第三节　操　作　手　法

一、督灸部位

在进行督脉施灸的同时,可以结合刺激背部的夹脊穴,以及足太阳膀胱经第一、第二侧线上的腧穴(图 11-2)。

二、督灸材料

1. 艾绒

艾绒是进行灸疗的必要材料之一,具有温通经络、散寒除湿、祛风化湿等功效。优质艾绒的选择至关重要,一般来说应选用火力足、性温暖、气味芳香、

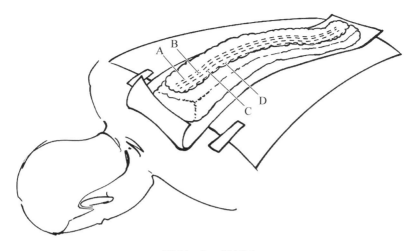

图 11 - 2　督灸图

A. 督脉，B. 夹脊穴，C. 足太阳膀胱经第一侧线，D. 足太阳膀胱经第二侧线

通透走窜的艾绒，以获得最佳的灸疗效果。

2. 生姜

生姜也是进行灸疗的重要材料之一，具有温中散寒、祛湿止痛、化痰止咳等功效。应选择质地肥厚、皮薄多肉、味辛气温的大块新鲜姜，能够保证其具有最佳的药效和导热性能。

3. 蒜

蒜泥铺灸是一种特殊的灸疗方法，可以起到祛邪、活血、通经等作用。应选择新鲜大蒜，切碎成蒜泥使用。

4. 葱

葱也是进行灸疗的常用材料之一，具有辛温通窍、解表发汗、行气化痰等功效。应选择新鲜葱，切段或切碎铺于灸疗部位，可增强灸疗效果。

三、督灸器械

1. 督灸盒

督灸盒是放置艾绒和灸炷的容器，一般有陶瓷、玻璃等材质。督灸盒的选择应该考虑艾绒大小、形状，以及使用的方便性。

2. 督灸器

督灸器是一种用于督脉灸的器械，它可以协助操作者快速、准确地定位督脉的位置,并且控制好灸的温度、时间等因素。督灸器一般由灸盒、灸枕、灸炷、灸针等部分组成。

3. 督灸治疗床

督灸治疗床的发明使得受试者由原来的俯卧位施灸转变为仰卧位施灸,解决了患者督灸时长时间呼吸不畅、容易疲劳等问题,提高了督灸的舒适性。

四、督灸流派

1. 浙江罗氏铺灸——重视督肾证治,擅用"铺灸"疗法

罗诗荣名老中医重视督肾证治,多年以来通过各类灸法治疗疾病,在临床上取得较为满意的效果。罗氏的"铺灸"正是其继承和发扬了传统长蛇灸的特色和优点而形成的。罗氏铺灸适用于风湿关节炎、颈椎病、腰椎间盘突出、坐骨神经痛、头痛、失眠、更年期综合征等疾病的辅助治疗,具有温阳散寒、补虚通络、消肿止痛等功效,效力内达脏腑,外通肢节。

(1)施灸材料

药粉:20%斑蝥粉、50%麝香、15%丁香粉、15%肉桂粉。

药泥:去皮大蒜泥 500 g、陈艾绒 200 g。

(2)施灸部位

选取脊柱督脉穴(大椎至腰俞穴)。

(3)操作方法

操作时先嘱患者俯卧,暴露背部。在脊柱督脉穴上常规消毒后,涂上蒜汁,从大椎至腰俞穴处敷上斑麝粉,斑麝粉上铺 5 cm 宽、2.5 cm 高蒜泥一条,蒜泥条上再铺以 3 cm 宽、2.5 cm 高锥形艾炷,点燃艾炷,待其自然烧尽后再继续放置艾炷。

灸 2～3 壮后,移去艾灰及全部铺灸物,再用湿热纱布轻轻揩干。

灸后皮肤潮红,让其自然出小水疱,在此期间严防感染。至第 3 日用消毒针将水疱挑破,揩干后搽以龙胆紫药水,再敷上一层消毒纱布,隔日一次直至灸疱结痂脱落皮肤愈合。

施灸时间最好选择三伏天。灸后 1 个月内饮食忌生冷辛辣、肥甘厚味及鱼腥发物等。慎洗冷水,可用温水,避风寒,忌房事 1 个月。

(4)特点

罗氏铺灸和传统铺灸均采用蒜泥、蒜汁、艾绒和麝香粉,在脊柱的大椎穴

至腰俞穴处铺设,形状如蛇,操作方法大致相同。但罗氏铺灸在传统铺灸疗法的基础上加用铺灸粉,在保留麝香粉的基础上增加了斑蝥粉、丁香粉、肉桂粉等,加大药物对皮肤的刺激力度,有利于药物更快渗透皮肤,刺激腧穴激发经气,疏通经络,最大程度发挥药物的疗效。

2. 甘肃何氏药物铺灸——倡导辨证施灸,首提"留灸"疗法

何天有教授重视灸药结合,受葛洪的《肘后备急方》中隔物灸的启发,逐渐形成了灸药结合的临床特色。在学习罗诗荣老中医铺灸疗法治疗类风湿关节炎、慢性肝炎和支气管哮喘的经验后,对灸料、取穴、配穴、灸法、临床应用进行了系统的研究总结,又经过反复的临床实践,进行不断地改进与创新,创立了何氏药物铺灸疗法,主要有六步铺灸方法、留灸方法、专门施灸穴区和铺灸药方。

(1)施灸材料

姜汁,自制中药粉末(根据中医辨证选药),适量鲜生姜泥或蒜、葱泥(共约500 g),适量精制艾绒(约 250 g),胶布。

(2)施灸部位

经穴或自创穴区。何教授所选择的施灸部位也是根据疾病证型而定。根据铺灸大面积灸治的特点,将多个穴位组成的穴区作为施灸范围。例如,背腰部穴区:督脉、背俞穴、夹脊穴;胃肠穴区:腹部任脉及肾经腧穴;膻中穴区:胸部任脉。

(3)操作方法

嘱患者取俯卧位,抱枕头于胸前,充分暴露背颈项部。医者用手或棉签蘸取少许姜汁涂抹于督脉颈椎、夹脊穴,以及足太阳膀胱经第一、二侧线等,将自制的中药粉均匀放置于擦有姜汁的部位。

首先将姜泥制成长方形饼状体,厚约 1 cm,长度和宽度以恰好覆盖患者施术部位为宜。然后将自拟中药粉末均匀地撒在姜泥上,再铺上适量的鲜生姜泥、蒜泥、葱泥。接着将精致艾绒制成三棱锥体艾炷,放置于姜泥之上,形状如长蛇状,从三棱锥体艾炷上缘点燃,使其自然燃烧,待患者觉有灼热感且无法忍受时将艾炷移去,更换新艾炷,总共更换 3 次。最后,待患者感觉姜饼无温热感时,移除所有铺灸材料,最后尚有余热的药末与姜饼应保留,并以胶布固定,完成灸疗。

(4)特点

与传统铺灸相比,何氏药物铺灸疗法最大的特点在于其重视辨证论

治,擅长将药物与灸法巧妙地结合在一起。何氏根据疾病的病因病机并结合临床经验自制药物散剂运用于灸疗,如颈痛散、风湿痹痛散、骨质增生散等。

在传统脊柱铺灸的基础上,何氏药物铺灸增加胸腹部等施灸穴区,扩大了治疗疾病的范围,使其对疾病的治疗更加明确。

此外,何氏首次提出"留灸",使药物和姜泥等在余热的作用下后还能继续发挥疗效,从而延长一次灸疗的时间。

3. 山东崇氏督灸——传承以药治骨,擅治强直性脊柱炎

"崇氏督灸疗法"为山东省中医院崇桂琴首创,崇氏以《素问·调经论》中"病在骨,焠针、药熨",《素问·骨空论》中"督脉生病治督脉,治在骨上"的药熨之法和晋代葛洪的《肘后备急方》中"隔药灸"及"体质可调"等理论为基础,结合临床经验创立了"崇氏督灸疗法"。

(1)施灸材料

姜汁,督灸粉(肉桂、丁香、麝香、斑蝥)2 g,桑皮纸,新鲜生姜制成的姜泥750 g,艾绒 200 g。

(2)施灸部位

大椎穴至腰俞穴的脊柱部位。

(3)操作方法

嘱患者取俯卧位,暴露背部,在脊柱督脉穴上涂抹姜汁,并沿各脊柱棘突洒以督灸粉,将桑皮纸贴于其上,然后铺上梯形姜泥,于姜泥上自上而下依次放上艾炷,点燃艾炷,灸至 3 壮后除去艾绒及其铺灸物,使皮肤自然发疱并结痂。每月施灸 1 次,1 个疗程 3 次。

(4)特点

崇氏督灸疗法是指在背部督脉段进行隔姜、隔药物灸的一种灸疗方法。此法为崇氏在罗老铺灸的基础上创立的,集督脉、艾灸、中药粉和生姜泥的治疗作用于一体,生姜泥之辛温走窜,艾灸之温热通透,增强肌肤的通透性,促进中药有效成分的吸收。四者合用,既可益肾通督、补精益髓,又可温通经络、行气活血、祛寒除湿、祛瘀止痛。

4. 安徽蔡氏通脉温阳灸——综合发挥优势,创新温灸器灸法

蔡圣朝改良创新铺灸,研制的温灸器灸法,为梅花二十四灸之一,操作更加方便,适应范围更广(图 11 - 3)。

（1）施灸材料

自制药液及药粉、纱布、自制灸盒、生姜粒、艾绒或艾条、大纸盒。

（2）施灸部位

背、腰、骶部（督脉、夹脊穴及足太阳膀胱经第一、二侧线）。

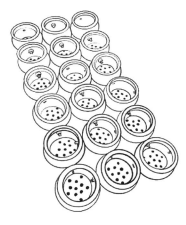

图 11‑3　温灸器

（3）操作方法

嘱患者取俯卧位，于其腰背骶部督脉段、夹脊穴和足太阳膀胱经第一、二侧线施灸，在常规消毒后洒以药液及药粉，铺上纱布后将灸盒放置在上面，在灸盒内均匀地洒以生姜粒，然后在生姜粒上放好艾炷，在艾炷上缘点燃后用纸盒包裹住所灸之处。全程施灸 3 壮，施灸完毕将所有施灸材料去除。

（4）特点

蔡氏通脉温阳灸具有特定的治疗部位，横向涵盖足太阳膀胱经第一侧线的循行区域，纵向包括督脉的大椎与腰俞穴之间。此区域包括了督脉穴、足太阳膀胱经的背俞穴及夹脊穴，因此能够调整五脏六腑和督脉、足太阳膀胱经的功能。

此外，蔡氏创制的通脉温阳灸将温灸器与铺灸材料结合运用，保留了铺灸的功效作用，同时充分发挥艾灸器的优势。艾灸器是根据人体脊柱的构造制成的，它与脊柱贴合，既简化了铺灸的操作方法，使施灸更加安全，又可根据患者需求选择温和与发疱的施灸状态。

5. 四川吴氏长蛇灸——改良传统督灸，增加推广应用

吴节在运用督灸治疗疾病的过程中发现传统铺灸对多种疾病的治疗效果虽佳，但对皮肤的刺激力度较大，因此吴节教授对传统督灸进行改良，创立出便于临床应用的吴氏长蛇灸。

（1）施灸材料

生姜片、纯艾条、5 个双孔灸盒。

（2）施灸部位

督脉及足太阳膀胱经第一侧线背腰骶部腧穴。

（3）操作方法

嘱患者取俯卧位，充分暴露背腰部，医者在大椎至腰俞之间均匀铺上一层

姜片,覆盖两侧足太阳膀胱经第一侧线之间,将 5 个双孔的灸盒依次从大椎穴延伸至腰俞穴处横向摆放,内置点燃的灸条。灸条火头端离灸盒底部 2～3 cm,并在治疗过程中根据受试者耐受程度随时调节高度以控制灸火强弱。每次施灸时间为 45 分钟,施灸结束后移去姜片和灸盒。

(4) 特点

吴氏改良应用的长蛇灸有两大优点:第一,简化传统铺灸的操作,选取姜片作为铺灸材料,既可温通经络,又去除了大蒜制泥的繁杂步骤。第二,施灸范围将督脉扩展至足太阳膀胱经一线。督脉总督一身阳气,为"阳脉之海",其沿脊柱里面上行,至项后风府穴处进入颅内,络脑,向下从脊柱里面分出,亦络属肾,和手足三阳经亦有交会,故有醒脑调神、补气扶阳、疏通经络、调节脏腑的作用。而足太阳膀胱经与督脉两经经气相通,故吴氏长蛇灸通过刺激足太阳膀胱经可起到协助督脉补气扶阳、调节脏腑的作用。

第四节　临　床　应　用

一、适应证与禁忌证

1. 适应证

(1) 脊柱筋骨相关病症:如类风湿性关节炎、强直性脊柱炎等。

(2) 消化系统相关病症:如慢性肠胃炎、慢性腹泻、胃肠神经功能紊乱等。

(3) 妇科、男科相关病症:女性痛经、宫寒不孕、月经失调、产后恶寒,男性遗精、早泄、少精、勃起功能障碍等。

(4) 呼吸系统相关病症:如感冒反复发作、慢性支气管炎稳定期、支气管哮喘稳定期、鼻窦炎、过敏性鼻炎反复发作等。

(5) 亚健康状态:疲劳乏力、烦躁焦虑、食欲不振、腰酸背痛、自汗或盗汗、失眠或嗜睡等。

2. 禁忌证

(1) 孕妇、年幼儿童、老年人、虚弱患者、身体状况不佳的人群禁用。

(2) 头部、面部、心脏、喉咙、神经血管敏感区域等部位禁灸。

(3) 各类出血性疾病禁用;急性损伤者应在 24 小时后应用;用后若皮肤有

过敏反应也应禁用。

二、注意事项

（1）督灸疗法要循序渐进，初次施灸要注意控制姜、蒜等媒介和艾绒用量，避免刺激量过大。

（2）督灸后2小时内勿进食，防止灸时因胃肠受热蠕动而致胃痛躁动不安；督灸后2小时内禁食生冷以保持体内阳气。

（3）督灸后可能会出现低热，体温多低于38℃，需多喝水。

（4）督灸后一个月内禁行房事，避免耗伤阳气。

三、常见疾病治疗

1. 骨伤科疾病

（1）强直性脊柱炎

【治疗方法】

取穴：夹脊穴、督脉大椎至长强、双侧骶髂关节、肾俞、志室。

方药：透骨散（巴豆、硇砂、蟾酥、轻粉、茴香、麝香）。

【疗程】

治疗时间为每年农历初伏、中伏、末伏，1年治疗3次，每隔10天治疗1次。

（2）类风湿关节炎

【治疗方法】

取穴：取大椎至腰俞区及夹脊穴。

方药：祛风除湿散（荆芥穗、防风、白芷、僵蚕、白鲜皮、地肤子、穿山甲、滑石、白矾、黄柏、牡丹皮、冰片）。

【疗程】

每次实施铺灸3壮。隔日铺灸1次，5次为一疗程，连续6个疗程。

（3）颈椎病

【治疗方法】

取穴：颈夹脊穴。

方药：制中药抗骨质增生散（威灵仙、羌活、独活、肉桂、丁香、细辛、川芎、冰片）。

【疗程】

隔日灸1次,5次为一疗程,2个疗程间休息3天。

2. 内科疾病

(1) 慢性非特异性结肠炎

【治疗方法】

取穴:夹脊下穴区(第11胸椎至第3腰椎的督脉循行线,左右涉及足太阳膀胱经的第一侧线,包括脊中、悬枢、命门、脾俞、胃俞、肾俞、三焦俞、气海俞)。

方药:党参、白术、苍术、茯苓、山药、葛根、车前子、黄连、秦皮、木香、制附片、人工麝香。

【疗程】

每日施灸1次,10次为一疗程,疗程之间休息3天,连续治疗3个疗程。

(2) 哮喘

【治疗方法】

取穴:沿督脉大椎到腰俞穴。

方药:30%的炒白芥子、20%的甘遂、20%的细辛、30%的桂枝组成的白芥子散。

【疗程】

灸2～3壮,一般灸2小时,隔日治疗一次,2周为一疗程,连续治疗2个疗程。

(3) 过敏性鼻炎

【治疗方法】

取穴:取背部大椎穴(第7颈椎棘突下凹陷中)至腰俞穴(骶管裂孔)之间。

方药:黄芪、白术、防风、细辛、白芷、辛夷、地龙、丝瓜络、茯苓、五味子、乌梅、大枣、生姜、甘草。

【疗程】

1周施灸1次,连续施灸4次,4周为一疗程。

3. 妇科疾病

(1) 痛经

【治疗方法】

取穴:腰骶部第1腰椎至第4骶椎骶后孔两侧。

方药:当归、川芎、延胡索各50g。

【疗程】

1次施灸2～3壮,铺灸方法在经前第5天开始治疗,每3天1次,于经期第3天停止,连续治疗3个月经周期为一疗程。

（2）慢性盆腔炎

【治疗方法】

取穴：第1～5腰椎神经分支和骶神经及其分支和相应动静脉分布的区域。

方药：三棱150 g、莪术150 g、冰片150 g、败酱草150 g。

【疗程】

每3天治疗1次,4周为一疗程,治疗2个疗程,经期停灸。

（3）产后风湿病

【治疗方法】

取穴：取大椎至命门及两侧夹脊穴以外、背俞穴以内的区域。

方药：取风湿散（防风、川乌头、细辛、川芎、羌活、独活、桂枝、地龙各30 g,松节、乳香、没药各20 g,伸筋草50 g,全蝎15 g,冰片3 g,共研细末）。

【疗程】

每日施灸1次。连续7次为一疗程,连续治疗3个疗程。

4. 小儿疾病

（1）小儿泄泻

【治疗方法】

取穴：督脉铺灸可取背部以第11胸椎至第4腰椎椎体为中心,左右涉及足太阳膀胱经第一侧线区域。

方药：苍术、白术、茯苓、山药、葛根、车前子各100 g,桔梗、炙甘草各50 g,诸药研末。

【疗程】

每日施灸1次,连续施灸7次,7次为一疗程。

（2）小儿遗尿

【治疗方法】

取穴：督脉腰骶部以第2腰椎至第1骶椎椎体为中心左右及足太阳膀胱经第一侧线。

方药：黄芪、山药、益智仁、金樱子、桑螵蛸、五味子各100 g,肉桂、覆盆子各60 g,甘草梢30 g,共研细末。

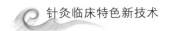
【疗程】

隔日铺灸 1 次,每次 3～5 壮,7 次为一疗程。连续治疗 1 疗程。

罗诗荣简介

　　罗诗荣(1923～2003),安徽合肥人,主任医师,国家级名老中医,杭州市针灸学会会长。1938 年矢志岐黄,师从伯父罗茂洲。1943 年悬壶杭州开业针灸。1958 年参加联合诊所(杭州针灸专科医院),从事针灸临床 50 余年。

　　罗诗荣重视督肾证治,主张火足气到振都纲、量大力宏起沉疴,善用"铺灸"疗法治疗虚劳顽痹之证,享誉海内外。

　　"铺灸疗法"又称长蛇灸,是一种传统的民间灸法,是罗诗荣继承和发扬且善用的独特灸法。罗诗荣曾发表《铺灸治疗寒湿痹》《铺灸治疗类风湿性关节炎 65 例临床观察》等论文 10 余篇;其"铺灸治疗类风湿关节炎临床研究"成果,获浙江省医药优秀科技成果进步三等奖;罗诗荣多次荣获杭州市、浙江省劳动模范称号,1989 年被国务院授予"全国先进生产工作者"称号,1992 年起享受国务院政府特殊津贴。

参 考 文 献

王富春,李铁.特效灸法手册[M].北京:人民卫生出版社,2017.

王军燕,董莉莉,严兴科.铺灸疗法临床应用概况[J].甘肃中医学院学报,2013,
　　30(3):4.

王睿.督灸治未病理论探讨及临床应用[J].中国保健营养,2018,28(31):152.

王宜宸,彭一唯,万文蓉.督灸的渊源与应用[J].按摩与康复医学,2022,13(5):
　　30-32.

张文奎.督灸的研究现状及不足[J].中医临床研究,2021,13(24):132-134.

朱现民,丁润泽,陈煦.督脉铺灸的施术关键与运用特色[J].上海针灸杂志,
　　2014,33(10):3.

邹庆轩,林有兵,周一凡,等.近年来不同流派铺灸的灸治特点[J].山西中医,
　　2018,34(2):57-58.

（傅佳妮　吴波）

第十二章 精灸疗法

第一节 概　　述

一、概念

精灸，是将小米粒大小的艾炷置于穴位上燃烧，以防治疾病的一种外治方法，属于艾灸类技术。因艾绒精选、精细，艾炷精小，施灸时热力集中、透热迅速、刺激精准，操作要求精心、精密，名为精灸。

二、理论渊源

精灸疗法，由符文彬教授创制。符文彬，师从岭南针灸大家司徒铃，在继承传统司徒氏灸疗基础上，深挖中医理论精髓，总结多年临证经验，创制了"精灸"新技术。

符文彬教授秉持《灵枢·官能》"针所不为，灸之所宜"和《医学入门·针灸》"药之不及，针之不到，必须灸之"的古训，临床上针灸并用、重视灸法。为弥补传统麦粒灸施灸时壮数多、燃烧时烟雾大、灸量灸度难以控制、临床花费时间长等不足，在继承岭南针灸大师司徒铃教授灸法理论的基础上，对艾草选用、艾绒加工、艾灸方法开展深入研究，不断挖掘灸类技术，逐步完善精灸理论，形成相关技术操作规范。该疗法强调"艾炷小、壮数少、操作精"的原则，根据不同病证，合理控制灸量及灸度。

三、作用原理

灸量是指艾绒等灸材燃烧过程中产生的温热感，以及其他生成物对机体产生的刺激量。精灸是通过灸量的精准把控，包括燃烧热量的高低、穿透力的大小、生成物的刺激程度等因素，来调节人体阴阳平衡，影响人体的功能和代谢,从而发挥防治疾病的作用。

四、灸量的控制

1. 艾炷底的大小

艾炷底的大小是控制灸量的重要方面,底面积与刺激面积的大小和艾炷的重量有关。《小品方》中认为"灸不三分,是谓徒冤""此为作炷,欲令根下广三分为适也"。但也有一些医家认为可以不拘泥于"三分"这个范围,可以根据情况灵活使用。如《外台秘要》提到"若江东、岭南,寒气既少,当二分为准"。唐代孙思邈指出可以根据患者个体情况决定艾炷大小"小弱,炷乃小作之,以意商量"。日本的针灸学者也注意到这一问题,透热灸派强调用高质量的灸材制作半个米粒大小的艾炷,在压痛点、硬结处、经穴部施灸,使皮肤发红或出现水疱来治疗疾病。

精灸采取小米粒大小的艾炷进行施灸,底部直径约 2 mm 能够快速燃烧,迅速透热。精灸底面积小,耗材少,燃烧时间短,可以对灸量进行更好地控制,达到最佳疗效。

2. 艾炷的壮数

艾灸壮数没有统一的标准量,《备急千金要方》中甚至有灸治 300 壮的案例。壮数的多少往往受到多方面因素的影响,如病情的轻重、疾病的性质、患者的耐受性、地域因素等。病情轻重是一个常见的参考因素,如《扁鹊心书》中"大病灸百壮,小病不过三五七壮"。病位在卫分、上焦、经络等位置轻浅者,不需要太多壮数的灸治。而随着疾病的深入,涉及血分、中下焦等位置较深者,则需要增加艾灸的壮数。

另外,选穴部位不同,艾灸量也有较大区别。《医学入门》曰:"针灸穴治大同,但头面诸阳之会、胸膈二火之地,不宜多灸,背腹阴虚有火者,亦不宜多灸,惟四肢穴最妙,凡上体及当骨处,针入浅而灸宜少,下肢及肉厚处,针可入深,灸多无害。"

还有天气、地域因素,也须考虑。《素问·异法方宜论》曰:"北方者,天地所闭藏之域也,其地高陵居,风寒冰冽,其民乐野处而乳食,脏寒而生满病,其治易灸焫,故灸焫者,亦从北方来。"寒冷地区,艾灸壮数可多,由此推之,湿热地区,艾灸壮数宜少。

精灸因其自身灵活的优势,可以随时控制艾灸的壮数,使得医生可以更精细地控制灸量,根据患者临床实时反馈确定艾灸的壮数,减少其他因素对灸量的干扰。

五、精灸的特点

精灸从材料、大小、操作、疗效上都与传统灸法有别,具体的特点如下。

1. 灸料精细

精灸强调灸料的选用,常用细软金黄的陈年精细艾绒。如《本草纲目》载"至柔烂如棉为度"。《太平惠民和剂局方》中指出新鲜艾叶经过反复捣筛,候其细黄熟为度。《针灸聚英》中认为高质量艾绒具有"灸有力,火易燃"之特征。所以,精灸选用的高质量精细艾绒,能够便于搓捻为符合要求的小规格艾炷,燃烧时火力更均匀,温度更温和,气味芬芳,热度穿透,易达深部。

2. 艾炷精小

精灸要求艾炷精小,底部直径约 2 mm、高 3 mm 的圆锥体形。因精灸艾炷细小、燃烧热力渗透力强且集中,1 壮相当于普通艾炷灸 3 壮左右。同时由于精灸艾炷细小,所以燃烧时间短,一般只有 5～7 秒,能很好地节省时间。

3. 操作精密

精灸艾炷细小规范、壮数少容易掌握,所以技术相对规范,可以进行精细化操作。取穴时,精灸要求取穴精确,以确保临床疗效。

4. 疗效精确

精灸艾炷细小、取穴精确、热力集中且渗透力强。因型小的艾炷与皮肤的接触面积小,燃烧时对皮肤产生的灼痛感较小,患者较容易耐受深度燃烧,使得小艾炷易燃烧完全,耗时短,产生的灸效更具穿透性,疗效稳定。

第二节　操 作 方 法

一、灸料准备

细软金黄的陈年精艾绒、万花油、棉签、打火机、线香。

二、施灸

选定体位以后,用棉签蘸取少量万花油标记穴位,将艾绒做成底直径 2 mm、高 3 mm 大小的圆锥形艾炷(图 12－1),上小下大,上尖下平,使得艾炷易用于安放和燃烧。将艾炷置于穴位上,以线香点燃,待患者诉灼痛难忍时移走,每穴施灸 2 壮。

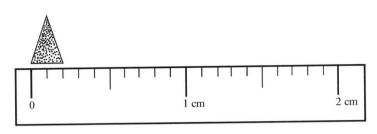

图 12－1　精灸艾炷

三、灸度控制

1. 轻度

当艾炷燃烧至患者诉开始有灼痛感时(约燃烧至 1/2),即用镊子将艾炷移开,此为灸 1 壮,施灸穴位以皮肤潮红效果最佳。

2. 中度

当艾炷燃烧至患者诉开始有灼痛感 2 秒后(约燃烧至 3/4),即用镊子将艾炷移开,此为灸 1 壮,每个穴位共灸 2 壮,施灸穴位以皮肤潮红灼热效果最佳。

3. 重度(发疱)

待艾炷在皮肤上完全燃烧尽为止,此为 1 壮,每个穴位 2 壮,施灸穴位以皮肤轻度发疱为佳。

第三节　临　床　应　用

一、适应证

(1)痛症:头痛、颈痛、面痛、肩痛、肋间神经痛、腰椎间盘突出症、带状疱疹后遗疼痛、痛经等症。除湿热证型外的痛症,皆可使用。

(2)膝骨关节病:膝骨性关节炎、类风湿关节炎、膝痛、痛风性关节炎、纤维肌痛综合征。

(3)心脑病症:中风、眩晕、面瘫、失眠、抑郁、焦虑、高血压等。

(4)肺系及皮肤病症:哮喘、支气管炎、过敏性咳嗽、过敏性鼻炎、荨麻疹等。

（5）肝胆脾胃病症：消化不良、肠易激综合征、慢性胃炎、慢性肝病等。

（6）妇科病症：月经病、子宫肌瘤、乳腺增生等。

（7）内分泌代谢病症：肥胖症、痛风、良性甲状腺肿等。

二、禁忌证

（1）糖尿病血糖控制欠佳者慎用。

（2）脑出血急性期慎用。

（3）高热、急性炎性疾病或局部疮疡者禁用。

三、注意事项

（1）颜面及大动脉处慎用发疱法。

（2）毛发处、黏膜处铺治疗巾隔物灸，防止直接接触点燃、烫伤。

（3）关节部位不宜施用发疱灸。

（4）发疱后局部灸疮当日勿沾水，如有化脓渗液，予局部消毒换药。

四、常见病治疗

1.疼痛类疾病

（1）颈痛

【主穴】风池、百劳、肩中俞、肩井、中脘、悬钟。

【配穴】风寒湿证加风门、脾俞；气滞血瘀证加膈俞；肝肾不足证加肾俞、肝俞；气血亏虚证加足三里；上肢麻木疼痛者加内关、心俞；头晕者加完骨、四花。

【灸度】轻度至中度；上肢麻木、头晕、反复发作者可用重度。

（2）肩周炎

【主穴】百劳、肩髃、肩前、肩后、阿是穴、尺泽、肺俞、膈俞。

【配穴】风寒湿证可配合风门、滑肉门；气血瘀滞证配肝俞；气血不足证配肺俞、足三里；手阳明经配手三里；手少阳经配外关；累及手太阳经配支正。

【灸度】轻度至中度。

（3）肋间神经痛

【主穴】期门、肝俞、至阳、肺俞、建里、水分、支沟、阿是穴。

【配穴】肝气郁结证、气滞血瘀证配膈俞、胆俞；肝阴不足证配肝俞、肾俞。

【灸度】轻度至中度。

（4）腰痛

【主穴】脾俞、膀胱俞、腰阳关、腰眼、天枢、气海、水分、阿是穴。

【配穴】寒湿证加肾俞、中脘；血瘀证加肝俞、膈俞；肾阳虚加肾俞、关元、命门；少阳腰痛加胆俞、外关；厥阴腰痛加肝俞、厥阴俞；督脉腰痛加大椎；强直性脊椎炎加四花、阳陵泉；腰肌筋膜纤维组织炎加秩边；腰椎间盘突出加腰俞、四花。

【灸度】轻度至中度。

（5）头痛

【适应证】头痛除风热证、肝阳上亢证外的其他证型。

【主穴】风池、百劳、四花、合谷、完骨。

【配穴】风寒证配风门；肾虚证配肾俞、命门；血虚证配足三里；风湿证、痰浊证配中脘、脾俞；瘀血证配章门；阳明头痛加胃俞；少阳头痛加外关、足临泣；太阳头痛加膀胱俞、风门；厥阴头痛加肝俞、厥阴俞；发作性紧张型头痛加脾俞、中脘；丛集性头痛加心俞、至阴、涌泉。

【灸度】轻度至中度；偏头痛、丛集性头痛可重度。

（6）面痛

【适应证】非典型面痛、原发性三叉神经痛和颞颌关节痛。

【主穴】风池、翳风、四花、中脘、合谷。

【配穴】风寒证加大椎；风热证加曲池；气血瘀滞证加太冲；三叉神经眼支痛加阳白、丝竹空、外关；上颌支痛加颧髎、迎香；下颌支痛加承浆、颊车；颞颌关节痛加下关。

【灸度】轻度至中度。

2. 膝骨关节疾病

（1）膝痛

【主穴】膝眼、梁丘、膝阳关、阴陵泉、脾俞、膀胱俞、水分、阿是穴。

【配穴】行痹配膈俞、血海；痛痹配肾俞、关元；着痹配足三里、中脘；痰瘀痹阻证配膈俞；肝肾不足证配肾俞、肝俞、气海；足太阳膝痛加委中、委阳；足阳明膝痛加胃俞、足三里；足少阳膝痛加胆俞；足少阴膝痛加肾俞；足厥阴膝痛加肝俞；膝骨性关节炎配大杼、绝骨、胆俞；髌骨软化症加肾俞、胆俞、大杼。

【灸度】轻度至中度。

（2）痛风性关节炎

【主穴】肺俞、脾俞、膀胱俞、水分、中脘、关元、阴陵泉。

【配穴】痰瘀痹阻证配膈俞；肝肾两虚证配肝俞、肾俞。

【灸度】轻度至中度。

（3）类风湿关节炎

【主穴】心俞、脾俞、胆俞、膀胱俞、水分、中脘、关元、滑肉门、外陵、内关、阳陵泉、阴陵泉、大杼、绝骨。

【配穴】痰瘀痹阻证配膈俞；肝肾两虚证配肝俞、肾俞。

【灸度】中度至重度。

（4）纤维肌痛综合征

【主穴】肺俞、肝俞、脾俞、膈俞、胆俞、中脘、建里、气海、关元、期门、章门。

【配穴】气血两虚证加足三里；肝肾不足证加肾俞；瘀血痹阻证加血海、三阴交；肝气郁结证加璇玑；疼痛在枕部、下颈部、斜方肌、冈上肌、肘关节部位者属手三阳经，配合谷、阳池、腕骨；疼痛在臀部、股骨大粗隆、膝部者属足三阳经，配昆仑、丘虚、解溪。

【灸度】轻度至中度。

3. 肺系疾病

（1）支气管哮喘

【适应证】哮喘发作期的辅助治疗或缓解期治疗。

【主穴】定喘、天突、肺俞、脾俞、肾俞、中脘。

【配穴】风寒外袭证配风门；痰浊阻肺证配中脘；肺气不足证配气海；肺肾气虚证配关元；脾气亏虚证配足三里。

【灸度】中度至重度。

（2）过敏性鼻炎

【适应证】鼻炎发作期及缓解期治疗。

【主穴】大椎、肺俞、脾俞、关元、心俞、胆俞、中脘。

【配穴】肺虚感寒证加风门；脾气虚弱证加足三里；肾阳亏虚证加肾俞。

【灸度】轻度至中度。

（3）咳嗽

【适应证】慢性咳嗽热证不明显者。

【主穴】定喘、肺俞、天突、膻中、心俞、中脘。

【配穴】痰湿蕴肺证加足三里、脾俞；肺气亏虚证加气海、足三里、肾俞；肺咳证加中府；脾咳证加脾俞、章门；心咳证加内关；肝咳证加肝俞、期门；肾咳证加肾俞、京门;胃咳证加胃俞;胆咳证配胆俞、日月;大肠咳证加大肠俞、天枢;小肠咳证加小肠俞、关元;膀胱咳证加膀胱俞、中极;三焦咳证加三焦俞、石门;变应性咳嗽加胆俞。

【灸度】轻度至中度。

4.心脑疾病

(1)脑梗死恢复期

【适应证】脑梗死恢复期除肝阳暴亢证、痰热腑实证、阴虚风动证外的其他证型。

【主穴】风池、百劳、四花、命门、中脘、下脘、关元、气海、三阴交、内关、绝骨。

【配穴】风痰阻络证配丰隆、外关;气虚血瘀证配足三里;伴有头晕者加完骨、天柱;复视者加风池、天柱、涌泉;上肢不遂者加肩髃、手三里、合谷;下肢不遂者加环跳、风市、阳陵泉;足内翻者加丘墟、照海;便秘者加天枢、腹结;尿失禁、尿潴留者加中极、太冲。

【灸度】轻度至中度。

(2)眩晕

【适应证】椎动脉型颈椎病、Meniere's综合征等引起的眩晕且热证不明显者。

【主穴】百会、风池、百劳、听会、完骨、四花、中脘、滑肉门。

【配穴】痰湿中阻证配丰隆;瘀阻脑络证加章门;气血不足证加气海、三阴交;肝肾阴虚证加肝俞、肾俞。

【灸度】轻度至中度;发作时可用重度。

(3)面瘫

【适应证】周围性面瘫。

【主穴】患侧阳白、太阳、四白、地仓、牵正、阳陵泉、厉兑、风池、百劳、心俞、胆俞、胃俞、中脘、天枢。

【配穴】风寒证配风池;风热证配曲池;风痰证配隐白;气血不足证配足三里;颏唇沟歪斜者配承浆;眼裂变小者加申脉。

【灸度】轻度至中度。

(4)失眠

【适应证】各种原因引起的失眠。

【主穴】百会、印堂、安眠、四花、中脘、下脘、气海、关元、三阴交、照海、申脉、涌泉。

【配穴】心脾两虚证加脾俞、心俞；阴虚火旺证加肾俞、命门；心虚胆怯证加心俞；痰热内扰证加丰隆、大都；肝郁化火证加肝俞；难入睡者加肾俞、胆俞；易早醒者加肝俞、肺俞。

【灸度】轻度至中度。

5. 脾胃消化疾病

（1）胃痛

【适应证】胃痛除胃热炽盛证外的其他证型。

【主穴】胃俞、肝俞、足三里、中脘、下脘、滑肉门。

【配穴】寒邪犯胃证配风门；饮食停滞证配梁门；肝胃气滞证配肝俞；气滞血瘀证配膈俞、肝俞；脾胃虚寒证配脾俞；胃阴不足证配肾俞；慢性胃炎加期门、水分；消化性溃疡加滑肉门、梁门；功能性消化不良加大包、脾俞；胃癌加章门、痞根、承山；胆汁反流性胃炎加四花。

【灸度】轻度至中度。

（2）消化不良

【主穴】中脘、天枢、足三里、滑肉门、大包。

【配穴】脾虚气滞证加脾俞、气海；肝胃不和证加肝俞、胃俞；脾胃虚寒证加脾俞、胃俞；胃胀明显者加梁门、建里；恶心呕吐者加内关。

【灸度】轻度至中度。

（3）泄泻

【适应证】慢性泄泻。

【主穴】肺俞、天枢、肾俞、脾俞、水分、大横、足三里、关元。

【配穴】肝气郁滞证加肝俞、大肠俞；脾气亏虚证加章门；肾阳亏虚证加命门、大椎。

【灸度】轻度至中度。

（4）便秘

【适应证】功能性便秘。

【主穴】肺俞、天枢、大肠俞、腹结、上巨虚。

【配穴】热秘证加曲池；气秘证加肝俞；气虚便秘证加胃俞、气海；阴虚便秘证加肾俞；阳虚便秘证加肾俞、命门、关元。

【灸度】轻度至中度。

6.妇科疾病

（1）痛经

【主穴】中极、地机、十七椎、脾俞、肝俞、气海、水道。

【配穴】气滞血瘀证配膈俞、血海；寒湿凝滞证配关元、归来；气血亏虚证配胃俞、三阴交；肝肾亏虚证配肾俞；子宫内膜异位加痞根、八髎；盆腔炎加水分、阴陵泉。

【灸度】轻度至中度。

（2）乳腺增生

【主穴】膻中、乳根、屋翳、天宗、期门、建里、痞根、关元。

【配穴】肝郁痰凝证加肝俞、肩井；冲任失调证加三阴交、肝俞、肾俞；疼痛明显者加膈俞、胆俞；肿块坚硬者加膈俞、章门；肿块柔软者加脾俞、膏肓俞。

【灸度】轻度至中度。

（3）产后身痛

【主穴】中脘、水分、气海、地机、足三里、三阴交、肝俞、大杼。

【配穴】肾虚证加肾俞；血虚证加脾俞；风寒证加风池、风门；血瘀证加血海、膈俞；上肢疼痛配大椎、合谷；下肢疼痛配腰阳关、阳陵泉；巅顶至颈腰背督脉疼痛配风府、至阳、腰阳关；关节肿胀配阴陵泉；周身骨痛配绝骨、大杼。

【灸度】轻度至中度。

7.内分泌代谢病症

（1）肥胖症

【适应证】单纯性肥胖症。

【主穴】中脘、天枢、水道、上巨虚、大肠俞、腹结。

【配穴】痰湿闭阻证加内关、足三里；胃肠腑热证加曲池；肝郁气滞证加肝俞、期门；脾肾阳虚证加关元、肾俞、命门、足三里。

【灸度】轻度至中度。

（2）癌性疼痛

【主穴】四花、脾俞、肝俞、肾俞、大包、中脘、建里、气海、关元、滑肉门、外陵、承山。

【配穴】气滞证配期门；血瘀证配血海、章门；痰湿证配丰隆、中脘；热毒证加曲池、三焦俞；气血两虚证加足三里、三阴交；肝癌加期门；肺癌加肺俞、中府；胰头癌加胰俞、地机；胆管癌选日月、胆囊穴；胃癌加胃俞、足三里；十二指肠癌加小肠俞、下巨虚；直结肠癌加大肠俞、天枢、上巨虚；宫颈癌、卵巢癌、前列腺癌、膀胱癌加膀胱俞、中极、昆仑；肾癌选京门。

【灸度】中度至重度。

（3）郁证

【适应证】郁证除气郁化火证外的其他证型。

【主穴】胆俞、膈俞、肝俞、肺俞、膻中、期门、滑肉门。

【配穴】肝气郁结证加太冲；痰气郁结证加中脘、丰隆；心脾两虚证加心俞、脾俞；心肾不交证加太溪、肾俞；心胆失调证加心俞、阳纲；有焦虑症状者加神门、内关；强迫症状明显者加足窍阴、丘墟。

【灸度】轻度至中度。

符文彬简介

符文彬（1963～），海南临高人，医学博士、主任医师、博士生导师、博士后合作教授、二级教授。广东省名中医、广东省中医药领军人才、全国百名杰出青年中医。

广东省中医院大针灸科主任，广东省省级非物质文化遗产"岭南传统天灸疗法"代表性传承人，国家重点针灸专科学科带头人，国家针刺类技术协作组组长，中国针灸学会第六届理事会常务理事，广东省针灸学会会长。兼任《中国老年学杂志》副主编、《中华针灸电子杂志》副总编辑等。在国内外学术刊物发表论文 200 余篇。

符文彬教授师从岭南针灸大家司徒铃，在继承传统司徒氏灸疗基础上，深挖中医理论精髓，总结多年临证经验，创制了"精灸"新技术，享誉国内外。

参 考 文 献

符文彬.符文彬针灸医道精微[M].北京：科学出版社,2017.

刘毅,黄建慧.精灸的研究进展[J].按摩与康复医学,2022,13(16)：47-50.

刘月,罗丁,李灵杰,等.精灸技术——灸类技术的革新[J].中华中医药杂志,2017,32(5)：2186-2188.

（李政　张治楠）

第十三章 雷火灸疗法

第一节 概　　述

一、概念

雷火灸，又称雷火神灸，是将中药粉末掺入艾绒制成特殊型号的艾条，进行施灸的一种疗法。雷火灸是在古代"雷火神针"实按灸的基础上，改变其用法与配方，创新发展而成的一种外治方法。

赵氏雷火灸疗法，由重庆赵时碧创制。药艾条中的中药配方、药艾条制作、施灸技术、临床应用，均有一定特色。

二、发展概况

"灸"，烧灼的意思。灸疗是我国古代人民在同疾病进行斗争中总结出来的一种治疗方法。《灵枢·官能》云"针所不及，灸之所宜"，说明了灸的疗效作用。明代出现了"雷火神针"，实按灸的一种，多用于治疗风寒湿痹、闪挫肿痛等疾病，特点是将中药药粉混入艾绒当中，一起施灸。在此基础上，赵氏雷火灸有了进一步的创新。

赵氏雷火灸是 20 世纪 90 年代初期，由重庆赵时碧基于数十年的临床实践创新发展而来的。其创新体现在：① 药艾结合，火力峻猛。根据中医辨证施治的原则，采用多种药物，配制成不同的雷火灸条；雷火灸条燃烧时，内含的药粉药力峻猛、渗透力强，药物分子被迅速吸附在人体表层，通过一定时间的熏烤，在皮肤周围形成高浓度药区，能进一步渗透入腧穴，发挥疗效；雷火灸条燃烧时，具有独特的热力与红外线辐射作用，最高温度可达到 240℃左右。② 施灸方法，有所创新。施灸时，强调"以面带穴"，变禁灸腧穴为可灸之穴；改雷火神针的实按灸法为明火施灸的悬灸方法；开发了系列雷火灸具，使用安全,操作简便。③ 临床应用,适应证广,扩大了中医火热灸法治疗疾病的范围。赵氏雷火灸,现已广泛用于内科、外科、骨伤科、妇科、眼科、耳鼻喉科、皮肤科、男科方面疾病的治疗。

三、作用原理

赵氏雷火灸,是以经络学说为指导,采用纯中药配方,在传统雷火神针实按灸的基础上,改变其用法与配方,创新发展而成的治疗方法。

该疗法结合了灸疗和药物的双重作用。药艾条悬灸时产生热量,刺激穴位,激发经气,开放腠理,透达药物,起到疏经活络、活血利窍、改善周围组织血液循环的作用。

药艾条燃烧时的物理因子和药化因子,与腧穴的特殊作用、经络的特殊途径相结合,产生的一种综合效应。经络、腧穴对机体的调节是内因,药物的燃烧是外因,两者相互结合,增强效应。

雷火灸条燃烧时产生的辐射能量以红外线和近红外线为主,所含中药药粉,能在人体(病灶周围)、位(病灶位)、穴形成高浓药区,在热力的作用下,渗透到组织深部,从而调节人体各项机能。

有观察指出,药艾灸能激励人体穴位内生物分子的吸收效应,通过神经体液系统调节人体细胞所需的能量,发挥温通经络、祛风散寒、活血化瘀、消瘿散瘤、扶正祛邪的功效,治疗疾病。

四、特色

1. 药力峻猛

雷火灸条是由艾绒与其他多种药物混合制成,形态粗壮,长 10 cm,直径 3 cm;每支重 30 g,外有灸具。艾绒与药物燃烧时,产生药化因子,可随着热辐射渗透到深部组织、细胞、体内循环,促进组织细胞的物质交换。

2. 火力强大

雷火灸条燃烧时产生的热辐射力很强。与常规艾条相比,热辐射能量要大 2 倍以上。在同等条件距离时,雷火灸最高温度为 240℃左右,艾条灸为 90℃左右;雷火灸的最低温度为 200℃左右,而艾条灸为 68℃左右。

3. 远红外线辐射

雷火灸燃烧时,可产生大量远近不等的红外线,组成了一个红外线网,产生较强的热辐射功效,迅速对人体体表及内部组织产生刺激,影响组织细胞代谢、体内循环、神经反射、内分泌调节、免疫系统功能,效应高于常规艾条悬灸。

第二节 操 作 方 法

一、常用器具

1. 悬灸棒灸盒的使用方法(图 13-1)

(1) 扭开盒中部,将备用大头针插入盒口小孔以固定雷火灸条。

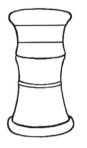

图 13-1
悬灸棒灸盒

(2) 点燃雷火灸条顶端,将火头对准应灸部位,距离皮肤2～3 cm(注意随时吹掉灰,保持红火),灸至皮肤发红、深部组织发热为度,注意掌握用灸适度,避免烫伤。

(3) 火燃至盒口,取出大头针,拉开底盖用拇指推出雷火灸条,再用大头针固定继续使用。不用时取出大头针,盖上盒盖使其熄灭备用。注意检查灭火情况,以防火患。

2. 长斗式双(单)孔灸具盒的使用方法(图 13-2,图 13-3)

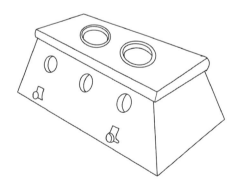

图 13-2 长斗式双孔灸具盒

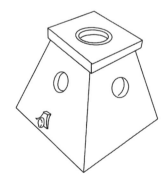

图 13-3 长斗式单孔灸具盒

(1) 点燃艾条,火头向下装入孔中,装入长度为 2.5～5 cm,调节火头与皮肤之间的距离,以患者能承受为宜。

(2) 将灸盒放在应灸部位上,用 1～2 条深色浴巾把整个灸具和艾条都盖上,尽量让燃烧的烟雾不向外泄漏(只有微微的烟雾向外泄漏,基本不可见)。

（3）每 20～30 分钟取出艾条抖灰一次，再放入孔内，调节艾条高度至患者能承受为度。

3. 双头式灸具的使用方法

双头式灸具（图 13 - 4）有两个上体能转动的圆柱形灸体，左右排列在长约 12 cm，直径约 1 cm 的圆柱形灸柄上。灸体上有 2 个穿大头钉的孔，以固定雷火艾条。

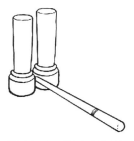

图 13 - 4 双头式灸具

4. 梅花灸具的使用方法

梅花灸具（图 13 - 5）由 3～5 个上体能转动的圆柱形灸体，连接在一个长 15～16 cm 的灸柄上组成。灸体的上体为凹陷内空，其高度为 2 cm，直径为 3 cm。灸体 0.2 cm 高度处有穿大头钉的孔，以固定二分之一雷火艾条。艾条内侧燃烧过凹陷时，可以用手转动灸体，把艾条的外侧转至易燃烧的内侧，使每支艾条可以均衡地燃完。但不能使艾条燃过 0.2 cm 的凹陷高度。施灸结束时，用 3～5 个悬灸盖把梅花灸具上的火头灭掉。

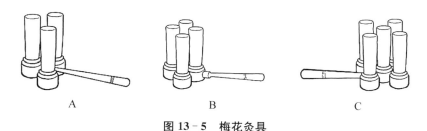

A   B   C

图 13 - 5 梅花灸具

A. 三头梅花灸具，B. 四头梅花灸具，C. 五头梅花灸具

5. 使用灸具的注意事项

（1）旋灸盖，大头针不要来回取。

（2）灭火时，取下大头针。

（3）使用时，不能敲打药艾条的燃烧端。

（4）使用时，不能用力推动灸具内的药艾条。

二、雷火灸施灸原则

雷火灸施灸时，强调"以面罩位带腧穴"的治疗方法。"面"：以病灶部位为中心的大面积皮肤；"罩位"：在病灶部位施灸；"带腧穴"：选用与患处相关

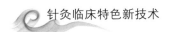
的腧穴1～2个或若干个,着重施灸。

三、雷火灸操作方法

1. 雀啄灸

雷火灸条火头对准应灸处,采用像鸡啄米、雀啄食似的上下移动的方法施灸。多用于泻邪气,在患部和腧穴上使用(图13-6)。

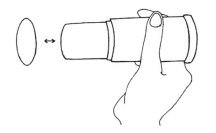

图13-6 雀啄灸

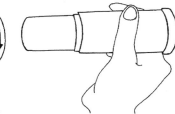

图13-7 小回旋法

2. 小回旋法

雷火灸条火头对准应灸的部位或穴位,作固定的小圈回旋。顺时针方向旋转,多用于泻法;逆时针方向旋转,则多用于补法(图13-7)。

3. 螺旋形灸法

雷火灸条火头对准应灸部位中心点,做圆形旋转施灸,旋转圆形逐渐由小而大,旋转至碗口大,再重复由小而大的旋转施灸,如此反复。顺时针螺旋形反复旋转,多用于泻法;逆时针螺旋形反复旋转,则多用于补法(图13-8)。

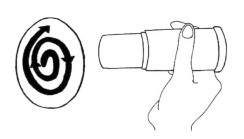

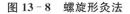

图13-8 螺旋形灸法

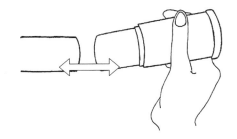

图13-9 横行灸法

4. 横行灸法

施灸时,移动雷火灸条,使其跨越病灶部位,左右摆动。距离皮肤1～2 cm,多用于泻法;距离皮肤3～5 cm,多用于补法(图13-9)。

5. 纵行灸法

施灸时,上下移动雷火灸条火头,使其跨越病灶部位。距离皮肤 1～2 cm,
多用于泻法;距离皮肤 3～5 cm,多用于补法(图 13 - 10)。

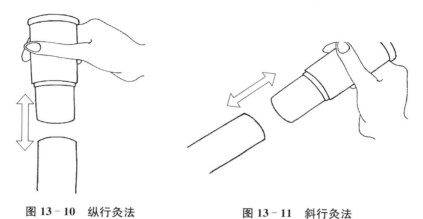

图 13 - 10　纵行灸法　　　　图 13 - 11　斜行灸法

6. 斜行灸法

施灸时,斜行移动雷火灸条火头,跨越病灶部位。距离皮肤 3～5 cm,多用
于补法(图 13 - 11)。

7. 拉辣式灸法

施灸时,医者用左手三指平压躯干软组织,向中心线外侧移动,雷火灸条
火头端距离皮肤 2 cm,保持红火,随着医者的左手移动、在患者皮肤上熏烤。
每个方位每次拉动距离不少于 10 cm,拉动次数以 3～5 遍为佳(图 13 - 12)。

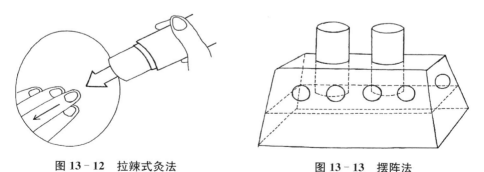

图 13 - 12　拉辣式灸法　　　　图 13 - 13　摆阵法

8. 摆阵法

用温灸斗施灸,可选用单孔式、两孔式等,根据不同需要摆横阵、竖阵、斜
阵、平行阵、丁字阵等(图 13 - 13)。

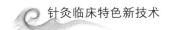

9. 泻法

上述的各项操作,用时超过 30 分钟,药量增大,渗透加深,就会起到泻法的作用。超过 1 小时,温灸法就会变成泻法。

四、雷火灸的得气、补法与泻法

雷火灸的得气、补泻手法的操作以灸感程度、施灸时间、用药量与距离体表的程度、肌体呈现的红晕来区分。

1. 得气

分补法的得气与泻法的得气。

(1)补法得气:距离皮肤 3～5 cm,施灸时间 5～10 分钟,皮肤慢慢地呈现淡红色红晕或肌肉软组织变得柔软,皮肤温度增加。此为补法得气。

(2)泻法得气:距离皮肤 1～2 cm,悬灸时间 0.5～1 分钟,皮肤出现红晕、皮温急剧增加,患者有刺痛感出现。此为泻法得气。

2. 补法

距离皮肤 3～5 cm,施灸时间 20 分钟左右,温热程度皮肤始终感觉能承受,热度还逐渐向穴位深部组织渗透;施灸时缓吹灰,令雷火灸条自然地燃烧,为补法。

3. 泻法

(1)距离皮肤 1～2 cm 处:① 用雀啄法,即上下移动,速吹灰,保持火头火红,雀啄法 5、7、9、11 次为一壮(视患者具体情况决定壮数);② 用固定小旋转灸法,即顺时针施灸,速吹灰,保持火头火红,5、7、9、11 次为一壮(视患者具体情况决定壮数),灸至皮肤发红,发热为度。

(2)距离皮肤 2 cm 处施灸,速吹灰,保持火头鲜红,在患部及其周围灸10～20 次,前后、上下连续熏灸 20～30 分钟。其间,每移动 20 次医者押手按压被灸皮肤一次,灸至皮肤鲜红。

(3)"十指(趾)冲"泻法:雀啄法灸指趾末端前侧面。距离皮肤 1～2 cm、7 次为一壮,每壮之间停歇 3 秒钟。

五、注意事项

(1)注意施灸持续时间。雷火灸疗欲行补法时,施灸时间应不超半小时,否则随着渗透加深、药量增大,反而起到泻法的作用。

（2）注意烫伤。施灸时，雷火灸条燃烧端应保持红火，火头应与皮肤保持一定距离，随时注意患者表情，切忌火头接触皮肤；使用温灸盒，要随时移动，上下左右移动均可，以免烫伤。

（3）注意患者具体情况。对体质虚弱、神经衰弱的患者，治疗时火力宜小，精神紧张的患者应先消除其思想顾虑，饥饿的患者应先进食或饮用糖水。

（4）注意操作过程细节。进行雷火灸时，治疗人员可戴一次性手套进行操作。治疗过程注意对患者其他暴露部位保暖。

（5）注意灸后调护。治疗后，请勿即刻洗澡，否则影响效果。

六、灸后的处理

施灸后患者局部出现皮肤潮红、灼热感，属于正常现象，无须特殊处理。

如果因为施灸过量不慎烫伤，局部出现小水疱，只要注意避免擦破，可任其自然吸收；如果水疱较大，可用消毒后的毫针、火针、注射器针头刺破水疱，放出水液，再用湿润烧伤膏外涂，纱布包裹；如果出现化脓者，在灸疮化脓期间，要注意保持局部清洁，预防感染，局部可用敷料保护，适当休息，加强营养，待其自然愈合；如处理不当，灸疮脓液呈黄绿色或有渗血现象者，可用消炎药膏或玉红膏外涂。

第三节　临　床　应　用

一、适应证与禁忌证

1. 适应证

（1）眼部疾病：近视、白内障、干眼症、急慢性角膜炎、眼手术后康复保健等。

（2）鼻部疾病：急慢性鼻炎、过敏性鼻炎、急慢性鼻窦炎等。

（3）咽喉疾病：急慢性咽喉炎等。

（4）耳部疾病：耳鸣、耳聋、老年性耳鸣、老年性耳聋、中耳炎等。

（5）痛症：风湿性关节炎、颈、肩、腰、腿部痛、骨质增生、中风偏瘫等。

（6）肥胖症：腰腹部肥胖、大小腿肥胖及各种肥胖症、产后收腹等。

（7）妇科疾病：痛经、输卵管炎、输卵管堵塞、盆腔炎、卵巢囊肿、月经不调、不孕症等。

（8）男科疾病：阳痿、早泄、前列腺肥大等。

2. 禁忌证

（1）凡属实热证或阴虚发热，邪热内炽等证（如高热、大量咯血、呕吐、痈疽疔疖伴发热等），均不宜使用。

（2）器质性心脏病伴心功能不全、肿瘤晚期、严重贫血、结核病、感觉障碍、语言障碍、听觉障碍、神志障碍、青光眼、眼外伤、急性传染性疾病、大量失血、出血性脑血管病急性期、脑血管病急性期、高血压危象等，均忌用。

（3）经期，孕妇，婴幼儿，精神紧张、过饥、过饱、过劳、酒醉者、眼底有明显出血、充血症状者，对艾灸烟雾过敏者禁用。

（4）颜面部、颈部、腹部、腰骶部及大血管走行的体表区域、黏膜附近、施术部位局部皮肤溃烂、感染者，均不宜使用。

二、常见病治疗

1. 干眼症

（1）灸疗部位：前额部、双眼部、双耳部、耳心。穴位：双侧睛明、耳门、翳风、合谷。

（2）操作方法：患者坐位，头勿后仰。点燃1支药艾条，固定在单头灸具上，用平补平泻法，距离皮肤2～3 cm，先用左右平行 S 形移动法熏烤前额部，每移动1圈为1次，移动10次为1壮，每壮之间医者押手按压被灸处。熏至皮肤发红，深部组织发热为度。

再闭目灸双眼部，距离皮肤2～3 cm，每左右来回为1次，10次为1壮，每壮之间押手按压患者双眼部，灸至皮肤发红，深部组织发热为度。

双眼睁开，用顺时针旋转法灸双眼部，旋转时速度不宜过快，眼随火棒转动，每转动10次为1壮，然后医者用左手示、中指揉压双眼泪腺处10次，再熏烤第2壮，共10壮。

用雀啄法灸睛明穴，每雀啄8次为1壮，每壮之间押手食指揉压患者睛明穴；双眼睁开，平行横灸双眼6壮，每壮之间押手按压眼部。

然后患者闭眼熏烤双耳，距离皮肤2～3 cm，双耳前后熏红，再依次雀啄双侧耳门、翳风及耳垂部各8壮，雀啄双侧合谷各8壮。

（3）每日灸疗 2 次，每 10 天为一疗程。

2. 过敏性鼻炎

（1）灸疗部位：上星穴至素髎、双耳部、双耳孔、额部；穴位：上星、素髎、印堂、双侧晴明、迎香、列缺、合谷。

（2）操作方法：患者坐立，头勿后仰。

点燃 1 支药艾条，固定在单头灸具上，从上星穴至素髎穴，距离皮肤 2～3 cm，上下灸 10 次为 1 壮，每壮之间医者押手按压被灸处，共灸 60 壮，上下来回为 1 次，不宜过快和过慢。

从印堂穴至双侧迎香穴，做"八"字斜行，悬灸，要求操作方法同上。用 S型灸整个前额部共计 6 壮。

用雀啄法灸上星、印堂穴，双侧晴明、迎香穴，距离皮肤 2 cm，每穴雀啄 10次为 1 壮，每壮之间押手按压，每穴各灸 3 壮（12 岁以下的患者每穴灸 2 壮）。

灸耳郭的前后两面，距离皮肤 2～3 cm，每 10 次为 1 壮，每壮之间押手按压被灸处，灸至耳郭发红、深部组织发热为度；用雀啄法灸耳心（用左手拉耳轮中部处向外拉，使耳道口暴露开大），每雀啄 10 次为 1 壮，每壮之间押手按压，两耳孔各灸 3 壮。

用雀啄法灸鼻孔的同时，让患者坐位头部后仰，深呼吸。医者押手按压患者上唇，一手用雀啄法灸鼻孔，距离鼻孔 2 cm，每雀啄 10 次为 1 壮，每壮之间停歇一会，共灸 3 壮（12 岁以下的可熏 2 壮）。

最后用雀啄法灸双侧合谷穴 3 壮，每壮之间押手揉压被灸处。

（3）每疗程 7 天，以 3 个疗程（连续治疗）观察疗效。

3. 耳鸣耳聋

（1）灸疗部位，双耳部、双耳孔、印堂至鼻根部；穴位：双侧耳门、翳风、曲池、合谷、肾俞。

（2）操作方法：嘱患者坐立。点燃 1 支药艾条，固定在单头灸具上，熏两侧耳部，若一侧耳鸣或耳聋，先熏患侧耳部，距离皮肤 2～3 cm，用顺时针螺旋法灸疗，每旋转 10 次为 1 壮，每壮之间医者押手揉压患者耳部。

熏耳前部及耳后部至发热为度，再向外拉耳郭，使耳孔增大，距离耳孔 2 cm，用雀啄灸法灸耳孔，每雀啄 8 次为 1 壮，每壮之间押手按压耳孔，共灸 8壮，再用相同方法灸对侧耳朵。

灸印堂至鼻根部，纵向施灸，距离皮肤 2～3 cm，每上下移动一回为 1 次，每8次为1壮,每壮之间押手按压,灸至皮肤发热,深部组织发热为度。

用雀啄法灸双侧耳门、翳风、曲池、合谷、肾俞,距离皮肤2~3 cm,每雀啄8次为1壮,每壮之间押手按压被灸处,每穴各灸8壮。

(3)每日灸1次,每10天为一疗程。可灸1~3个疗程。中间可间歇3~5天,耳鸣、耳聋严重的,可适当增加疗程。

4. 腰椎间盘突出症

(1)灸疗部位:腰椎及腰骶椎部,患侧臀部;穴位:双侧环跳、委中穴。

(2)操作方法:患者俯卧位,用双孔式灸具或四孔式灸具,若第4、5腰椎椎间盘或第5腰椎与第1骶椎椎间盘突出,用两孔式灸具,点燃药艾条后,插入1/2炷,做好外固定,放在腰骶部,盖上浴巾,温灸50~60分钟,每15分钟吹1次药灰,灸至皮肤发红,深部组织发热后。

将两支药艾条取出,固定在双头灸具上,灸患侧臀部疼痛处,距离皮肤2 cm,保持火头火红,灸至皮肤发红,深部组织发热为度。每移动灸10次医者押手按压。

用小螺旋形法,距离皮肤2 cm,灸环跳穴和委中穴,每旋转10次为1壮,每灸1壮,每壮之间押手按压被灸处,每穴各灸8壮。

(3)每日灸1次,每10天为一疗程,可连续作1~2个疗程,若有其他并发症(如第5腰椎椎间盘滑脱等)可灸3~5个疗程。腰椎间盘突出症须配合腰椎牵引治疗,与灸疗同步进行。病情严重时,可结合中西医内科治疗。

5. 膝关节骨性关节炎

(1)灸疗部位:膝关节及相关的上下大小腿部。穴位:患侧阿是穴、足三里、五趾冲(五趾前端部)、环跳穴。

(2)操作方法:患者取坐立位及仰卧位。点燃2支药艾条,固定在双头灸具上。距离皮肤2~3 cm,灸患膝部及膝关节上下相关腿部,每旋转或上下移动灸10次,医者押手按压被灸处,灸至皮肤发红,膝关节深部组织发热为度,时间不能少于20分钟。

雀啄法灸膝部压痛点、足三里、五趾冲、环跳穴,距离皮肤1.5 cm,每雀啄10次为1壮,每穴各雀啄7壮。

(3)每日灸1次,每10天为一疗程,可灸1~3个疗程,每疗程之间休息3天。膝关节红肿热痛时,暂不灸膝部,只灸穴位。可配合西医治疗。红肿热痛减退后,可灸膝部。

6. 全身性肥胖

全身肥胖分为分Ⅰ度(轻度)肥胖、Ⅱ度(中度)肥胖、Ⅲ度(重度)肥胖,可根据肥胖程度选择不同的灸疗措施。

(1) Ⅰ度(轻度)肥胖

1) 灸疗部位:腹部、双耳。穴位:神阙、足十宣、风府、双侧风池穴。

2) 操作方法:点燃一支药艾条,火头向下,装在温灸盒内,嘱患者仰卧,用雷火灸头对准腹部神阙穴,距离皮肤 3～5 cm,温灸 30 分钟。取出温灸盒内剩下的半支药艾条,点燃另半支药艾条均装入双圈式灸具内,在任脉线两侧腹部用拉辣式灸法,灸疗时间约 30 分钟。

灸双耳:余下的火头熏烤双耳,熏至皮肤发红,耳内发热为度。然后再灸足十趾冲(双脚趾末端部),灸患者脚趾时,用横行灸法,距离皮肤 1～2 cm,保持红火头,每横行灸 9 次为 1 壮,1 壮后停灸 5 秒钟,共灸 9 壮,灸至脚趾末端有针扎感为度(如每次治疗时间为 90 分钟时,可另加半支药艾条作天突至中脘穴,分段作平补平泻手法治疗)。

点腧穴:取风府穴,双侧风池穴。距离皮肤 1 cm,保持火头红火,用雀啄法,每雀啄 7 次为 1 壮,医者押手按压腧穴,再灸第二壮,以此做法,每穴可各灸 7～9 壮。

3) 疗程:5 日或 10 日为一疗程,每天做 1 次灸疗,每次时间为 60～90 分钟,雷火灸用药量每天 1.5 支,可间隔 10 天作第 2 疗程,第 2 疗程完后,每半月复诊 2 次,连续 1 季度。

(2) Ⅱ度(中度)肥胖

1) 灸疗部位:腹部、双耳。穴位:神阙、足十宣、风府、双侧风池穴。

2) 操作方法:点燃两支药艾条,火头向下,装入长斗式灸具内,嘱患者仰卧,长斗式灸具顺着腹部任脉线放置,还可加用一个长斗式灸具横放在小腹部(为倒"T"字形阵灸疗法),火头距离皮肤 3～5 cm。

注意放置长斗式灸具时,让灸具盒内的 1 支药艾条火头对准肚脐部位温灸 30～40 分钟,后取出长斗内余下的 2 支药艾条,加上点燃另半支药艾条放入三头式灸具内,再采用腹部拉辣式灸疗法,按上述拉辣式灸疗程序在腹部进行施灸 30 分钟,余下的火头熏双耳前后,熏至耳部发红,耳心发热为度。

再灸手足十指(趾)冲:双手双脚指(趾)末端部,灸患者手指时,患者五手指合拢为梅花形,用顺时针旋转泻法熏疗;灸患者脚趾时,用横行灸法,距离皮肤 1～2 cm,保持红火头,每横行灸 9 次为 1 壮,每壮后停灸 5 秒钟,共灸 9 壮(有针扎感为度)。

点腧穴:取风府穴,双侧风池穴。距离皮肤 1 cm,保持火头红火,用雀啄法,每雀啄 7 次为 1 壮,医者押手按压腧穴,再灸第 2 壮,以此做法,每穴可各灸 7～9 壮。

3)疗程:连续灸疗 5 天(根据情况可连续再做一疗程),间隔 10 天,每 10 天来复诊两次,连续一个季度。以后每月复诊 2 次,至第二季度完停诊。

(3)Ⅲ度(重度)肥胖

1)灸疗部位:腹部、双耳。穴位:神阙、手脚十指(趾)冲、风府、双侧风池。

2)操作方法:点燃 2 支药艾条,火头向下,装入长斗式灸具内,嘱患者仰卧,顺着腹部任脉线放置 1～2 个长斗灸具,在胸部可以放 2 个平行长斗式灸具(火头距离皮肤 3～5 cm)。

注意放置长斗式灸具时,让灸具盒内的 1 支药艾条火头,对准肚脐部位神阙穴,温灸 60～120 分钟,后取出长斗内余下的 2 支药艾条,用灭火灸具灭掉。

另取 3 支药艾条点燃放入两头式灸具内固定,采用拉辣式灸疗法,按上述拉辣式灸疗程序在腹部进行施灸;最后在上腹任脉线两侧采用拉辣式灸疗法灸疗胸部,胸腹部共灸 30 分钟。

重新点燃被灭掉的 2 支药艾条熏烤双耳前后,熏至双耳部发红,耳心内发热为度,然后再灸手足十指(趾)冲:双手双脚指(趾)末端部,灸患者手指时,患者五手指合拢为梅花形,用顺时针旋转泻法熏疗;灸患者脚趾时,用横行灸法,距离皮肤 1～2 cm,保持红火头,每横行灸 9 次为 1 壮,每壮后停灸 5 秒钟,共灸 5 壮(有针扎感为度)。

点腧穴:取风府、双侧风池穴。距离皮肤 1 cm,保持火头红火,用雀啄法,每雀啄 7 次为 1 壮,医者押手按压腧穴,再灸第 2 壮,以此做法,每穴可各灸 7～9 壮。

3)疗程:一疗程为 10 日,每天做 1 次治疗,每次治疗 120 分钟,雷火灸用药量每天为 4 支。连续 2 个疗程,休息半月后,再做第 3 疗程,每半月复诊 2 次,直至第 4 个月,再做 1 疗程灸疗。

7.痛经

(1)灸疗部位:小腹、骶髂关节部。穴位:关元、气海、曲骨、双侧三阴交、足十宣、足三里、肾俞穴。

（2）操作方法：

1）热痛：点燃1支药艾条，用雀啄法灸曲骨穴、双侧三阴交穴、足十宣，距离皮肤1～2 cm，每雀啄7次为1壮，每穴各雀啄9壮，每壮之间押手按压。经期疼痛时灸，每天1次，灸1～3日，或经前3天灸。

2）寒痛：点燃2支药艾条，装在两头灸具上，距离小腹与骶髂关节部2～3 cm，灸至皮肤发红、深部组织发热为度，每处不能少于15分钟，每晃动灸10次为1壮，每壮之间押手按压被灸处，灸关元、气海、双侧足三里穴，距离皮肤2 cm，每穴各灸8壮，每雀啄8次为1壮。月经疼痛期可灸，每天1次，灸1～3日。月经后1周再灸10日。

3）血虚痛：点燃2支药艾条，灸小腹、骶髂关节，距离皮肤2～3 cm，灸至皮肤发红、深部组织发热为度，每部位灸疗时间不少于10分钟；灸关元穴、双侧三阴交、足三里穴，距离穴位2 cm，用小回旋法，每穴各灸8壮，每旋转10次为1壮，每壮之间押手按压被灸处。月经疼痛期可灸，每天1次，灸1～3日，月经后1周，可再灸10天。灸1～3个疗程。

8. 月经不调

（1）灸疗部位：小腹及骶髂部位。穴位：阴交、神阙、双侧三阴交、肾俞、脾俞、肝俞、隐白、血海。

（2）操作方法

1）血热型月经不调：点燃2支药艾条，灸阴交、血海穴，距离穴位2～3 cm（用2个温灸器分别装1支药艾条，各穴放置1个，固定在穴位处），用灸时间各穴20分钟，灸至皮肤发红、深部组织发热为度；每天灸1次，经后1周，连续灸10天。灸1～2个周期。

2）血虚型月经不调：点燃1支药艾条，灸阴交、双侧三阴交、脾俞，距离穴位2～3 cm，用小回旋法，每旋转10次为1壮，每穴各灸10壮。每天灸1次，经后1周，连续灸10天，灸1～3个月经周期。气虚灸阴交、隐白、肾俞，灸法同上。

3）寒凝血瘀型月经不调：点燃2支药艾条，灸小腹部及骶髂关节部，用两孔式灸具，各放入2支药艾条，温灸时间各20分钟，灸至皮肤发红、深部组织发热为度；加灸神阙，距离皮肤2～3 cm，每旋转10次为1壮，灸6壮，每壮之间医者押手按压被灸处。

4) 肝气郁结型月经不调：点燃 1 支药艾条,灸神阙、双侧肝俞、肾俞、三阴交、隐白,距离皮肤 2～3 cm,用小回旋法,每旋转 10 次为 1 壮,每壮之间押手轻揉 1 次被灸处,每穴各灸 10 壮。月经周期后 1 周,连续灸 10 天为一疗程,灸一疗程后根据情况再施灸。

5) 肾阴亏损型月经不调：点燃 1 支药艾条,灸双侧肝俞,脾俞、肾俞、三阴交、隐白,距离皮肤 2～3 cm,用小回旋法,每穴各灸 10 壮,每旋转 10 次为 1 壮,每壮之间押手轻揉被灸处,月经周期后 1 周,连续灸 10 天,连续灸 1～3 疗程。

(3) 灸月经周期的疗程,若下个月经周期能按时来潮,就可以停灸,不再灸疗,并嘱患者劳逸结合,注意饮食起居。

9. 不孕症

(1) 灸疗部位：小腹、骶髂关节部。穴位：神阙,关元,双侧三阴交、肾俞、肝俞、足三里。

(2) 操作方法：嘱患者仰卧。点燃 2 支药艾条,放入两孔式灸具内,在小腹部摆横阵进行温灸(即是温灸器横放在小腹上),灸疗 30 分钟,距离皮肤 3～5 cm,灸至皮肤发红、深部组织发热为度;在腰骶关节部摆两孔式灸具为横阵,距离皮肤 3～5 cm,灸至皮肤发红,深部组织发热为度,时间 30 分钟以上;取出 1 支药艾条,用雀啄法灸神阙、关元、双侧三阴交,距离皮肤 2 cm,每雀啄 8 次为 1 壮,每壮之间医者押手轻揉被灸处,每穴各灸 8 壮。若是肾虚不孕,加灸双侧肾俞 8 壮,若是肝郁不孕加灸双侧肝俞 8 壮,若是痰湿不孕加灸双侧足三里 8 壮。

(3) 每天灸 1 次,10 天为一疗程,在每个月经周期之间行灸,经后 3～5 天开始施灸,灸 3～5 个月经周期,如经检查是病理性原因引起,可灸至盆腔内生殖器官疾病治愈。

10. 盆腔炎

(1) 灸疗部位：少腹、小腹、骶髂关节。穴位：关元,气海,带脉,阿是穴,足十宣,八髎,双侧足三里、三阴交。

(2) 操作方法

1) 瘀血致病：点燃 2 支药艾条,放入两孔式灸具内,灸具放在小腹部(温灸器摆竖阵),或同时用 2 个两孔式灸具分别放在两边少腹部(温灸器摆斜阵),根据诊断疼痛部位和具体位置来放,温灸 20 分钟。

　　然后把一个温灸器横摆在骶髂关节处(温灸器摆横阵),温灸 20 分钟,火头距离皮肤 3～5 cm,以能忍受的温度为距离,灸至皮肤发红,深部组织发热为度;用小回旋法灸阿是穴(腰部酸胀疼痛部位),关元,双侧足三里、三阴交,距离穴位 2～3 cm,旋转 9 次为 1 壮,每穴各灸 7 壮,每壮之间押手按压被灸处。

　　每天灸 1 次,10 天为一疗程,每月经周期之间灸一疗程,1～2 个疗程后,根据病情可增加治疗周期。

　　2)湿热致病:点燃 2 支药艾条,放入两孔式灸具内,把温灸器放在带脉上,温灸 25 分钟,取出 1 支药艾条,灸关元、气海、八髎、足十宣、双侧三阴交、足三里,距离穴位 1～2 cm,每旋转 9 次为 1 壮,每穴各灸 7 壮,每壮之间押手按压被灸处。

　　(3)每天灸 1 次,每月经周期之间灸 10 天为一疗程,灸 1～2 个月经周期,愈后停灸。邪毒致病的灸法与湿热致病的灸法相同。治疗期间可结合西医的消炎药应用。

赵时碧简介

　　　　赵时碧(1937～),重庆人,赵氏雷火灸创始人,毕业于重庆中医学校,曾工作于重庆市中医骨科医院。数十年来,赵时碧致力于推进赵氏雷火灸的临床应用、规范操作技术,研制雷火灸条,发明灸用器具,开展临床培训。创办了重庆赵氏雷火灸传统医药研究所,开设了重庆赵氏雷火灸门诊部,编著了《中国雷火灸疗法》,先后创立了棒式悬灸、雷火灸及医用雷火灸法,并获得国家专利 3 项、获奖 16 项。

参 考 文 献

郭强中,汪蓉,陈敏军.雷火灸研究进展[J].现代中西医结合杂志,2011,
　　20(18):2338-2340.

刘树正,王阳,陈鹏.雷火灸临床应用概况[J].实用中医药杂志,2015,31(4):
　　362-365.

赵时碧,中国雷火灸疗法[M],上海:上海远东出版社,2008.

　　　　　　　　　　　　　　　　　　　　　　　　(洪厚元　冯大铭)

第十四章 热敏灸疗法

第一节 概　　述

一、概念

热敏灸,全称腧穴热敏化艾灸新疗法,是探查热敏的腧穴,并施以消敏的灸量进行悬灸,以提高临床疗效的一种灸疗新技术。

热敏灸由陈日新教授创立,是一项源于《黄帝内经》、基于临床、继承创新、提高疗效的、全新灸疗理论指导下的艾灸新疗法。热敏灸依靠艾材点燃产生的艾热,悬灸热敏态穴位,激发透热、扩热、传热、局部不(微)热远部热、表面不(微)热深部热、非热觉等热敏灸感和经气传导,并施以个体化的饱和消敏灸量。与传统艾灸相比,热敏灸强调其感传作用。

二、理论基础

疾病状态下,机体体表相关部位会出现病理反应,古人在长期的实践中认识到这种疾病反应点的特性及其与疾病的相对特异联系,从而产生了腧穴的概念,同时创造了刺激腧穴治疗疾病的针灸疗法。

1. 腧穴热敏化

疾病反应点大多出现在相关的经穴部位,而且对外界刺激较为敏感,表现为刺激部位的感觉敏感和刺激效应的敏感,所以疾病反应点又称为敏化腧穴。不同类型的敏化腧穴各有其大致适宜的刺激方式,如力敏腧穴适宜指压和针刺、电敏腧穴适宜电刺激等。总之,人体腧穴存在静息态与敏化态两种状态;敏化态的腧穴对外界相关刺激呈现“小刺激大反应”。

腧穴热敏化,是陈日新教授在临床灸疗中发现的一种腧穴敏化新类型,它具有喜热、耐热、透热、扩热、传热等特性。在热敏化腧穴上悬灸,患者感觉表皮不热深部热,局部不热远处热,不感到灼痛,而感觉舒适。以相同的艾火、相同的距离,在热敏化腧穴旁开的非热敏化腧穴上施灸,没有深透远传的现象,仅产生局部和表面的热感,很短时间就会出现灼痛。对热敏化腧穴施灸,极易激发出感传,甚至气至病所,因此能大幅度提高临床疗效。

2.热敏化腧穴特点

(1)透热:灸热从施灸点皮肤表面直接向深部组织穿透,甚至直达胸腹腔脏器(图14-1)。

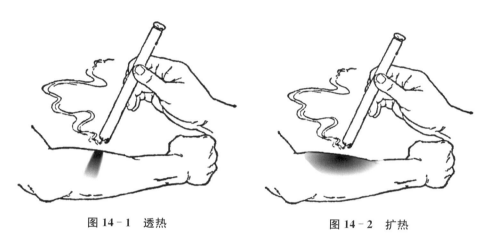

图 14-1 透热　　　　　　　　　　　图 14-2 扩热

(2)扩热:灸热以施灸点为中心向周围片状扩散(图14-2)。

(3)传热:灸热从施灸点开始循一定路线向远部传导,甚至到达病所(图14-3)。

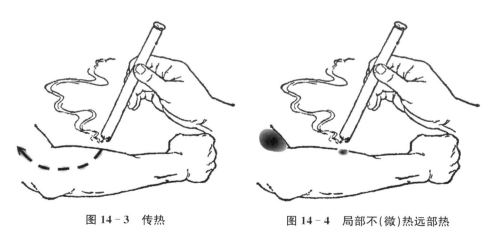

图 14-3 传热　　　　　　　　　　图 14-4 局部不(微)热远部热

（4）局部不（微）热远部热：施灸部位不（或微）热，而远离施灸的部位感觉甚热（图 14-4）。

（5）表面不（微）热深部热：施灸部位的皮肤不（或微）热，而皮肤下深部组织甚至胸腹腔脏器感觉甚热（图 14-5）。

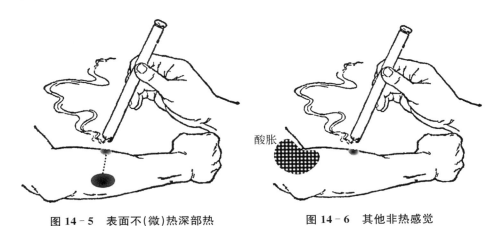

酸胀

图 14-5　表面不（微）热深部热　　　　　　**图 14-6　其他非热感觉**

（6）其他非热感觉：施灸（悬灸）部位或远离施灸部位产生酸、胀、压、重、痛、麻、冷等非热感觉（图 14-6）。

三、热敏灸疗法的技术要点

1. 探感定位

热敏灸在腧穴选取上和传统选穴不同，是根据灸感确定最佳施灸部位，即探出 6 种热敏灸感部位为最佳施灸部位，因此需要以艾热为刺激源进行探查，从而确定热敏腧穴，作为施灸部位。

2. 辨敏施灸

不同热敏灸感携带了不同的艾灸信息，尽管表明这些腧穴都是热敏腧穴，但有首选与候选、主选与次选之分，这些需要分析、辨别，从而采用相应的悬灸方法施灸。

3. 量因人异

艾灸剂量由艾灸强度、艾灸面积、艾灸时间 3 个因素组成，在前 2 个因素基本不变的情况下，艾灸剂量主要由艾灸时间所决定。最佳施灸剂量是提高临床疗效重要条件之一。在施行热敏灸疗法时，每穴的施灸时间不是固定的，而是因人因病因穴而异,以个体化的热敏灸感消失为度。不同热敏腧穴施灸时从热敏灸感产生[透热、扩热、传热、局部不(微)热远部热、表面不(微)热深部热、其他非热感觉]至热敏灸感消失所需要的时间是不同的,从 10～200 分钟不等。

4. 敏消量足

热敏灸疗法强调每次艾灸要达到个体化的消除腧穴敏化状态的饱和灸量,这是保证热敏灸临床疗效的关键之一。每次给予艾热刺激的量最终取决于热敏化态腧穴的消敏或脱敏量,达到这个剂量灸疗疗效明显提高,这时腧穴的热敏态转化为消敏态(即非热敏态)。这个艾灸剂量就是这个热敏腧穴的最佳充足剂量。

第二节　操　作　方　法

1. 热敏腧穴的探查

热敏灸疗法操作的第一步是开展探查,明确热敏穴位的准确位置,这是产生热敏灸独特疗效的前提。探查热敏穴位必须熟悉热敏灸感,选择合适的艾灸材料,采用正确的艾灸方式。

(1) 灸材选择

热敏腧穴的适宜刺激是艾热,故选择纯艾条作为穴位热敏探查的灸材。

(2) 探查准备

保持诊室安静,温度在 20～30℃。让患者选择舒适体位,充分暴露探查部位,放松肌肉,均匀呼吸,思想集中,体会艾灸时的感觉。医生集中注意力于施灸部位,询问患者在艾灸探查过程中的感觉。

(3) 探查部位

腧穴热敏是疾病在体表的一种反应状态,它直接或间接地反映机体疾病的部位、性质和病理变化。不同的病症出现腧穴热敏部位是不同的,但是有其规律。腧穴热敏化常发生在与疾病相关的腧穴部位。因此,先根据针灸的选穴原则确定可能发生热敏化的腧穴,再用点燃的艾条在可能发生热敏化的腧穴部位探查。

针灸的选穴原则有 3 条：① 近部选穴，即选取病痛局部或邻近部位的腧穴；② 远部选穴，即所谓"循经选穴"，按照经脉的循行部位、联系的脏腑器官，以及经脉之间的相互联系，选取远离病痛部位的腧穴；③ 辨证对症选穴，即针对疾病的证候或突出的症状选取适当的腧穴。不同病症的腧穴热敏高发部位与此高度相关，热敏点的探查也从这三方面着手。

（4）探查手法

用点燃的艾条，在可能发生热敏化的腧穴部位，距离皮肤 3 cm 左右进行悬灸，使患者局部感觉温热而无灼痛感。常用的悬灸探查手法有回旋灸、循经往返灸、雀啄灸、温和灸等。热敏腧穴的探查手法通常是这 4 种手法的组合。每个部位按上述顺序每种手法操作 1 分钟，反复重复上述手法，灸至皮肤潮红为度，一般 2～3 遍可能探查到热敏腧穴，出现热敏现象。然后艾火固定在热敏腧穴部位，保持灸感，施行温和灸手法进行治疗。

1）回旋灸：用点燃的艾条一端与施灸部位距离皮肤 3 cm 左右，不固定地反复旋转施灸，以患者感觉施灸部位温热潮红为度。

2）循经往返灸：用点燃的艾条在患者体表，距离皮肤 3 cm 左右，匀速地沿经脉循行方向往返移动施灸，以患者感觉施灸路线温热潮红为度。循经往返灸有利于疏通经络，激发经气。

3）雀啄灸：用艾条点燃的一端，对准局部皮肤，像鸟雀啄食一样，一上一下活动施灸。雀啄灸有利于施灸部位进一步加强敏化，从而为局部的经气激发，产生灸性感传奠定基础。

4）温和灸：用点燃的艾条，对准施灸部位，距离皮肤 3 cm 左右处熏烤，使患者局部感觉温热而无灼痛感。温和灸有利于施灸部位进一步激发经气，发动感传。

（5）腧穴热敏的判别

腧穴是否发生热敏是根据施灸部位对艾条悬灸的灸感反应来判别的。在探查过程中，已发生热敏的穴位会出现上述 6 种灸感反应（即穴位热敏现象）的一种或以上。在此过程中，患者要集中注意力，细心体会施灸部位的灸感变化，当出现上述 6 种热敏灸感中的任何一种时，应及时告知施灸者。只要出现上述穴位热敏现象的一种或以上，表明该穴位已发生热敏。

（6）选穴原则

在所有探查出来的热敏穴位中，按照如下原则选取最佳的热敏穴进行热敏灸操作。

1）以出现热觉灸感经过或直达病变部位的热敏穴位为首选热敏穴位。

2）以出现非热灸感的热敏穴位为首选热敏穴位，而痛感又优于酸胀感。

3）以出现较强的热敏灸感的热敏穴位为首选热敏穴位。

2. 热敏腧穴的施灸手法

热敏灸疗法采用艾条悬灸的方法，可分为单点温和灸、双点温和灸、三点温和灸、接力温和灸、循经往返灸。各种灸法有利于激发施灸部位的经气活动，引发灸性感传，疏通经络。

（1）单点温和灸

将点燃的艾条对准选择的热敏穴位定位，在距离皮肤 3 cm 左右施行温和灸法，以患者无灼痛感为度（图 14 - 7）。

（2）双点温和灸

即同时对两个热敏穴位进行艾条悬灸操作，分单手双点温和灸和双手双点温和灸。操作手法包括回旋灸、雀啄灸、循经往返灸、温和灸（图 14 - 8）。

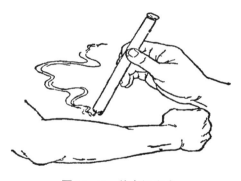

图 14 - 7 单点温和灸

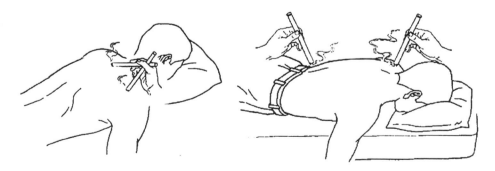

图 14 - 8 双点温和灸

（3）三点温和灸

包括 T 形温和灸（图 14 - 9）和三角温和灸（图 14 - 10），即同时对三个热敏穴位进行艾条悬灸操作。操作手法包括回旋灸、雀啄灸、循经往返灸、温和灸。三点灸的适用部位为颈项部、背腰部、胸腹部，如风池（双）与大椎、肾俞（双）与腰阳关、天枢（双）与关元等。

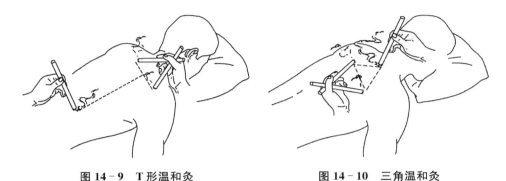

图 14 - 9　T 形温和灸　　　　　　　　图 14 - 10　三角温和灸

（4）接力温和灸

在上述灸法的基础上，若已找到发生热敏的穴位，如果灸感传导不理想，可以在感传路线上远离这个穴位的另一端点进行艾灸，这样可以延长感传的距离（图 14 - 11）。

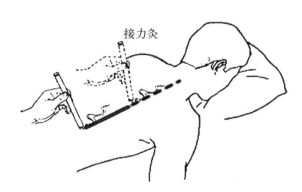

图 14 - 11　接力温和灸

（5）循经往返灸

此手法既可用于探查穴位，同时也是治疗常用的手法。用点燃的艾条在患者体表距离皮肤 3 cm 左右，沿经脉循行方向往返匀速移动施灸，以患者感觉施灸路线温热为度。此法适用于正气不足，感传较弱的患者，如中风患者可在偏瘫一侧施行(图 14 - 12)。

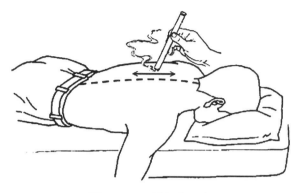

图 14 - 12　循经往返灸

第三节　注意事项和异常情况的处理及预防

一、注意事项

（1）过饥、过饱、过劳、醉酒等，不宜施灸。

（2）初诊患者在施灸前，应向其介绍热敏灸的具体操作过程，消除对艾灸的恐惧感或紧张感。

（3）让患者采取舒适、可持久、并能充分暴露施灸部位的体位。

（4）婴幼儿、昏迷患者、感觉障碍患者、皮肤溃疡处、肿瘤晚期患者、出血性脑血管疾病(急性期)患者、血液病患者、大量吐(咯)血患者、孕妇的腹部和腰骶部禁灸。

（5）施灸过程中，需充分体现人文关怀，随时询问患者的即刻感受，并使艾火与皮肤保持适当距离以避免灼伤。

（6）施艾灸时，应留意艾火脱落，避免灼伤患者，或烧坏衣服被褥等物。

（7）如果消敏需要很长时间，患者感觉劳累不能维持体位，可移开艾火，休息片刻。

（8）治疗结束后，必须将燃着的艾条熄灭，以防复燃。

（9）嘱患者热敏灸治疗后注意保暖，避免着凉。

二、异常情况的处理及预防

（1）初诊患者在治疗过程中，由于畏惧艾火烧伤，感到恐惧和紧张，可能出现"晕灸"现象。一旦发生"晕灸"，应立即停灸，使患者去枕平卧或头低脚高卧位，注意保暖，轻者仰卧片刻，给饮温开水或糖水后，即可恢复正常；若重者应及时采取紧急措施，进行救治，可点按水沟、百会、涌泉等穴。

（2）施灸时由于医生注意力不够集中，未随时询问患者的即刻感受并及时调整施灸部位的温度、位置，以致施灸太过而引起灸伤。灸伤轻者可外用适量烫伤软膏。局部出现小水疱时，宜保护水疱，勿使破裂，一般数日即可吸收自愈。水疱较大，可用注射器从水疱下方边缘穿入，将渗出液吸出后，外用消毒敷料保护，一般数日可痊愈。若水疱被擦破，可涂盐酸环丙沙星软膏等预防感染。

第四节　常见疾病治疗

一、神经系统疾病

1. 周围性面瘫

（1）高发热敏穴位区域：以头面部为高发区，多出现在翳风、阳白、下关、颊车、大椎、神阙、足三里等区域。

（2）热敏灸操作步骤

1）急性期面瘫的治疗操作

翳风穴双点温和灸，自觉热感深透且扩散至患侧面部，灸至热敏灸感消失。

下关穴单点温和灸，自觉热感透至深部并扩散至患侧面部，灸至热敏灸感消失。

颊车穴单点温和灸，自觉热感透至深部并扩散至患侧面部，灸至热敏灸感消失。

阳白穴单点温和灸，自觉热感深透或扩散至整个额部或自觉局部有紧、压、酸、胀感，灸至热敏灸感消失。

大椎穴单点温和灸，自觉热感深透或向四周扩散或沿督脉上下传导或沿上肢传导,灸至热敏灸感消失。

2)恢复期面瘫的治疗操作

阳白穴单点温和灸,自觉热感深透或扩散至整个额部或自觉局部有紧、压、酸、胀感,灸至热敏灸感消失。

下关穴单点温和灸,自觉热感透至深部并扩散至患侧面部,灸至热敏灸感消失。

颊车穴单点温和灸,自觉热感透至深部并扩散至患侧面部,灸至热敏灸感消失。

神阙穴单点温和灸,自觉热感深透至腹腔或沿两侧扩散至腰部,灸至热敏灸感消失。

足三里穴双点温和灸,部分的感传可直接到达腹部,如感传仍不能上至腹部者,再取1支点燃的艾条放置感传所达部位的近心端点,进行温和灸,依次接力使感传到达腹部,最后将2支艾条分别固定于足三里和腹部进行温和灸,灸至热敏灸感消失。

(3)灸疗疗程:每次选取上述1~2组穴位,每天1次,10次为一疗程,疗程间休息2~5天,共2~3个疗程。

2. 缺血性中风(恢复期)

(1)高发热敏穴位区域:以头面部、上肢及小腿内侧为高发区,多出现在百会、风池、曲池、手三里、阳陵泉等区域。

(2)热敏灸操作步骤

百会穴单点温和灸,患者自觉热感深透至颅内并沿督脉传导,灸至感传消失。

风池穴双点温和灸,自觉热感深透或向四周扩散或沿督脉向前向后传导,灸至热敏灸感消失。

曲池穴单点温和灸,患者自觉热感透至深部并传至头部,部分患者的感传可直接到达头部,如感传仍不能上至头部者,再取1支点燃的艾条放置感传所达部位的近心端点,进行温和灸,依次接力使感传到达头部,最后将2支艾条分别固定于曲池和头部进行温和灸,灸至感传消失。

手三里穴双点温和灸,部分的感传可直接到达头部,如感传仍不能上至头部者,再取1支点燃的艾条放置感传所达部位的端点,进行温和灸,依次接力使感传到达头部,最后将2支艾条分别固定于手三里和头部进行温和灸,灸至热敏灸感消失。

阳陵泉穴单点温和灸,患者自觉热感透至深部并传至头部,部分患者的感传可直接到达头部,如感传仍不能上至头部者,再取 1 支点燃的艾条放置感传所达部位的近心端点,进行温和灸,依次接力使感传到达头部,最后将 2 支艾条分别固定于阳陵泉和头部进行温和灸,灸至感传消失。

(3)灸疗疗程:每次选取上述 1～2 组穴位,每天 1 次,10 次为一疗程,疗程间休息 2～5 天,共 2～3 个疗程。

3. 三叉神经痛

(1)高发热敏穴位区域:以头面部为高发区,多出现在下关、四白、夹承浆、风池、鱼腰等穴区域。

(2)热敏灸操作步骤

下关穴患侧单点温和灸,自觉热感深透并向四周扩散,灸至热敏灸感消失。

四白穴患侧单点温和灸,自觉热感深透并向四周扩散,灸至热敏灸感消失。

夹承浆穴患侧单点温和灸,自觉热感深透并向四周扩散,灸至热敏灸感消失。

风池穴双点温和灸,自觉热感深透并向四周扩散,灸至热敏灸感消失。

鱼腰穴患侧单点温和灸,自觉热感深透并向四周扩散,灸至热敏灸感消失。

(3)灸疗疗程:每次选取上述 1～2 组穴位,每天 1 次,10 次为一疗程,疗程间休息 2～5 天,共 2～3 个疗程。

4. 带状疱疹后遗神经痛

(1)高发热敏穴位区域:以腰背部为高发区,多出现在病痛局部或病痛的同神经节段背俞穴、至阳、膈俞、阳陵泉等穴区域。

(2)热敏灸操作步骤

病痛局部或同节段背俞穴单点温和灸,自觉热感透向深部,向四周扩散并传至远部或自觉麻木、疼痛感,灸至热敏灸感消失。

至阳穴单点温和灸,自觉热感传至病痛附近区域,灸至热敏灸感消失。

膈俞穴双点温和灸,部分的感传可直接到达病痛处,如感传仍不能上至病痛处,再取 1 支点燃的艾条放置感传所达部位的端点,进行温和灸,依次接力使感传到达病痛处,最后将 2 支艾条分别固定于膈俞和病痛局部进行温和灸,灸至热敏灸感消失。

阳陵泉穴双点温和灸,部分的感传可直接到达病痛处,如感传仍不能上至病痛处,再取 1 支点燃的艾条放置感传所达部位的近心端点,进行温和灸,依次接力使感传到达病痛处,最后将 2 支艾条分别固定于阳陵泉和病痛局部进行温和灸,灸至热敏灸感消失。

(3)灸疗疗程:每次选取上述 1～2 组穴位,每天 1 次,10 次为一疗程,疗程间休息 2～5 天,共 2～3 个疗程。

二、精神和行为障碍疾病

1.失眠

(1)高发热敏穴位区域:以头部、背部、腹部及足部为高发区,多出现在百会、心俞、至阳、神阙、涌泉等穴区。

(2)热敏灸操作步骤

百会穴单点温和灸,自觉热感深透至脑内,或向前额或向后项沿督脉传导,灸至热敏灸感消失。

心俞穴双点温和灸,自觉热感深透至胸腔,或向上肢传导,或出现表面不(微)热深部热现象,灸至热敏灸感消失。

至阳穴单点温和灸,自觉热感透至胸腔或沿督脉向上向下传导或扩散至整个背部,灸至热敏灸感消失。

神阙穴单点温和灸,自觉热感深透至腹腔,或出现表面不(微)热深部热现象,灸至热敏灸感消失。

涌泉穴双点温和灸,多出现透热或扩热等现象,灸至热敏灸感消失。

(3)灸疗疗程:每次选取上述 1～2 组穴位,每天 1 次,10 次为一疗程,疗程间休息 2～5 天,共 2～3 个疗程。

2.肠易激综合征

(1)高发热敏穴位区域:以背部、腹部及足部为高发区,关元、天枢、大肠俞、命门、足三里等穴区域。

(2)热敏灸操作步骤

关元、天枢穴三角温和灸,自觉热感深透至腹腔或沿两侧扩散至腰部,灸至热敏灸感消失。

大肠俞、命门穴三角温和灸,自觉热感深透至腹腔或扩散至腰骶部或向下肢传导,灸至热敏灸感消失。

足三里穴双点温和灸,部分的感传可直接到达腹部,如感传仍不能上至腹部者,再取 1 支点燃的艾条放置感传所达部位的近心端点,进行接力灸使感传到达腹部,最后将 2 支艾条分别固定于足三里与腹部进行温和灸,灸至热敏灸感消失。

(3)灸疗疗程:每次选取上述 1~2 组穴位,每天 1 次,10 次为一疗程,疗程间休息 2~5 天,共 2~3 个疗程。

三、肌肉骨骼系统和结缔组织疾病

1. 肩周炎

(1)高发热敏穴位区域:以颈肩部为高发区,多出现在肩部压痛点、膏肓俞、肩井等穴区。

(2)热敏灸操作步骤

肩部压痛点单点温和灸,自觉热感透向深部并向四周扩散或自觉酸、胀、痛感,灸至热敏灸感消失。

膏肓俞穴患侧单点温和灸,自觉热感沿腋下及上臂后内侧传至肘关节,灸至热敏灸感消失。

肩井穴患侧单点温和灸,自觉热感透向深部并向四周扩散或有紧、压、酸、胀、痛感或热感沿上肢传导,部分的感传可直接到腕部,如感传仍不能传至腕部,再取 1 支点燃的艾条分别放置肩髃、臂臑、曲池、手三里、外关穴进行温和灸,依次接力使感传到达手背部,最后将 2 支艾条分别固定于"肩井穴-手三里穴"进行温和灸,灸至热敏灸感消失。

(3)灸疗疗程:每次选取上述 1~2 组穴位,每天 1 次,10 次为一疗程,疗程间休息 2~5 天,共 2~3 个疗程。

2. 颈椎病

热敏灸的适应证为颈型、神经根型、椎动脉型三型。

(1)高发热敏穴位区域:以颈肩部、背部为高发区,多出现在神庭、风府、风池、大椎、颈夹脊、肺俞、肩井、至阳穴等区域。

(2)热敏灸操作步骤

首先对风府、大椎、至阳等穴区循经往返灸 1~15 分钟以温热局部气血,加强敏化,再施以温和灸发动感传,开通经络,然后按以下分型治疗。

1）颈型

颈夹脊穴压痛点单点温和灸，自觉热感透向项背部并向四周扩散或自觉项背部有紧、压、酸、胀、痛感，灸至热敏灸感消失。

肩井穴压痛点单点温和灸，自觉热感透向项背部及上肢扩散或自觉肩部有紧、压、酸、胀、痛感，灸至热敏灸感消失。

风池、大椎穴三角温和灸，自觉热感沿督脉传至项背部，灸至热敏灸感消失。

2）神经根型

颈夹脊穴压痛点单点温和灸，自觉热感透向项背部并向四周扩散或自觉项背部有紧、压、酸、胀、痛感，灸至热敏灸感消失。

肩井穴压痛点单点温和灸，自觉热感透向项背部及上肢扩散或自觉肩部有紧、压、酸、胀、痛感，灸至热敏灸感消失。

大椎、肺俞穴三角温和灸，自觉热感向项背部及上肢扩散传导至腕部，如感传不能至腕部，可再取 1 支点燃的艾条放置感传所达部位的远心端点，进行温和灸，依次接力使感传到达腕部，灸至热敏灸感消失。

3）椎动脉型

神庭、大椎穴双点温和灸，患者自觉热感透向穴位深部或发生扩热，传热。灸至热敏灸感消失。

（3）灸疗疗程：每次选取上述 2～3 组穴位，每天 1～2 次，10 次为一疗程，疗程间休息 2～5 天，共 2～3 次。

3. 膝骨性关节炎

（1）高发热敏穴位区域：以下肢为高发区，多出现在局部压痛点、内外膝眼、梁丘、阴陵泉、血海、阳陵泉等穴区域。

（2）热敏灸操作步骤

膝部压痛点单点温和灸，自觉热感透至膝关节内或扩散至整个膝关节或局部有酸、胀、痛感，灸至热敏灸感消失。

内膝眼、犊鼻穴患侧双点温和灸，自觉热感透至膝关节内并扩散至整个膝关节，灸至热敏灸感消失。

梁丘、阴陵泉穴双点温和灸，自觉热感透至膝关节内并扩散至整个膝关节，灸至热敏灸感消失。

血海、阳陵泉穴双点温和灸，自觉热感透至膝关节内并扩散至整个膝关节,灸至热敏灸感消失。

（3）灸疗疗程：每次选取上述1～2组穴位,每天1次,10次为一疗程,疗程间休息2～5天,共2～3个疗程。

4. 腰椎间盘突出症

（1）高发热敏穴位区域：以腰背部、下肢为高发区,多发生在腰俞、命门、至阳、关元俞、腰部压痛点、委中、承扶、阳陵泉、昆仑等穴区域。

（2）热敏灸操作步骤

腰俞、命门、至阳穴循经往返灸和接力灸,振奋督脉阳气,可觉热感沿背腰骶部督脉传导,灸至热敏灸感消失。

腰部压痛点单点温和灸,自觉热感透向深部甚至腹腔或向四周扩散或自觉局部有紧、压、酸、胀、痛感或向下肢传导,灸至热敏灸感消失。

关元俞穴患侧单点温和灸,自觉热感透向深部并向四周扩散或有紧、压、酸、胀、痛感或热感沿下肢传导,部分的感传可直接到达脚跟部,如感传仍不能传至脚跟部,再取1支点燃的艾条分别放置承扶、委中、阳陵泉、昆仑穴进行温和灸,依次接力使感传到达脚跟部,最后将2支艾条分别固定于昆仑及关元俞穴进行温和灸,灸至热敏灸感消失。

（3）灸疗疗程：每次选取上述1～2组穴位,每天1次,10次为一疗程,疗程间休息2～5天,共1～2个疗程。

5. 肌筋膜疼痛综合征

（1）高发热敏穴位区域：以项背部、腰骶部、上肢、下肢为高发区,多发生在局部痛点、胸夹脊、膏肓俞、至阳、腰阳关、大肠俞、手三里、阳陵泉等穴区域。

（2）热敏灸操作步骤

1）项背部

局部压痛点单点温和灸,自觉热感透向深部并向四周扩散或自觉有酸、胀、痛感,灸至热敏灸感消失。

膏肓俞穴患侧单点温和灸,自觉热感透向深部并向四周扩散或传至上肢,部分的感传可到达腕关节,如感传仍不能下至腕关节,再取1支点燃的艾条放置感传所达部位的远心端点,进行温和灸,依次接力使感传到达腕关节,最后将2支艾条分别固定于膏肓俞和腕关节进行温和灸,灸至热敏灸感消失。

至阳穴单点温和灸,自觉热感深透或沿督脉向上向下传导或传至病痛部位,灸至热敏灸感消失。

2）腰骶部

腰骶部压痛点温和灸,自觉热感透向深部并向四周扩散或自觉局部有紧、压、酸、胀、痛感,灸至热敏灸感消失。

腰阳关穴单点温和灸,自觉热感深透或沿督脉向上向下传导或传至病痛部位,灸至热敏灸感消失。

大肠俞穴患侧单点温和灸,自觉热感透向深部并向四周扩散或传至下肢,部分的感传可到达踝关节,如感传仍不能下至踝关节,再取1支点燃的艾条放置感传所达部位的远心端点,进行温和灸,依次接力使感传到达踝关节,最后将2支艾条分别固定于大肠俞和踝关节进行温和灸,灸至热敏灸感消失。

3）上肢

局部压痛点单点温和灸,自觉热感透向深部并向四周扩散或自觉局部有紧、压、酸、胀、痛感,灸至热敏灸感消失。

手三里穴患侧单点温和灸,自觉热感深透或向上或向下沿手阳明大肠经传导,灸至热敏灸感消失。

4）下肢

局部压痛点单点温和灸,自觉热感透向深部并向四周扩散或自觉局部有紧、压、酸、胀、痛感,灸至热敏灸感消失。

阳陵泉穴患侧单点温和灸,自觉热感深透或向上或向下沿足少阳胆经传导,灸至热敏灸感消失。

（3）灸疗疗程:每次于疼痛邻近区域选取上述2～3组穴位,每天1次,10次为一疗程,疗程间休息2～5天,共2个疗程。

四、呼吸系统疾病

1. 感冒

（1）高发热敏穴位区域:以头面部、颈项部、腰背部为高发区,多发生在上印堂、太阳、风池、风府、大椎、至阳、腰阳关等穴区域。

（2）热敏灸操作步骤

1）对于流鼻涕,打喷嚏,鼻塞,前额紧痛的风寒感冒,进行上印堂穴单点温和灸,可觉热感或紧压重感扩散至整个前额,灸至热敏灸感消失;继而对太阳穴进行双点温和灸,可觉热感扩散至两侧额部,灸至热敏灸感消失。

2)对于头项强痛的风寒感冒,进行大椎、风池穴三角温和灸,可觉热感透至深部并扩散至整个头项背部,灸至热敏灸感消失。

3)对于恶风、恶寒发热、全身乏力的风寒感冒,分别按序对风府、大椎、至阳、腰阳关穴循经往返和接力灸,振奋督脉阳气,祛寒解表,可觉热感沿头项背腰部督脉传导,灸至热敏灸感消失。

(3)灸疗疗程:每天 2 次,灸至症状消失。一般 1～2 天即可。

2.支气管哮喘(慢性持续期)

(1)高发热敏穴位区域:以背部足太阳膀胱经两外侧线以内,肺俞穴和膈俞穴两水平线之间的区域为高发区。

(2)热敏灸操作步骤:手持艾条,在高发热敏穴位区域探查到的热敏化腧穴中选取 1 个热敏化现象最为明显的穴位以色笔标记进行悬灸,每隔 2 分钟掸灰(时间不超过 10 秒)并调整艾条与皮肤距离,保持足够热度,以发生透热、扩热、传热和非热感觉等腧穴热敏化现象为标准。对已探查出的热敏穴逐个悬灸。

3.过敏性鼻炎

(1)高发热敏穴位区域,以头面部、颈项部为高发区,多发生在上印堂、通天、风池、肺俞、神阙等穴区域。

(2)热敏灸操作步骤

1)上印堂穴单点温和灸:自觉热感扩散至整个额部或额部紧压感,灸至热敏灸感消失。

2)通天穴双点温和灸:自觉热感深透或扩散或紧压感,灸至热敏灸感消失。

3)风池穴双点温和灸:自觉热感深透或向四周扩散或沿督脉上下传导,灸至热敏灸感消失。

4)肺俞穴双点温和灸:自觉热感透至胸腔或扩散至整个背部或热感向上肢传导,灸至热敏灸感消失。

5)神阙穴单点温和灸:自觉热感深透至腹腔,灸至热敏灸感消失。

(3)灸疗疗程:每次选取上述 2～3 组穴位,每天 1 次,10 次为一疗程,疗程间休息 2～5 天,共 2～3 个疗程。

陈日新简介

陈日新(1956～)，江西南昌人，教授，主任中医师，博士生导师，任江西中医药大学附属医院副院长、江西热敏灸医院院长。兼任中国针灸学会常务理事、中国针灸学会灸养专委会主任委员、世界中医药学会联合会热敏灸专委会会长、全国老中医药专家学术经验继承工作指导老师，曾获"全国中医药高等学校教学名师""江西省名中医""全国卫生系统先进工作者"等荣誉称号。多次发表、出版灸法相关学术论文及专著。主持国家973计划、国家自然科学基金、省级科研课题30余项，获得国家、省级教学、科研成果奖多项。

2011年开办了全国首家热敏灸医院，2014年组建了江西省热敏灸联盟，2018年《热敏灸技术操作规范》被批准为世界中医药联合会国际组织标准。

参 考 文 献

陈日新,谢丁一.热敏灸理论体系的构建及其临床应用[J].世界中医药,2019,14(8)：1915-1921.

陈日新.热敏灸疗法[M].北京：人民卫生出版社,2014.

陈日新.腧穴热敏化艾灸新疗法[M].北京：人民卫生出版社,2006.

黄秀娟,冉妮,周建伟.热敏灸的研究概况[J].中国民族民间医药,2020,29(11)：46-49.

（李婉瑶　张婉瑜）

第十五章　神阙穴隔药盐灸疗法

第一节　概　　述

一、概念

神阙穴隔药盐灸疗法,是在传统灸法基础上发展起来的一种新型灸疗方法。它以中医辨证论治为指导,选取相应的中药粉、药盐作隔衬物,填满整个脐部后,将艾炷放置其上进行熏灸,以激发人体经气、调节气血阴阳及脏腑功能,达到防治疾病的目的。该疗法是欧阳群教授基于多年临床实践总结归纳创立的。

二、发展概况

20 世纪 60 年代,欧阳群教授开始接触隔药盐灸法,当时在地方卫生院一老中医的启发下,用神阙隔盐灸治愈一例结肠炎,深受鼓舞,后逐渐将该法运用于消化系统、妇科等疾病,疗效颇佳。70 年代,为增加疾病治疗的针对性,欧阳群教授在辨证论治思想的指导下,尝试以中药药粉作为隔衬物,获得了良好的预期效果。80～90 年代初,欧阳群教授开展"神阙隔盐灸对机体免疫功能及佐剂关节炎的影响"相关研究,与第一军医大学微生物与免疫教研室、生理教研室合作,初步阐明了神阙穴隔盐灸作用及相关机制,该研究荣获军队科技进步奖三等奖。

1993 年以后,欧阳群教授为进一步扩大神阙隔盐灸的治疗范围,将中药药粉配方由原来的寥寥数方扩大到 23 个。同时,尝试在食盐中混入同等配方的中药粉,以增加隔衬物通透性,提高热力及药物的传导性,明确了"底物""隔物"的内涵,并解决了食盐受热结块的问题。至此,隔药盐灸法的基本操作与配方得以基本确定。

自 2004 年起,该疗法被逐步推广、应用,最终发展成为具有一定规模和影响力的特色灸法。

三、作用机制

隔药盐灸法融合经络腧穴、药物和热辐射作用于一身,具有回阳补虚、温肾健脾、宁心安神、防病保健等作用,广泛运用于临床各科疾病。其作用机制概括起来主要是以下三方面。

1. 神阙穴的全身调节作用

神阙穴在灸法中的运用历史悠久,源远流长,早在晋代《肘后备急方》就有"以盐纳脐中,灸二七壮"的记载。脐中,指的就是神阙穴。神阙位居任脉上,任脉为"阴脉之海",有总任全身阴经脉气之作用,既有回阳救逆、培元固本、益气固脱之功,又有滋肾阴、调冲任、益精血之效。它既与十二经脉、督脉相连,也与五脏六腑相通。通过对神阙的局部刺激可对全身起到调节作用,以疏通经络,调和气血,平衡脏腑阴阳,达到治疗疾病的目的。

神阙局部皮肤的结构特点是隔药盐灸法发挥作用的基础。脐部是人体胚胎发育过程中腹壁的最后闭合处,其表皮薄弱,传导性好、渗透性强,有利于热力及药物分子透过皮肤,迅速弥散入血液。

另外,神阙周围分布有大量的神经血管。现代研究证实,脐部深层含有大量的腹腔神经丛,局部的理化刺激会使皮肤神经末梢进入活跃状态,以激发人体神经、体液调节,提高免疫功能,从而有利于组织器官的功能改善。而脐下腹膜布有丰富的静脉网连于门静脉,脐部给药使药效直达肝脏,从而提高了药物利用度,使药物更好地发挥疗效。

2. 药物的辨证治疗作用

隔药盐灸法采用 23 种药方为底物、23 种药盐为隔物,通过脐部皮肤的渗透和吸收作用将药物分子弥散入血液,通达全身,利用药物本身的功效发挥相应的药理作用,从而起到防治疾病的目的。

3. 艾灸的温热刺激作用

艾绒通过燃烧产生的热量可以刺激神阙,起到温通经络的功效,同时热量辐射、传导可以增强药物的渗透,促进药物的吸收利用。现代研究认为,艾绒在燃烧过程中所产生的挥发油具有抑菌抗病毒等作用,对免疫力低下患者具有很好的调节作用,所以艾灸在隔药盐灸法中发挥重要作用。

四、功效

1. 温经散寒

艾灸适用于虚寒体弱的人群,对脾胃虚寒、慢性胃炎、慢性肠胃炎等消化系统疾病,慢性支气管炎、慢性鼻炎、哮喘等呼吸系统疾病,风湿性关节炎、类风湿关节炎、骨性关节炎、颈肩腰腿痛及心血管系统病症均有较好疗效。

2. 行气通络

经络学说是祖国医学的重要内容,也是灸疗的理论基础。人是一个整体,五脏六腑、四肢百骸通过经络系统互相协调。气血在经络中川流不息,循序运行,若风、寒、暑、湿、燥、火等外邪侵袭,人体或局部气血凝滞,经络受阻,即可出现肿胀疼痛等症状和一系列功能障碍。此时艾灸疗法通过对经络腧穴的温热刺激,起到温经通络、散寒除痹的作用,以加强机体气血运行,达到临床治疗目的。经络的不通,可以有虚实两个方面:气血不足可致经络不畅;气血瘀滞也可致其不通。扶正祛邪、调和气血亦即通经之用也。

3. 扶阳固脱

人赖阳气为根本,得其所则人寿,失其所则人夭,故阳病则阴盛,阴盛则为寒、为厥,或元气虚陷,脉微欲脱,正如《素问·厥论》所云:"阳气衰于下,则为寒厥。"阳气衰微则阴气独盛,阳气不通于手足,则手足逆冷。凡大病危疾,阳气衰微,阴阳离绝等症,用大炷重灸,能回阳救脱。此为其他穴位刺激疗法所不及。

4. 升阳举陷

气虚下陷,出现脱肛、阴挺、久泻久痢、崩漏、滑胎等,《灵枢·经脉》云:"陷下则灸之",故气虚下陷,脏器下垂之症多用灸疗。灸疗不仅可以起到益气温阳、升阳举陷、安胎固经等作用,对卫阳不固、腠理疏松者,亦有效果。

5. 拔毒泻热

灸法能以热引热,使热外出。灸能散寒,又能清热,可对机体原来的功能状态起双向调节作用。特别是随着灸法运用增多和临床治疗范围的扩大,这一作用日益为人们所认识。

6. 防病保健

早在《阴阳十一脉灸经》中就提出"灸则强食产肉",强食即增加食欲,产肉

即身体强壮。可见,医家们早就发现了艾灸的保健作用。《扁鹊心书》提出:
"保命之法,灼艾第一⋯⋯于无病时常灸关元、气海、命门、中脘⋯⋯虽未得长
生,亦可保百余年寿矣。"我国古代医家早就认识到预防疾病的重要性,并提出
了"防病于未然""治未病"的学术思想,艾灸有预防疾病和保健的作用,是防病
保健的重要方法。

第二节　原料及制作

一、底物(底粉)和隔物(药盐)

底粉,即中药药粉,作为"底物"。欧阳教授在脐部填入药盐之前,先填入
适量中药药粉与肚脐紧密接触,故称底粉。神阙隔药盐灸的底粉涉及气、血、
阴、阳和虚证、实证相关疾病治疗的中药组方。这些组方根据中医辨证论治理
论,按照"君臣佐使"原则选取多味中药进行配伍,烘干粉碎成 120 目细粉,备
用。由于这些组方是基础方,不能满足临床疾病每个证型的需要,为此在施灸
前可结合临床症状添加相关治疗药性药物精粉(即兼证药粉)。

药盐,即中药药粉与精细炒盐按照一定比例混合制成的药盐混合物,用作
"隔物"。

神阙隔药盐灸疗法与普通脐灸最大的不同,就是有 20 余种中药底粉及对
应的药盐。这些底粉与药盐的配方是欧阳群教授在长期临床实践中总结和摸
索出来的,正是这些配方使得神阙隔物灸法拥有适应证广、针对性强等特点,
使中医辨证论治在灸法中得到了充分灵活的运用(表 15－1)。

表 15－1　隔药盐灸中药配方及其应用

	主要药物组成	功　效	主　治	按　语
1号醒脑开窍方	藿香 25 g、石菖蒲 15 g、皂角刺 6 g(煨)、冰片 0.1 g、麝香 0.1 g、干姜 15 g、肉桂 15 g、丁香 10 g、小茴香 15 g、苏合香 15 g、雄黄 3 g、黄芪 10 g	开窍醒神、回阳救逆	各种原因所致晕厥、昏迷或植物状态,也可用于精神分裂症、精神发育迟滞、老年性痴呆等	常配合 2 号镇静安神方起使用,以加强醒神、安神的作用

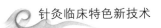

	主要药物组成	功　效	主　治	按　语
2号 镇静 安神方	郁金 10 g、酸枣仁 15 g、远志 8 g、钩藤 10 g、龙骨 30 g、牡蛎 30 g、首乌藤 10 g、柴胡 5 g	镇静、安神、定志	主要用于失眠健忘、烦躁不安、小儿多动症、注意力不集中、小儿惊厥等	治疗多动症、小儿惊厥。治疗失眠健忘，则与 9 号失眠方同用；治疗精神分裂症时与 1 号醒脑开窍方合用
3号 补虚方	黄芪 20 g、党参 15 g、黄精 10 g、杜仲 10 g、胡芦巴 10 g、五灵脂 5 g、补骨脂 10 g、淫羊藿 10 g、熟附片 10 g、干姜 5 g、肉桂 10 g、当归 15 g、红参 15 g、木通 8 g	益气壮阳、温肾补虚	用于神疲乏力、形寒肢冷、腰膝酸软、腹痛等肾阳虚证，以及体虚易感、五更泄泻、脑卒中软瘫期、植物状态、痴呆等	本方应用较广，无论何种原因导致的气虚、阳虚均可运用，尤对虚寒型泄泻效果奇佳
4号 脾胃方	党参 10 g、白术 15 g、怀山药 15 g、吴茱萸 10 g、肉桂 15 g、炮姜 15 g、香附 10 g、川椒 10 g、延胡索 5 g、赤石脂 8 g	温中散寒、益气健脾	用于脾阳虚引起的胃痛、胃胀、消化不良、便溏及四肢不温等	作为主方多用于脾阳虚型胃痛胃胀，作为配方则广泛运用于各种原因引起的食欲不振、消化不良等
5号 免疫方	黄芪 30 g、党参 10 g、白术 15 g、防风 15 g、怀山药 10 g、当归头 10 g、黄精 15 g、蒲公英 8 g、黄芩 10 g、肉苁蓉 15 g、淫羊藿 15 g	益气固表、补肾健脾	各种原因导致的免疫力低下、体虚易感、肿瘤放化疗后白细胞下降等	本方多用于小儿体虚易感，或肿瘤放化疗引起的各种不良反应
6号 关节方	当归 15 g、川芎 15 g、熟附子 10 g、羌活 8 g、独活 8 g、木香 15 g、肉苁蓉 10 g、桂枝 20 g、防风 10 g、苍术 15 g、秦艽 10 g、桑枝 10 g、杜仲 15 g、制川乌 10 g、细辛 15 g	行气活血、舒筋通络	各种骨关节炎、类风湿关节炎、关节退行性变；脑血管意外或脑外伤所致偏瘫、小儿脑瘫，尤其出现肢体关节屈伸不利者	本方治疗关节炎疗效颇佳，在脑科疾病多用于偏瘫侧关节肿胀或屈伸不利
7号 头痛方	柴胡 15 g、郁金 15 g、红花 15 g、赤芍 10 g、川芎 15 g、当归 15 g、白芷 10 g、生石膏 15 g、细辛 15 g、藁本 15 g	活血、祛风、止痛	各种原因引起的头痛，如脑外伤后遗症、偏头痛、紧张性头痛等	根据辨证常配合 13 号活血通络方、10 号头晕方等

续　表

	主要药物组成	功　效	主　治	按　语
8号妇科炎症方	黄柏15 g、黄芩10 g、蒲公英15 g、栀子10 g、苦参10 g、当归尾8 g、细辛10 g	清热解毒,祛风除湿	各种妇科炎症,如阴道炎、宫颈炎、子宫内膜炎等	主要用于妇科炎症的辅助治疗,可同时配合11号月经不调方、12号补血调经方等,以加强隔药盐灸的消炎消肿作用
9号失眠方	酸枣仁15 g、茯神15 g、远志10 g、石菖蒲10 g、丹参15 g、桑椹10 g、磁石2 g、硫黄2 g、大枣6 g、甘草6 g	交通心肾,安神定志	各种睡眠障碍	本方主要治疗心肾不交及心脾两虚之失眠,治疗时可与2号镇静安神方配伍使用
10号头晕方	桃仁15 g、当归15 g、川芎15 g、白芷15 g、苍术15 g、吴茱萸15 g、天麻20 g、白蒺藜15 g、钩藤20 g、石决明15 g、菟丝子10 g、山茱萸10 g	活血化瘀,熄风止眩	梅尼埃病及其他原因引起的头晕眼花、视物模糊、耳鸣耳聋等	伴头痛者配7号头痛方,有睡眠障碍加2号镇静安神方
11号月经不调方	柴胡15 g、白芍15 g、川牛膝10 g、杜仲10 g、丹参15 g、山楂10 g、木香10 g、当归15 g、川芎15 g、红花15 g、乳香5 g、没药5 g	补益肝肾、活血调经	经期不调、经量不正常、闭经、痛经、崩漏等	本方主要治疗内分泌失调性月经病,若因妇科炎症引起的月经不调,需配合8号妇科炎症方,出现经少、闭经则加12号补血调经方
12号补血调经方	当归30 g、川芎20 g、熟地黄30 g、白芍20 g、阿胶15 g、桑寄生15 g、白术15 g、延胡索15 g、益母草15 g、艾叶15 g、桃仁8 g、炙甘草6 g	补血活血、化瘀通经	体质虚弱、气血不足导致的月经后期、经少、经闭等	本方以补血为治则,主治冲任空虚,血海不足之月经病。治疗时可配合11号月经不调方、14号益气补血方。若有妇科炎症则加8号妇科炎症方
13号活血通络方	川芎25 g、桃仁20 g、红花20 g、黄芪20 g、桑寄生15 g、鸡血藤15 g、地龙3 条、生龙骨10 g、龟甲10 g(醋制)	活血化瘀、通经活络	主要用于中风偏瘫、小儿脑瘫或颅脑外伤所致肢体屈伸不利、关节僵硬、肿胀等	本方多与其他配方协同使用,如半身不遂配6号关节方,关节僵硬配17号解痉方等

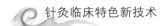

	主要药物组成	功　效	主　治	按　语
14号益气补血方	首乌10 g、当归10 g、桑寄生10 g、枸杞子10 g、黄精10 g、黄芪20 g、党参20 g、升麻10 g、生晒参10 g、苏木10 g	益气养血,调补肝肾	各种大病久病、外伤术后导致的体虚、气短乏力、盗汗自汗等	本方多作为辅助用药,常与3号补虚方,5号免疫方、敛汗方等配合使用
15号泻热通便方	大黄20 g、厚朴15 g、芒硝10 g、白术10 g、生地黄10 g、玄参10 g、桃仁15 g、柏子仁15 g、肉苁蓉15 g、牛膝15 g、木香10 g、甘草6 g	泻热破结,峻下通便	热秘	本方适应的便秘为热秘,临床上常与1号醒脑开窍方、5号免疫方合用
16号止咳化痰方	杏仁10 g、制半夏15 g、陈皮10 g、桔梗15 g、前胡15 g、茯苓10 g、瓜蒌15 g、紫菀10 g、石斛10 g、黄芩10 g、山豆根10 g、天花粉15 g	宣肺止咳,化痰平喘	急慢性支气管炎、支气管扩张等所致咳嗽、咳痰、气喘	本方主治肺系疾病,包括气管切开导致的肺部感染、咳嗽痰多,也可用于痰涎作祟的癫痫、抑郁症等,治疗时可配合1号醒脑开窍方、2号镇静安神方等
17号解痉方	天麻20 g、防风15 g、白芷15 g、荆芥穗15 g、羌活15 g、蜈蚣3 g、僵蚕5条、辛夷15 g、细辛15 g、肉豆蔻10 g	疏风通络,熄风止痉	各种原因所致肢体抽搐、肌肉强直痉挛、小儿惊厥、面肌痉挛、特发性扭转痉挛等	常配合6号关节方、13号活血通络方等一起使用
18号虚烦方	生地黄20 g、玄参15 g、知母20 g、天花粉15 g、芍药15 g、厚朴15 g、酸枣仁15 g、首乌10 g、地骨皮15 g、牡丹皮15 g、黄连10 g、栀子10 g	滋阴降火,清心除烦	神经衰弱、围绝经期综合征、脑外伤或脑血管意外所致精神错乱等,属肝血不足,虚热内扰,心神不安者	属神经衰弱、围绝经期综合征,配合2号镇静安神方、9号失眠方一起使用;脑外伤或脑血管意外所致精神错乱则配1号醒脑开窍方
19号温补通便方	肉苁蓉20 g、肉桂15 g、干姜10 g、大黄9 g、柏子仁15 g、火麻仁15 g、牛膝10 g、硫黄3 g	温补脾胃,润肠通便	冷秘	本方适用于老年顽固性便秘、久病卧床导致的便秘,治疗时可配合其他药粉,如3号补虚方或补肾方等

续　表

	主要药物组成	功　效	主　治	按　语
20号口眼方	石膏10 g、人参15 g、附子15 g、细辛20 g、甘草10 g、山茱萸30 g、防风20 g、山药20 g	聪耳明目,通窍活络	主治头面五官疾患,如面瘫、面肌痉挛、眼睑下垂、耳鸣耳聋、视力下降、视物模糊、目赤流泪及口角流涎等	面瘫、面肌痉挛等症可合用17号解痉方,耳部疾患可酌情合用补肾方,久病体虚者可合用14号益气补血方等
21号脑梗死方	黄芪15 g、山茱萸15 g、当归10 g、白芍5 g、炙甘草10 g、龙骨15 g、牡蛎15 g、赤芍10 g、川芎6 g、桂枝6 g、桃仁5 g、红花15 g	活血化瘀,通经活络	缺血性脑病、脑梗死等	脑梗死患者若见意识障碍、精神烦躁等症,配2号镇静安神方,半身不遂配6号关节方,关节僵硬配17号解痉方等
22号麻木方	白芥子10 g、半夏10 g、胆南星6 g、肉桂5 g、木香5 g、桃仁6 g、桂枝8 g、赤芍10 g、川芎15 g	化瘀通经,舒筋活络	行气活血,祛风通络	主治四肢麻木、颜面麻木等病症
23号脑出血方	代赭石10 g、牛膝6 g、石决明5 g、白芍6 g、牡蛎15 g、半夏10 g、黄芩10 g、钩藤8 g、车前子6 g、玄参10 g、胆南星10 g、石菖蒲8 g、郁金8 g、磁石10 g	涤痰辟秽,凉血止血	出血性脑血管疾病	方中胆南星、玄参配伍,能清热化痰,用治证属痰热的中风患者
补肾方	熟附子15 g、肉桂8 g、山茱萸12 g、杜仲10 g、鹿角霜10 g、丹皮15 g、菟丝子15 g、淫羊藿15 g、泽泻10 g、知母10 g、黄柏10 g、五味子8 g、麦冬15 g	滋阴补肾,温补元阳	各种急慢性肾炎、肾病综合征、老年骨质疏松、围绝经期综合征、甲状腺功能障碍等属肾亏证者;还用于脾肾阳虚型腹痛腹泻,肺肾气虚型咳嗽气喘等	本方专治肾虚,不论阳虚、阴虚,均可运用。如骨质疏松配6号关节方,腹痛、腹泻配4号脾胃方,咳喘配16号止咳化痰方等
敛汗方	黄芪15 g、党参20 g、麻黄根10 g、浮小麦25 g、白术10 g、五味子15 g、龙骨10 g、牡蛎10 g	益气固表,敛阴止汗	常用于久病、术后及产后自汗、盗汗,属卫外不固,阴液外泄者	治疗时多与3号补虚方、14号益气补血方配合使用

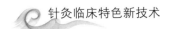

续　表

	主要药物组成	功　效	主　治	按　语
祛斑方	山楂 20 g、葛根 20 g、白芍 30 g、桂枝 10 g、当归 15 g、川芎 20 g、丁香 20 g、细辛 10 g、鸡血藤 20 g、冰片 10 g、甘草 10 g	活血通络,祛斑美容	各种原因导致的皮肤色素沉着,如雀斑、黄褐斑、妊娠斑等	脾虚配 4 号脾胃方,肾阴不足加补肾方
癃闭方	大黄 15 g、当归尾 10 g、桃仁 12 g、虎杖 10 g、牛膝 10 g、车前草 10 g、泽泻 10 g、黄芪 15 g、甘草 10 g	行瘀散结,利尿通淋	各种原因引起的尿潴留、少尿和无尿症	本方功在行瘀散结,对插拔导尿管所致的尿路损伤性尿潴留效果尤佳,可配合补肾方、13 号活血通络方等一起使用
尿失禁方	制附子 10 g、干姜 10 g、赤石脂 15 g、山茱萸 20 g、龙骨 10 g、小茴香 10 g、丁香 10 g、益智仁 15 g、五倍子 10 g	温补肾阳,缩尿止遗	神经源性膀胱、前列腺术后、骨盆骨折等各种原因引起的遗尿、尿失禁	治疗时根据证型分别配合补肾方、3 号补虚方或 13 号活血通络等一起使用

二、艾炷

隔药盐灸艾炷的特殊制作方法:取 6～8 g 纯艾绒放在手心,双手对搓,搓成枣核状后,从正中一分为二,制成底面直径约 2 cm、高约 3 cm 的圆锥形艾炷,做好后依次盛装在治疗盘,每盘 20 个。

欧阳群教授在临床实践中发现,艾条两端的直径相同,从一端点燃后,需经过较长时间才能产生较强的热力;大艾炷通常被捏得非常紧实,燃烧时,起初患者热感不明显,当燃至 3/4 或 4/5 时,即感到灼热难耐,需立即更换,更换后又从灼热难耐转变为热度不显。因此,整个施灸过程的温度高低波动,不利于火力的渗透。

基于此,隔药盐灸的艾炷采用上述方法特制而成,艾炷松而不散,炷体内艾绒与空气接触面积较大,燃烧速度快,形成持续、稳定的热刺激,当燃至 1/4 或 1/5 时,迅速更换事先点燃的新艾炷,保持火力不波动、不间断。

三、原料的规格及保存

药盐用小袋统一按每袋 80 g 盛装,密封备用,存放于阴凉处。艾炷现做现用,规格如上所述。

第三节　操 作 方 法

一、材料准备

所需药材、食用盐、硬纸板、中心孔洞与治疗圈相当的棉质孔巾及铝膜隔热布(47.5 cm×35 cm)、医用镊子、不锈钢治疗盘、不锈钢小碗、粗艾绒、打火机、毛刷、医用透气胶带若干。

二、材料制备

1. 制备药盐

(1)初筛药材:筛检所需药材,去除杂质,将块大、质坚的药材切细,并晾置干燥。

(2)分拣药材:将贵重、毒副作用较强、粉末状、易潮湿挥发的几类药材单独分装放置。

(3)烘烤药材:将药材经 80℃烘烤 12 小时,取出晾至室温。粉末状、易潮湿、易挥发挥发的药材无须烘烤。

(4)研磨药材:将药材放入粉碎机研磨至粗粉末状,用 80 目筛网过筛,得到粗药粉。将粗药粉再次放入粉碎机研磨,制备成粗细为 120 目的细粉末,即为细药粉。贵重或毒副作用较强的药材需单独研磨。药方中若含有粉末状药物如冰片、芒硝等,则需先将其以 1∶2 的比例混入已制成的细药粉,然后再放入粉碎机研磨,以防止药物在研磨过程中因高温而潮湿、结块。

(5)混合药盐:以上所有制成的药粉混合均匀后,将食用精盐炒至干燥无水分,按照精盐与药粉按一定体积比例趁热搅拌混匀,制成药盐。

2. 制备艾炷

按照上法制作艾炷。成人每次用量为 20 壮,儿童每次用量为 18 壮。

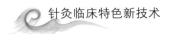

3. 制备治疗圈、扫灰垫片

将硬纸板裁成条状（45 cm×4 cm），由一端向内卷成空心的圆环（直径6 cm、高4 cm），用订书机或胶带固定后即制成治疗圈。另裁出长方形的硬纸板（20 cm×15 cm），即制得扫灰垫片。

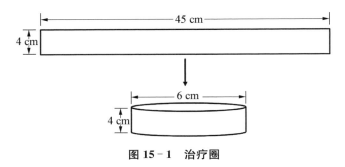

图 15-1　治疗圈

三、治疗操作

1. 贴治疗圈

嘱患者取仰卧位，充分暴露腹部。将治疗圈对准并紧贴脐周皮肤，使脐窝位于治疗圈正中心，一手固定治疗圈，另一手用医用透气胶带将治疗圈外缘紧贴于皮肤上固定。普通成人环绕治疗圈贴一层胶带即可，儿童、神志不清、易出汗患者需交错贴2~3层，并扩大皮肤的粘贴面积，以便于固定。

2. 铺巾

依次铺上棉质孔巾及隔热布，若孔巾或隔热布与治疗圈的缝隙过大，应用夹子或胶带在孔洞处折叠收口并固定。

3. 撒药粉

根据病症选择适量药粉约0.2 g，用手指以搓撒的方式均匀撒在脐窝及周围皮肤上，以药粉均匀布散于皮肤但不填满脐窝为宜。药方选择以主证为准，可适量增加兼证底粉，但一般不超过3种。

4. 倒药盐

选择与主证相应配方的药盐1袋，倒入治疗圈内并轻轻晃动，使药盐平整均匀。若药盐出现少量小结块，需将结块搓散或取出；若药盐内大量结块，需更换药盐。

5. 点燃艾炷

用镊子取1个艾炷放于圈内药盐正中，点燃艾炷顶端。当艾炷燃至2/3

时,点燃治疗盘里另一艾炷。待治疗圈内艾炷燃尽无烟后,将艾灰安全移至盛水的钢碗内确保其熄灭,再夹取事前点燃的艾炷放置于治疗圈内,每次放置艾炷的位置应保持一致。如此反复,直至 20 个艾炷全部燃完。更换艾炷过程中,治疗盘应贴近治疗圈,防止火星掉落引起烫伤,并不时用手触碰治疗圈底部感受温度,以防温度过高。

6. 清扫药盐

待最后一壮艾炷完全燃尽,不见火星,用棉质孔巾翻盖住治疗圈,让余温维持 1～2 分钟。然后取下孔巾与隔热布,除去胶带,一手固定治疗圈并将一端轻轻翘离皮肤,另一手立即将硬纸垫片平铺插入治疗圈及药盐底部,将治疗圈及药盐平挪至垫片上,再用毛刷扫尽多余底粉及药盐。

7. 治疗时间

每日 1 次,每次 50 分钟左右,15 次为一疗程。

8. 灸后注意

灸后脐部可能留有少许药粉,可用毛刷或纸巾清理干净,不能用嘴向脐部吹气,以防受寒。灸后需避风寒,忌食生冷,灸处 2 小时内局部不宜沾水。

第四节　临　床　应　用

一、适应证

(1)呼吸系统疾患:流行性感冒、哮喘、咳嗽、支气管炎等。

(2)消化系统疾患:便秘、呕吐、膈肌痉挛、胃下垂、慢性萎缩性胃炎、脂肪肝、肝炎、各种肠炎等。

(3)泌尿系统疾患:急慢性尿路感染、急慢性前列腺炎、尿路结石、肾性水肿、尿潴留、无尿症、尿失禁等。

(4)心脑血管疾患:中风、颈椎病、椎底动脉系统血管病导致的眩晕、头痛、失眠、痴呆等。

(5)血液系统疾患:贫血、白细胞减少等。

(6)肿瘤:各类癌症。

(7)精神疾患:抑郁、癫狂等。

（8）肢体筋脉疾患：痿证、痉证、颤证等。

（9）妇科疾患：卵巢囊肿、输卵管炎症、阴道炎、痛经、闭经、恶露不止、崩漏、子宫下垂、盆腔炎、围绝经期综合征、不孕症等。

（10）儿科疾患：遗尿、生长发育迟缓、脑性瘫痪、厌食、消化系统紊乱等。

（11）骨科疾患：风湿性及类风湿关节炎、强直性脊柱炎、颈椎病、肩周炎、肘关节炎、坐骨神经痛、各种腰腿痛和关节痛、外伤恢复期的辅助治疗等，骨折复位后和急性扭伤及恢复期的治疗。

（12）头面五官疾患：耳鸣耳聋、面瘫等。

（13）保健养生：强身健体、延缓衰老、减肥等。

二、禁忌证

（1）过饥、过饱、过劳、酒醉、大渴、大惊、大恐、大怒、大汗、情绪不稳者。

（2）昏迷、惊厥或身体极度衰竭、形瘦骨立等患者。

（3）经期或妊娠期妇女。

（4）急性传染病，如猩红热、麻疹、丹毒、传染性皮肤病、白喉等。

（5）凡属实热证或阴虚发热、邪热内炽等证，如高热、高血压危象、肺结核晚期、皮肤痈疽疔疖并有发热等。

（6）心动过速、血压过高、中风急性期者。

（7）艾叶过敏者（闻到艾灸气味出现呕吐、憋气、头晕、连续打喷嚏、咳嗽等症状），皮肤过敏者。

三、风险预防与处理

（1）肚脐凸出皮肤表面者需用硬纸片将肚脐隔开，以防烫伤。

（2）治疗前积极宣教，做好必要的解释工作，消除患者顾虑，最大限度取得患者的配合。

（3）贴圈时应使脐窝位于治疗圈正中，若偏移过多患者易感灼烫。若患者腹部多汗或毛发旺盛，需以毛巾擦干汗液或修剪局部毛发，方能使治疗圈贴固于皮肤而不松动。

（4）治疗中嘱患者自然放松，不要移动体位。神志不清者或小儿需有家属看管，必要时需使用约束带固定体位，以免身体移动撒落药盐或火星造成烫伤。

（5）施灸时要注意局部温度的调节，需不时与患者沟通温热程度，以达到温热舒适感为宜。对昏迷、感觉迟钝、不能言语及多动症患者，需严密观察，用手指接触治疗圈外侧底部以监测温度；对于体寒、高龄、神经损伤、糖尿病等皮肤敏感度低的患者，不能一味追求热感而超剂量使用艾炷，应以灸至局部皮肤红润为度，否则极易造成烫伤。

（6）若患者觉温度过高，应先夹掉艾炷，用手轻轻挤捏治疗圈底部松动药盐使热气透出，必要时添加新的药盐，待患者灼烫感缓解时再继续施灸。若患者灼烫感仍未缓解，应立即扫去药盐，结束治疗。若患者灼烫难忍，来不及清扫，应立即夹出火星，让患者侧身倒出药盐再清扫。

（7）治疗后局部皮肤出现微红灼热，属正常现象。如出现绿豆大小水疱，可嘱患者勿揉搓局部，避免水疱破裂，任其自然吸收，无须特殊处理；若水疱较大，可用无菌针刺破水疱边缘放出液体，再涂烫伤膏并用无菌纱布包覆，避免沾水。

（8）若患者对胶带、药盐过敏而致皮肤红肿、瘙痒等情况，则应及早结束治疗。过敏程度轻者可自行缓解，严重者需至相关科室就医。

欧阳群简介

　　欧阳群（1932～2017），湖南湘乡人，毕业于中国人民解放军第九军医学校。历任第一军医大学针灸教研室主任、附属南方医院针灸科主任、中国针灸学会针法灸法学会副理事长、全军中医学会理事、针灸研究组顾问、广东省针灸学会副主任委员、全澳针灸学会学术顾问、阿根廷中华针灸学会顾问等职。退休后，受聘广东三九脑科医院，为康复训练中心特聘教授、名老专家。从事针灸医疗、教学和科研工作60余年，在针灸临床和针刺手法方面颇有造诣。出版《欧阳群针灸临证精要》，发表论文30余篇，荣获全军科技进步奖多项，荣立个人三等功2次。1990～1991年，应邀赴古巴开展针灸教学和医疗工作，获颁"战斗友谊勋章"和"金色荣誉奖章"。1993年起获国务院政府特殊津贴。

　　20世纪60年代，欧阳群教授开始接触脐灸疗法，并不断扩大临床应用范围，增加疾病治疗的针对性，在辨证论治指导下，尝试在隔物灸基础上增加中药粉底，获得了良好的预期效果，形成了特色的神阙穴隔药盐灸疗法。

参 考 文 献

龚农花,张新斐,李静敏,等.浅析欧阳群隔药盐灸神阙穴疗法的特点[J].按摩与康复医学,2017,8(20):28-30.

李妙铿,林育珊,李静敏,等.欧阳群教授改良神阙隔物壮灸疗法经验[J].中医学报,2017,32(3):372-375.

刘初容.隔药盐灸疗法技术操作安全指南[M].北京:中国医药科学技术出版社,2022.

欧阳群.欧阳群针灸临证精要[M].北京:人民军医出版社,2015.

(吕沛琳　曲姗姗)